UN DOS
SANS DOULEUR

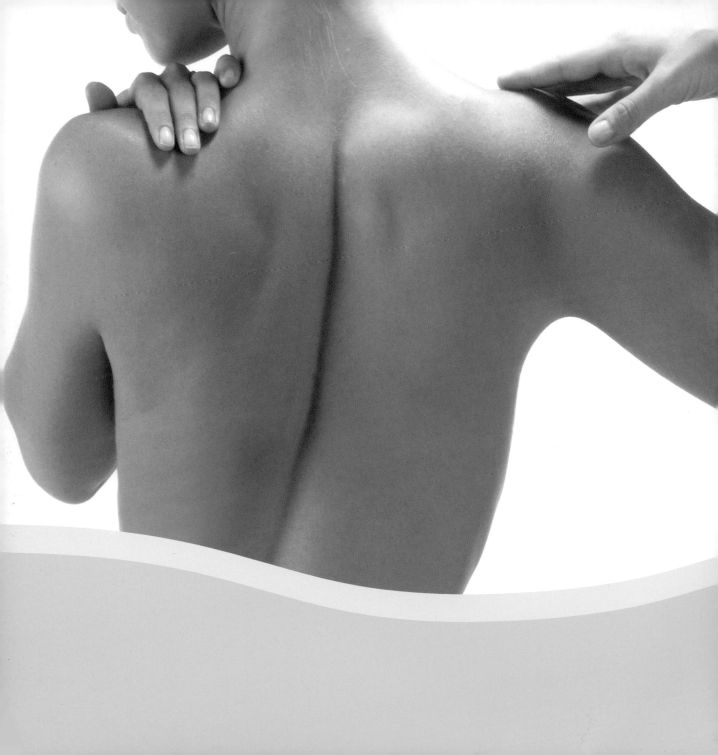

Dr Jenny Sutcliffe

UN DOS
SANS DOULEUR

Guide complet pour prévenir et soulager les maux de dos, du cou et des épaules

Avec la collaboration de Daniel E. Gelb, M.D. et de Dr Sarah Jarvis

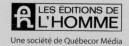

LES ÉDITIONS DE
L'HOMME
Une société de Québecor Média

Consultant: Philippe Ribeil, kinésithérapeute
Correction: Sabine Cerboni et Élyse-Andrée Héroux
Maquette de la couverture: Nancy Desrosiers
Infographiste: Chantal Landry
Photographies de la couverture : iStock

L'ouvrage original a été publié en 2012
sous le titre *The Back Bible* par
© Marshall Editions
The Old Brewery
6 Blundell Street
Londre N7 9BH
www.marshalleditions.com

Traduction française:
© 2013 Groupe Eyrolles
Traduction : Nathalie Renevier (p. 6-45), Sabine Rolland (p.72-217)
et Ghislaine Tamisier (p. 46-71)
Suivi éditorial et adaptation PAO : Belle Page, Boulogne

Pour l'édition française au Canada:
© 2012, Les Éditions de l'Homme,
division du Groupe Sogides inc.,
filiale de Québecor Média inc.
(Montréal, Québec)

02-13
ISBN : 978-2-7619-3496-1
Dépôt légal : 2013
Imprimé en Chine par 1010 Printing International Limited

NOTE DE L'ÉDITEUR
Les conseils proposés dans ce livre sont donnés à titre indicatif. Ils ne peuvent
garantir aucune guérison et ne remplacent pas le diagnostic et les prescriptions
d'un médecin. L'auteur et ses éditeurs ont fait tous les efforts nécessaires pour
s'assurer que les informations contenues dans cet ouvrage étaient exactes au
moment de la mise sous presse et déclinent toute responsabilité concernant les
problèmes éventuels faisant suite à l'utilisation de ce livre.

Gouvernement du Québec – Programme de crédit d'impôt pour l'édition de livres –
Gestion SODEC – www.sodec.gouv.qc.ca

L'Éditeur bénéficie du soutien de la Société de développement des entreprises
culturelles du Québec pour son programme d'édition.

Conseil des Arts   Canada Council
du Canada   for the Arts

Nous remercions le Conseil des Arts du Canada de l'aide accordée à notre
programme de publication.

Nous reconnaissons l'aide financière du gouvernement du Canada par l'entremise
du Fonds du livre du Canada pour nos activités d'édition.

DISTRIBUTEUR EXCLUSIF:
Pour le Canada et les États-Unis:
MESSAGERIES ADP*
2315, rue de la Province
Longueuil, Québec J4G 1G4
Téléphone : 450-640-1237
Télécopieur: 450-674-6237
Internet: www.messageries-adp.com
*   filiale du Groupe Sogides inc.,
    filiale de Québecor Média inc.

Sommaire

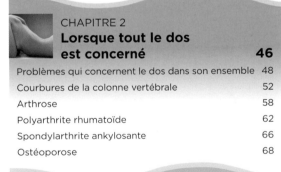

CHAPITRE 4
Régions thoracique et lombaire   102

CHAPITRE 5
Un dos en bonne santé   142

CHAPITRE 6
Glossaire des traitements   172

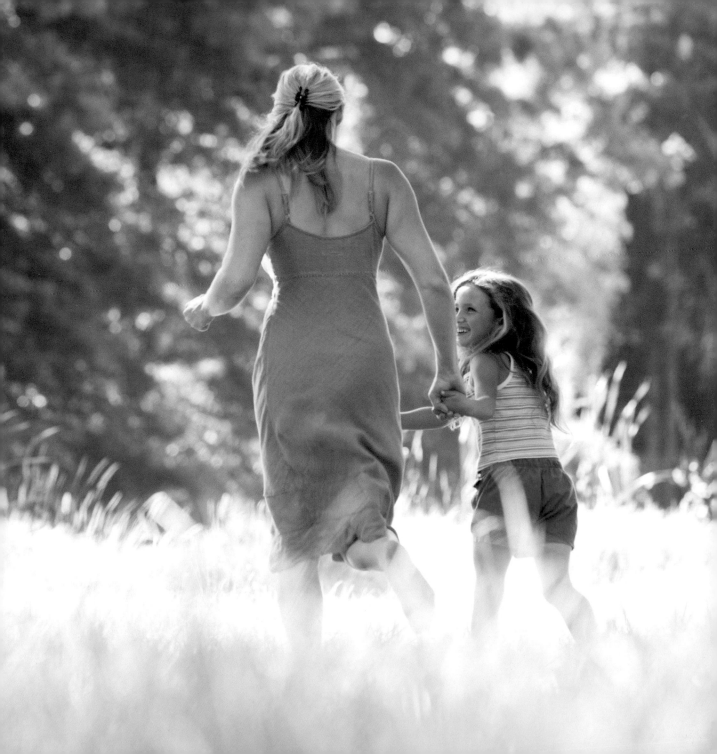

Introduction

Avez-vous déjà eu mal au dos ? Tout le monde ou presque est concerné un jour ou l'autre. En France, le coût annuel du mal de dos est estimé à 1400 millions d'euros. On estime que 70 à 80 % des Français en souffrent et en subissent les conséquences dans leur travail, leurs loisirs, ou simplement dans leur vie quotidienne.

Le mal de dos est généralement la conséquence d'une mauvaise posture ou d'un accident. Ainsi, si vous n'avez pas mobilisé un muscle pendant des mois et passez soudain du statut de promeneur du dimanche à celui de jardinier hyperactif, vous risquez de vous faire très mal au dos.

Le plus souvent, qu'il s'agisse de petites tensions ou de traumatismes plus graves, il n'y a pas lieu de vraiment s'inquiéter. La plupart des problèmes de dos se règlent en quelques jours et un large éventail de traitements peut les faire disparaître. Le présent ouvrage vous aidera à savoir comment réagir et à choisir le traitement le mieux adapté à votre situation.

Il arrive parfois que les lésions soient plus graves. Muscles, articulations, ligaments et tendons peuvent être lésés par un mouvement incorrect. En outre, une mauvaise posture ou une maladie peuvent aussi porter atteinte au fonctionnement du dos. Là encore, il existe des traitements qui vous remettront sur pied en un clin d'œil.

Tirer le meilleur parti de cet ouvrage *Un dos sans douleur* est le guide qui vous aidera à garder un dos en bonne santé. Il décrit le fonctionnement du dos, les problèmes pouvant

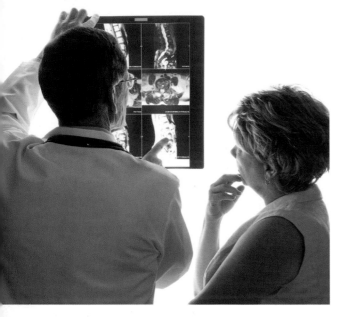

survenir, la conduite à tenir le cas échéant, les différentes options possibles, et met l'accent sur la prévention et la marche à suivre pour réduire les risques de mal de dos au quotidien, au travail et à la maison. Il contient des informations générales sur les postures à adopter ou à éviter, sur la façon de se tenir assis, de voyager en voiture, de soulever et de porter une charge... Vous apprendrez comment préserver votre dos en toutes circonstances.

Comprendre les fondamentaux Dans le chapitre 1 sont abordés la structure et le fonctionnement de votre dos, qui vous aideront à comprendre les rouages de cette impressionnante machine. Les différents types de problèmes qui peuvent survenir sont aussi présentés.

Quel est mon problème ? Poser le diagnostic relatif à un problème de dos est le travail du médecin, mais dans la section *Comment savoir ce qui ne va pas* (voir pages 38-39) vous trouverez de nombreux conseils qui vous permettront de distinguer les cas qui nécessitent une prise en charge médicale immédiate (voire urgente) de ceux qui se satisferont des conseils avisés de votre médecin. La section *Le diagnostic du spécialiste* (voir pages 42-45) présente les tests parfois nécessaires pour confirmer un diagnostic.

Pour tout savoir de l'anatomie ou des maladies des différentes parties de la colonne vertébrale, consultez les chapitres 3 et 4 (voir *Cou et épaules*, pages 72-101 et *Régions thoracique et lombaire*, pages 102-141) qui contiennent une introduction aux structures anatomiques des régions concernées, suivie d'une description des affections qui touchent les différentes parties de la colonne vertébrale. Enfin, des exercices pour garder votre dos en forme sont proposés.

Ici ou là Un certain nombre de problèmes peuvent affecter soit l'intégralité du dos, soit une partie plus ou moins proche de la colonne vertébrale. Le chapitre 2, *Lorsque tout le dos est concerné* (voir pages 46-71), vous renseignera sur les troubles concernés.

Éviter les problèmes Bien entendu, la prévention est préférable au traitement. Dans le chapitre 5, *Un dos en bonne santé*, des conseils pratiques vous sont donnés pour garder un dos fort, souple et flexible aussi bien à la maison qu'au travail, ainsi que des informations sur les nutriments susceptibles de renforcer sa bonne santé.

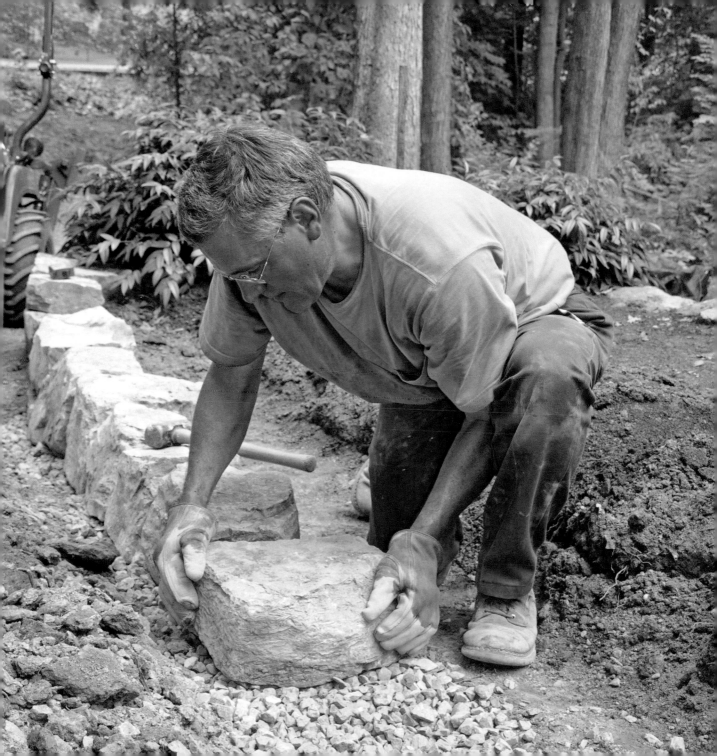

Les bons mouvements L'ensemble de cet ouvrage est étayé d'exercices illustrés pas à pas pour vous aider à maintenir votre dos en bonne santé et à soulager douleurs et tensions. Ceux conçus pour remédier à un problème particulier sont soigneusement détaillés par un kinésithérapeute, et ceux destinés à muscler le dos et à accroître sa souplesse sont présentés dans le chapitre 5, *Un dos en bonne santé* (voir pages 164-171).

Quel traitement ? Lorsque votre médecin diagnostique un problème de dos, il convient de décider du traitement à adopter. Naturellement, votre praticien est là pour vous conseiller ; pour vous aider à faire votre choix, le chapitre 6, *Glossaire des traitements* (voir pages 172-215), expose le principe caché derrière chacune des thérapeutiques dont il explique le fonctionnement. Depuis la kinésithérapie et les traitements médicamenteux en passant par la méthode Pilates et le shiatsu, toutes vos questions trouveront une réponse.

Une affaire de bon sens ▸▸

Les exercices décrits dans le présent ouvrage ont été recommandés par des kinésithérapeutes pour la santé du dos ou pour soulager des affections particulières. Avant de vous lancer, pensez à respecter ces quelques conseils pleins de bon sens :

■ Si vous avez des antécédents de mal de dos ou d'autres problèmes de santé, consultez votre médecin avant de faire des exercices.

■ Pensez à vous échauffer avant de commencer (voir page 96) et après, étirez-vous pendant 5 minutes (voir page 162). Assurez-vous que la pièce où vous vous trouvez est assez chauffée pour aider vos muscles à s'étirer, et bien aérée pour avoir l'oxygène nécessaire à l'optimisation de l'efficience des muscles.

■ En cas d'apparition ou d'aggravation de la douleur lorsque vous faites les exercices, arrêtez tout de suite et demandez conseil à votre médecin.

■ En cas de douleur, ne forcez pas : les étirements doivent être lisses et réguliers, jamais saccadés. Faites votre mouvement sur toute son amplitude, mais n'allez pas au-delà, au risque de déclencher le « réflexe d'étirement du muscle » lors duquel l'étirement trop intense d'un muscle est immédiatement suivi de sa contraction.

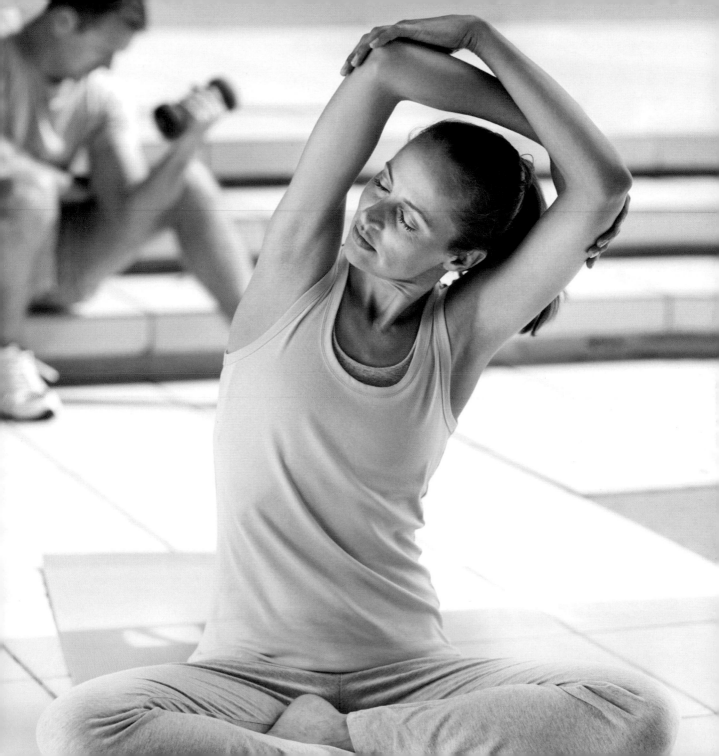

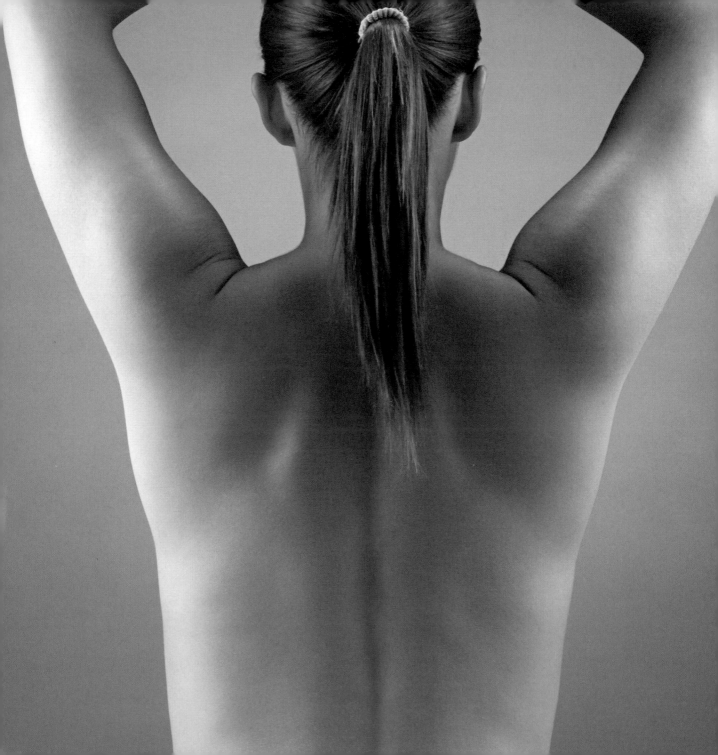

Chapitre 1

Principes fondamentaux

La structure segmentée du dos et son système complexe d'articulations nous apportent la force et la flexibilité dont nous avons besoin au quotidien. Dans ce chapitre, vous trouverez une description complète de l'anatomie du dos, y compris des os, des articulations, des muscles et des ligaments, ainsi que de la moelle épinière et des nerfs. Vous saurez également tout sur le fonctionnement du dos, et comment il peut être lésé à la suite d'une blessure ou d'une maladie. Enfin, les causes des problèmes de dos et la conduite à tenir si vous êtes concerné sont abordées en détail.

Le dos vivant

Le dos humain est assez flexible pour exécuter des mouvements complexes et précis, et suffisamment fort pour soutenir les membres et nous permettre de tenir debout. Malgré tout, parce qu'elles le malmènent ou le négligent dans leur vie trépidante, nombre de personnes souffrent du dos.

De tous les éléments qui forment le dos, la colonne vertébrale (ou épine dorsale), composée de 33 vertèbres, est la structure la plus élégante.

Éléments de flexibilité L'ensemble de la colonne vertébrale offre une flexibilité suffisante pour permettre la rotation et l'inclinaison du buste. Cependant, le mouvement possible entre deux vertèbres est limité, voire nul au niveau du sacrum et du coccyx. Le mouvement de la colonne vertébrale permet aux côtes de se lever et de s'abaisser lors de l'inspiration et de l'expiration. Mais cette flexibilité ne se fait pas aux dépens de la force. La colonne reste assez puissante pour soutenir la tête et fixer les muscles qui mobilisent les membres inférieurs. En outre, elle renferme et protège la moelle épinière qui contient toutes les conductions nerveuses reliant le cerveau aux nerfs.

Les vertèbres dorsales, les plus nombreuses, s'étendent de la base du cou jusqu'au milieu du dos. Chaque vertèbre est séparée de la suivante et de la précédente par un disque intervertébral cartilagineux. Empilés, ces disques représentent environ un quart de la longueur de la colonne. Ils jouent à la fois un rôle d'absorbeurs de choc et de «roulements à billes», permettant ainsi à la colonne de tourner et de se plier.

En plus des articulations intervertébrales, chaque vertèbre possède des articulations, dites *synoviales* car elles

COLONNE VERTÉBRALE
Elle se décompose en cinq groupes de vertèbres : cervicales (dans le cou), dorsales (au niveau du torse), lombaires (bas du dos), sacrées (entre les fesses), et coccygiennes.

VERTÈBRE
La vertèbre représentée ci-dessous est une vertèbre dorsale. Le corps est tourné vers la cavité abdominale, alors que les apophyses sont orientées en direction dorsale.

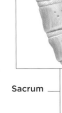

Vertèbres cervicales

Vertèbres dorsales

Vertèbres lombaires

Corps vertébral

Sacrum

Coccyx

Apophyse épineuse

Apophyse transverse

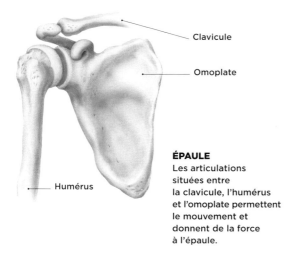

ÉPAULE
Les articulations situées entre la clavicule, l'humérus et l'omoplate permettent le mouvement et donnent de la force à l'épaule.

Clavicule

Omoplate

Humérus

Une épaule sous tension Il peut sembler étrange de parler de l'épaule dans un ouvrage sur le dos, mais les deux sont intrinsèquement liés, tant sur le plan anatomique que fonctionnel. De nombreux problèmes au niveau de la colonne vertébrale peuvent être ressentis dans l'épaule, et inversement. L'articulation scapulo-humérale (voir ci-contre et page 88) se compose de la clavicule, de l'omoplate et de l'humérus. La plupart des muscles qui la fixent prennent leur origine dans le dos, notamment au niveau de l'omoplate. Ainsi, les performances articulaires et les mouvements du bras sont indissociables des possibilités et des mouvements du dos.

Un bassin protecteur Alors que le dos et les épaules fixent les bras, le bassin soutient les jambes tout en formant une cavité qui renferme de nombreux organes vitaux. Il peut également être perçu comme appartenant à la région dorsale inférieure, car son bord supérieur fait partie du bas du dos et qu'il apporte force et stabilité en tant que point d'ancrage des jambes qui viennent s'y fixer au niveau du cotyle.

contiennent un liquide, la *synovie*, qui limite l'usure et le frottement des os les uns contre les autres. Les articulations les plus importantes sont les facettes articulaires (voir page 16). Ces protrusions osseuses empêchent chaque vertèbre de glisser et de tomber sur la suivante, permettant à la colonne de former une chaîne osseuse solide, mais flexible.

Plus grand le matin ! ▸▸

Le noyau central gélatineux des disques cartilagineux situés entre les vertèbres se compose à 80 % d'eau. Dans la journée, la station debout et le poids des vertèbres contribuent à comprimer chaque disque d'environ 10 %. Mais pendant le sommeil, la pression est réduite et les disques se gorgent à nouveau d'eau. C'est pourquoi, le matin, vous pouvez mesurer jusqu'à 2,5 cm de plus que le soir.

BASSIN
Le bassin relie les jambes à la colonne vertébrale.

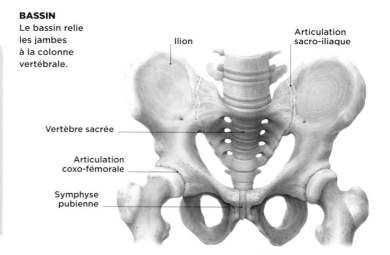

Ilion

Articulation sacro-iliaque

Vertèbre sacrée

Articulation coxo-fémorale

Symphyse pubienne

Flexible et stable

Les vertèbres sont reliées entre elles par un système articulaire complexe qui apporte la flexibilité nécessaire à la rotation et à la torsion sans risque de lésion du dos. La colonne procure également la stabilité indispensable à son rôle de structure d'ancrage des bras et des jambes.

Histoire d'emboîtement En plus des vertèbres osseuses, les articulations vertébrales comportent des tissus mous, essentiellement du cartilage et des ligaments. Lorsque le dos est en bon état, chaque vertèbre est séparée de la suivante par un coussinet de cartilage appelé *disque intervertébral*.

Des projections osseuses dénommées *apophyses*, situées à l'arrière du corps vertébral (voir page 14), sont aussi reliées entre elles. Les ligaments forment un lien solide, mais flexible entre les apophyses des vertèbres adjacentes ainsi que tout le long de la colonne vertébrale.

Disques Chaque disque intervertébral est entouré d'une couche extérieure solide (anneau fibreux) et contient un noyau central dont la texture ressemble à du gel. Les disques permettent le mouvement en s'adaptant à l'espace disponible laissé entre deux vertèbres et évitent tout contact (et donc toute usure) entre les surfaces osseuses. Pour garder leur élasticité, ils ont besoin de repos et de mouvement. Le repos leur permet aussi de retrouver leur forme. Lorsque, avec l'âge, les disques perdent leur contenu gélatineux, la protection des articulations est moins efficace et une fusion de deux vertèbres peut survenir. En cas de surpression, les

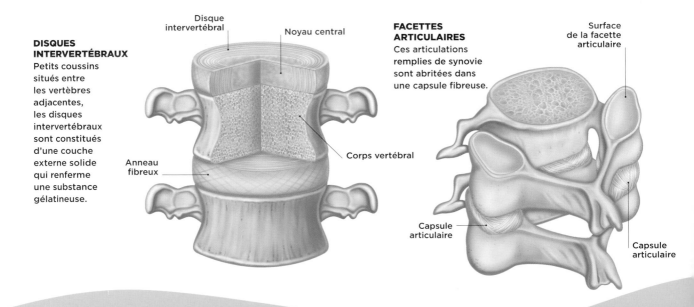

DISQUES INTERVERTÉBRAUX
Petits coussins situés entre les vertèbres adjacentes, les disques intervertébraux sont constitués d'une couche externe solide qui renferme une substance gélatineuse.

Disque intervertébral

Noyau central

Anneau fibreux

Corps vertébral

FACETTES ARTICULAIRES
Ces articulations remplies de synovie sont abritées dans une capsule fibreuse.

Surface de la facette articulaire

Capsule articulaire

Capsule articulaire

disques forment parfois une protrusion appelée *prolapsus* et provoquent une compression des nerfs voisins (voir aussi *Compression des racines nerveuses*, pages 116-117).

Facettes articulaires Les facettes articulaires, également appelées *articulations zygapophysaires* ou *interapophysaires postérieures*, sont situées sur le dos des vertèbres (voir page 14). Elles permettent et limitent la flexion de la colonne vertébrale vers l'avant ou l'arrière. Chaque vertèbre compte quatre facettes articulaires dont la surface est protégée par une couche de cartilage.

Une capsule fibreuse remplie de liquide entoure chaque facette. Le liquide contenu dans la capsule lubrifie l'articulation, permettant ainsi un mouvement plus lisse et une réduction de l'usure. Les articulations lubrifiées de la sorte sont dites *synoviales*. L'usure ou l'inflammation des facettes articulaires, induite par la polyarthrite rhumatoïde (voir pages 62-65), est une cause fréquente de mal de dos.

Ligaments Bandes de tissus fibreux très solides, légèrement élastiques, les ligaments relient les os entre eux. Ils renforcent et protègent les articulations en cas de mouvements excessifs. Des ligaments longitudinaux, rattachés sur l'avant, l'arrière et les côtés des corps vertébraux, parcourent la colonne vertébrale de haut en bas, alors que des ligaments plus courts relient les apophyses aux facettes articulaires. Lorsque nous nous penchons vers l'avant, ils s'étirent jusqu'à être tendus et empêchent ensuite tout mouvement risqué au niveau de l'articulation. Dans le cas contraire, d'autres tissus mous comme les muscles ou les disques intervertébraux devraient prendre le relais pour maintenir les vertèbres ensemble, alors qu'ils ne sont pas conçus pour ça.

PLIER ET ÉTIRER
La colonne vertébrale permet un éventail de mouvements surprenants, mais la plupart d'entre nous perdent leur souplesse, à moins de pratiquer régulièrement le yoga ou une activité similaire.

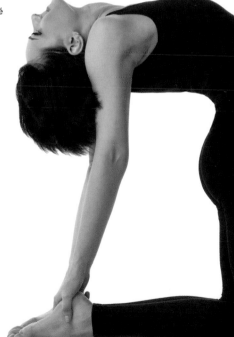

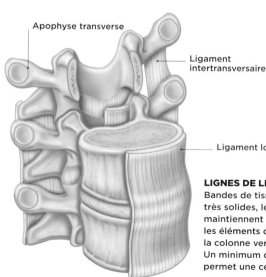

Apophyse transverse

Ligament intertransversaire

Ligament longitudinal

LIGNES DE LIGAMENTS
Bandes de tissus fibreux très solides, les ligaments maintiennent ensemble les éléments qui composent la colonne vertébrale. Un minimum d'élasticité permet une certaine flexibilité.

Structure musculaire

Les mouvements du dos sont générés par les muscles qui entourent la colonne vertébrale et l'abdomen. Ces tissus fibreux apportent force et soutien à l'ensemble de la structure. Organisés de façon symétrique, par paire de chaque côté de l'épine dorsale, les muscles du dos s'entrecroisent au niveau du tronc depuis l'épaule et le bassin jusqu'à la colonne et aux côtes. En revanche, aucun muscle ne franchit la ligne médiane constituée par la colonne.

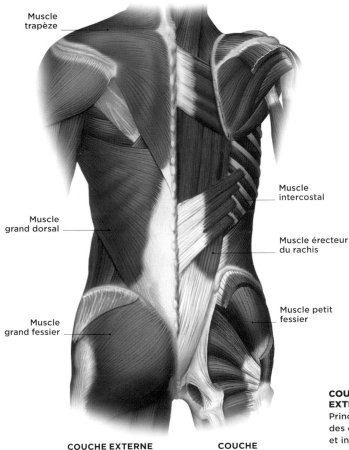

Muscle trapèze

Muscle grand dorsal

Muscle grand fessier

Muscle intercostal

Muscle érecteur du rachis

Muscle petit fessier

COUCHE EXTERNE (SUPERFICIELLE)

COUCHE INTERMÉDIAIRE

COUCHES MUSCULAIRES EXTERNE ET INTERMÉDIAIRE
Principaux muscles des couches externe et intermédiaire.

Muscles et tendons Chaque muscle est formé d'un faisceau de fibres longues et fines reliées par du tissu conjonctif. Les muscles qui contrôlent les mouvements dorsaux sont dits *squelettiques*, car chacune de leur extrémité est fixée sur un os par un cordon fibreux appelé *tendon*. Fortement irriguées et riches en tissu nerveux, les fibres musculaires se contractent et se relâchent en fonction des ordres transmis par les nerfs. Lorsqu'un muscle se contracte, le muscle opposé se relâche pour que l'articulation ou l'os ainsi mobilisé bouge.

Les muscles du dos sont répartis en trois couches principales :

■ **Couche externe (superficielle)** Les muscles de cette couche sont les plus gros parmi ceux qui commandent les mouvements dorsaux. Il s'agit principalement de feuillets larges et triangulaires, comme les trapèzes et les muscles grands dorsaux, qui relient de chaque côté les apophyses épineuses (voir page 14) à l'omoplate et à l'articulation scapulo-humérale. Ces muscles puissants assurent la stabilité du tronc lorsque les bras sont en mouvement.

■ **Couche intermédiaire** Elle se compose essentiellement de bandes de muscles, comme le muscle érecteur du rachis, qui partent un peu en éventail depuis le bassin pour venir se rattacher aux vertèbres, aux côtes et au crâne.

■ **Couche profonde** Les muscles les plus profonds sont également les plus courts. Situés entre les vertèbres, ils assurent l'alignement de la colonne vertébrale. Leur rôle essentiel consiste à stabiliser l'épine dorsale avant le mouvement.

N'oublions pas le ventre ! Les muscles de l'abdomen sont les partenaires indispensables des muscles du dos. La force qu'ils exercent vient contrebalancer l'action des muscles dorsaux. La contraction des muscles abdominaux rapproche la cage thoracique du bassin, laissant ainsi la colonne vertébrale plier vers l'avant. Les abdominaux travaillent également en collaboration avec les muscles du dos pour produire des mouvements de rotation.

La contraction des grands muscles abdominaux augmente la pression de la cavité abdominale, ce qui renforce le maintien de l'épine dorsale. C'est essentiel pour répartir la contrainte lorsque la colonne est sous pression (par exemple, pour porter une lourde charge).

Une ceinture musclée Le muscle psoas fait partie de la couche profonde, essentielle pour le dos. Long et épais, ce muscle abdominal part des vertèbres lombaires, traverse le bassin et vient s'insérer en haut du fémur, sous l'articulation coxo-fémorale. Avec le muscle iliaque, il forme le *psoas iliaque*. Le psoas entraîne la flexion des hanches et des cuisses, et commande les postures du bas du dos. Lorsqu'il se contracte, il compresse les disques situés entre les vertèbres lombaires. Les personnes qui passent de nombreuses heures assises chaque jour souffrent souvent d'un raccourcissement des psoas iliaques qui favorise une mauvaise posture (voir *Adopter la bonne posture*, pages 148-151).

Aponévrose L'aponévrose est une fine couche de tissu conjonctif qui enveloppe et sépare tous les éléments du corps humain, de la tête aux pieds. Muscles et fibres musculaires sont recouverts d'une aponévrose, de sorte que les deux ensembles soient fonctionnels. L'aponévrose est constituée

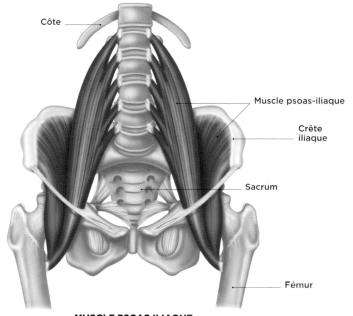

MUSCLE PSOAS ILIAQUE
Ce muscle part de la région lombaire, traverse le bassin et vient se fixer sur le haut du fémur.

de différentes couches de tissu élastique en fibres de collagène. Lorsqu'un muscle s'allonge, ces fibres de collagène s'étirent jusqu'à être tendues, puis résistent à tout mouvement supplémentaire. Normalement, une aponévrose en bon état s'étire et se contracte, permettant ainsi au muscle et à toute autre structure de glisser en douceur les unes sur les autres. Mais lorsqu'elle est statique ou reliée à un muscle raide, elle perd de son élasticité et s'épaissit. Elle devient ainsi plus sensible à la déchirure en cas d'étirement trop poussé. Douleur et inflammation font alors leur apparition.

Canaux de communication

La structure osseuse de la colonne vertébrale soutient le squelette
et fournit un canal protecteur essentiel à la moelle épinière,
super-autoroute de la communication entre le cerveau et le reste du corps.

Il est impossible d'exagérer l'importance de la moelle épinière. Élément clef du système nerveux central commandé par le cerveau, c'est la voie par laquelle les signaux émis par ce dernier sont transmis au reste du corps, ainsi que celle qui conduit les signaux sensoriels depuis le système nerveux périphérique jusqu'au cerveau. La structure complexe des vertèbres forme un canal central au milieu de la structure osseuse. Des orifices présents de chaque côté de la colonne entre les vertèbres fournissent des points d'accès aux nerfs rachidiens qui sortent des trous de conjugaison.

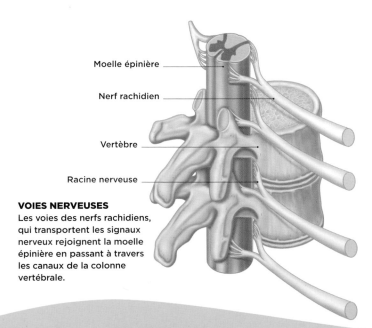

Moelle épinière

Nerf rachidien

Vertèbre

Racine nerveuse

VOIES NERVEUSES
Les voies des nerfs rachidiens, qui transportent les signaux nerveux rejoignent la moelle épinière en passant à travers les canaux de la colonne vertébrale.

Structure de la moelle épinière De forme cylindrique, la moelle épinière est composée de fibres nerveuses au centre, entourées de vaisseaux sanguins et abritées dans une triple couche de tissu conjonctif qui contient le liquide céphalo-rachidien, substance qui entoure également le cerveau, créant ainsi une protection supplémentaire.

Les nerfs rachidiens Ils sortent à intervalles réguliers de la moelle épinière et transmettent les signaux nerveux en provenance et en direction des différentes régions du corps (voir page ci-contre). Pour résumer, les nerfs qui sortent au niveau du cou et des épaules desservent la tête, le cou et les bras, ceux qui apparaissent dans la région dorsale alimentent le tronc, et ceux de la région lombaire transmettent les informations à la taille et aux jambes. Au-dessous (dans la région lombosacrée), une structure appelée *queue-de-cheval* dessert les jambes, les fesses et le bas de l'abdomen. Les neurologues peuvent identifier l'emplacement d'un nerf rachidien lésé à partir de l'endroit où un symptôme est ressenti.

Types de fibres nerveuses Il existe deux types de fibres nerveuses, chacun étant chargé de relayer un signal différent.

■ **Les nerfs moteurs** Parfois appelés *nerfs efférents*, ils transportent les signaux provenant du cerveau qui provoquent une contraction musculaire afin de déclencher un mouvement. Ces muscles volontaires dépendent de notre commande consciente, contrairement aux muscles involontaires sur lesquels nous n'avons aucune action, comme le cœur ou les muscles de l'appareil digestif. Ces derniers sont rattachés au système nerveux végétatif (ou autonome), complètement indépendant de notre volonté.

- **Les nerfs sensitifs** Parfois appelés *nerfs afférents*, ils transmettent les messages depuis les terminaisons nerveuses sensitives présentes dans l'organisme jusqu'au cerveau, où ils sont interprétés afin de pouvoir être compris de façon consciente. Ainsi, un stimulus qui provoque une sensation au niveau de la main est «ressenti» dans le cerveau.

Les nerfs rachidiens sont formés de fibres motrices et sensitives.

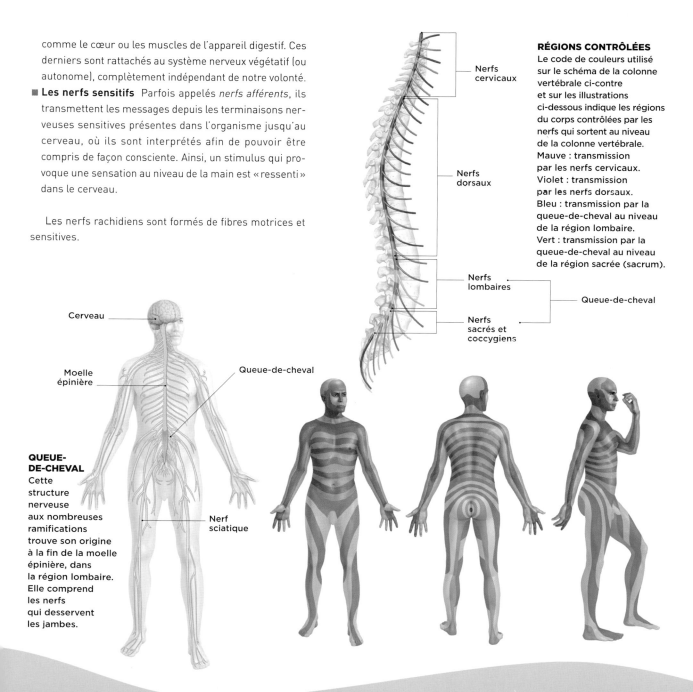

RÉGIONS CONTRÔLÉES
Le code de couleurs utilisé sur le schéma de la colonne vertébrale ci-contre et sur les illustrations ci-dessous indique les régions du corps contrôlées par les nerfs qui sortent au niveau de la colonne vertébrale.
Mauve : transmission par les nerfs cervicaux.
Violet : transmission par les nerfs dorsaux.
Bleu : transmission par la queue-de-cheval au niveau de la région lombaire.
Vert : transmission par la queue-de-cheval au niveau de la région sacrée (sacrum).

Nerfs cervicaux

Nerfs dorsaux

Nerfs lombaires

Queue-de-cheval

Nerfs sacrés et coccygiens

Cerveau

Moelle épinière

Queue-de-cheval

QUEUE-DE-CHEVAL
Cette structure nerveuse aux nombreuses ramifications trouve son origine à la fin de la moelle épinière, dans la région lombaire. Elle comprend les nerfs qui desservent les jambes.

Nerf sciatique

Le dos en action

Pour comprendre comment le dos se comporte en tant qu'unité fonctionnelle, il convient de regarder les forces mécaniques qui agissent sur lui au quotidien et de constater à quel point celui de l'être humain a évolué au cours des millénaires. La science qui s'y intéresse s'appelle la *biomécanique*.

Quand il s'agit du dos, la biomécanique correspond à l'étude de la façon dont la gravité, l'action des muscles et les événements de la vie affectent les os, les articulations, les muscles et les ligaments qui le composent. Il est important de comprendre la biomécanique, car les problèmes

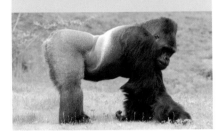
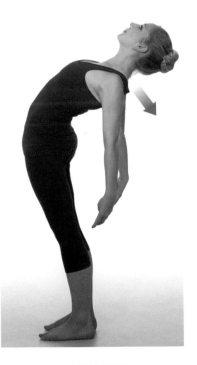

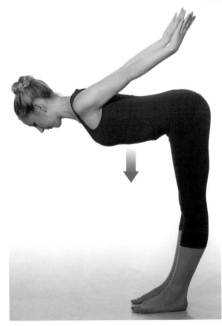

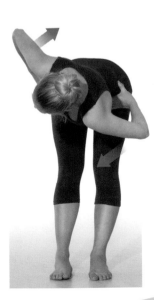

dorsaux trouvent le plus souvent leur origine dans une perturbation du système biomécanique normal, due à la génétique, à une maladie, au vieillissement ou à la façon dont nous bougeons.

Les forces en action Une force est une énergie qui exerce une pression sur une structure. À l'évidence, la gravité est une force qui agit sur le dos toute la vie, et dont l'action comprime les vertèbres et les disques intervertébraux. La compression est un problème propre à l'humain qui, contrairement aux grands singes, marche toujours debout. Le dos de l'être humain a lentement évolué par des compromis pour que la station debout soit possible, car une structure qui garantit assez de rigidité pour contrer la pression de la gravité réduit la flexibilité.

En raison de notre posture debout, notre dos doit composer avec d'autres forces, en plus de la compression : tension, cisaillement, couple de rotation.

ÉVENTAIL DES MOUVEMENTS
La colonne vertébrale permet de réaliser un large éventail de mouvements : vers l'avant, vers l'arrière, en rotation ou sur le côté.

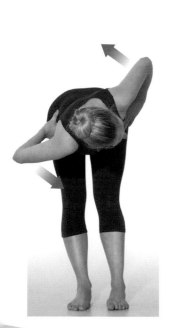
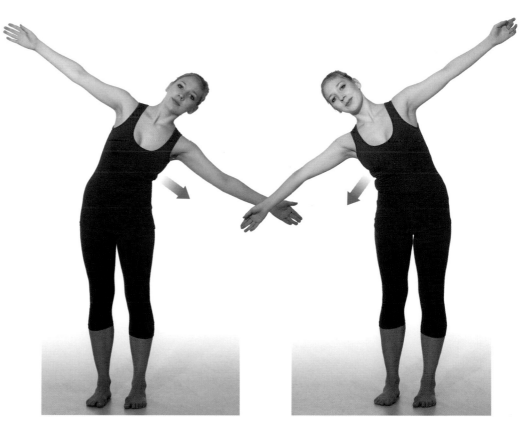

FORCES

Les schémas ci-contre représentent les effets des forces auxquelles notre colonne vertébrale est soumise au cours de nos activités quotidiennes. La position neutre, lors de laquelle aucune force n'est exercée, est illustrée à titre de comparaison.

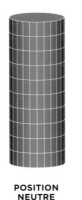 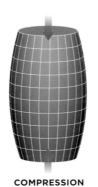 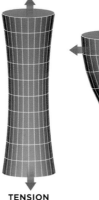 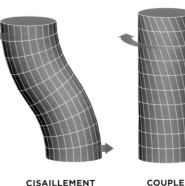

| POSITION NEUTRE | COMPRESSION | TENSION | CISAILLEMENT | COUPLE DE ROTATION |

- **Tension** Force d'étirement appliquée sur la colonne vertébrale, souvent liée à la force de gravité (par exemple, en cas de suspension à un espalier).
- **Forces de cisaillement** Elles sont exercées lors de l'inclinaison latérale ou de contraintes exercées pour forcer la colonne à sortir de son axe perpendiculaire normal.
- **Couple de rotation** Force qui essaye d'entraîner la rotation des éléments qui composent la colonne vertébrale autour de leur axe habituel.

Pour résister à ces différentes forces, la colonne vertébrale dispose de mécanismes de défense sans lesquels elle sortirait de son axe d'alignement, les ligaments se déchireraient et les disques intervertébraux seraient lésés. Mais ces défenses peuvent être rompues par la puissance des forces impliquées et s'affaiblir au point de rendre une lésion possible.

Colonnes de contrôle Les fonctions de la colonne vertébrale sont exercées par deux « colonnes » (antérieure/avant et postérieure/arrière) qui optimisent la puissance, la flexibilité et les défenses contre les forces exercées. La colonne avant, structure porteuse, se compose des vertèbres et disques intervertébraux, alors que la structure arrière,

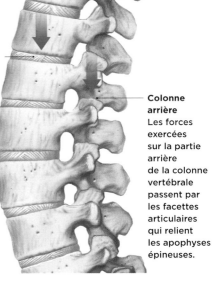

Colonne avant
Les forces exercées sur la partie avant de la colonne vertébrale passent par le corps des vertèbres et les disques intervertébraux qui les séparent.

Colonne arrière
Les forces exercées sur la partie arrière de la colonne vertébrale passent par les facettes articulaires qui relient les apophyses épineuses.

« DOUBLES COMMANDES »
Les forces exercées sur le dos sont compensées par des structures jumelles : les corps vertébraux et les disques intervertébraux (colonne avant) et les apophyses épineuses qui y sont associées (colonne arrière).

souvent appelée *bande de tension*, est constituée des processus épineux, des facettes articulaires et des ligaments (voir pages 14-17).

Équilibrer la charge Nos mouvements quotidiens exercent une pression sur les structures porteuses de la colonne, conçues pour les supporter. Parfois, un problème survient si ces structures sont déformées par une mauvaise posture (voir pages 148-151), si des maladies comme l'arthrose entraînent une dégénérescence ou en cas de négligence, dans la vie de tous les jours, si nous exerçons une torsion dans un sens ou dans l'autre.

Position neutre Des études ont montré que des exercices en «position neutre» peuvent aider à renforcer notre capacité à supporter les contraintes sur le dos, et ainsi à prévenir les lésions et les douleurs au niveau de la région lombaire. Ces exercices incitent à limiter les mouvements de la colonne afin d'éviter les contraintes sur les ligaments inter- et supra-épineux ainsi que sur les disques intervertébraux. Pour réduire ces contraintes, maintenez la courbe lombaire normale au niveau du bassin et du bas de la colonne vertébrale

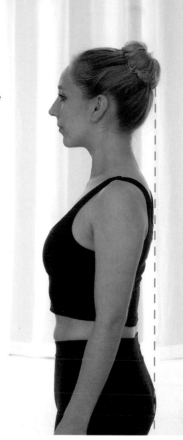

POSITION NEUTRE
En position neutre, la courbe naturelle de la colonne vertébrale garantit une protection maximale du dos contre les contraintes et les tensions.

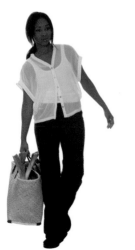

CONTRAINTE QUOTIDIENNE
Le simple fait de porter un sac de provisions peut exercer une contrainte qui provoque des lésions sur la colonne vertébrale.

lorsque vous faites un mouvement. Quand vous pliez la colonne lombaire, les ligaments, les disques et les muscles sont sous pression. Les muscles chargés d'étirer la colonne vertébrale au niveau lombaire sont alors en désavantage mécanique, incapables de réduire la contrainte de cisaillement, et les risques de lésion de la colonne augmentent. À partir d'une position neutre, avec la même flexion le bassin peut basculer en position inférieure (basse) ou au contraire en extension, en position d'hyperlordose. En faisant les exercices de bascule du bassin décrits page 134 en position allongée ou assise, vous saurez comment adopter cette position neutre et avec le temps, maintenir une posture correcte viendra naturellement. Vous réduirez ainsi les risques de lésion.

Où le mal se cache-t-il?

Votre dos et les problèmes qu'il peut rencontrer changent au fil du temps. Lors de l'enfance, quand vous démarrez de nouvelles activités, quand vous fondez une famille et enfin quand vous vieillissez, vous devez faire face à de nouveaux défis.

Certains maux peuvent être évités, mais d'autres sont le résultat d'un accident ou d'une maladie. La plupart des problèmes peuvent toucher tout le monde, à tout âge, et survenir dans n'importe quelle région du dos. Les pages suivantes décrivent en détail les affections et les maladies du dos, et proposent des exercices qui pourront vous soulager durablement.

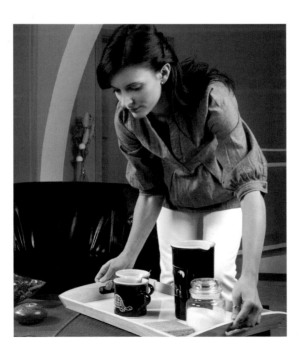

CONTRAINTES QUOTIDIENNES
Parfois, une activité quotidienne aussi simple que soulever un plateau de manière inadaptée peut provoquer des douleurs musculaires et ligamentaires dans le dos.

Tensions musculaires et ligamentaires Comme nous l'avons vu, les muscles et les ligaments du dos peuvent supporter une grande variété de mouvements (voir page 17), mais peuvent être lésés s'ils sont trop étirés, conduisant ainsi à des tensions qui entraînent une déchirure des fibres musculaires. En réaction, les muscles concernés ont des spasmes, deviennent raides et douloureux, jusqu'à la guérison de la lésion.

- **Exercice intense** Il est souvent responsable de petites tensions musculaires, surtout si vous n'avez pas l'habitude et ne vous êtes pas bien échauffé. Les sports qui impliquent des mouvements de rotation (comme le squash ou le tennis) peuvent aussi provoquer des tensions si les muscles et les ligaments ne sont pas assez forts et flexibles.
- **Soulever une charge de manière incorrecte** C'est là une autre cause de tensions musculaires et ligamentaires, et il n'est pas nécessaire de soulever des charges très lourdes pour en subir les conséquences. Certaines professions imposent de soulever et porter souvent des charges, et peu à peu votre dos fait les frais de ces contraintes répétées. De plus, si la méthode utilisée pour soulever est mauvaise, votre dos peut devenir raide et douloureux. Pour apprendre à soulever correctement une charge, lisez *Éviter les tensions*, aux pages 152-157.

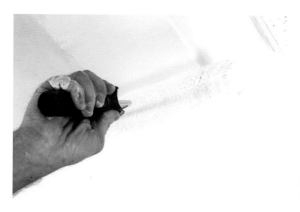

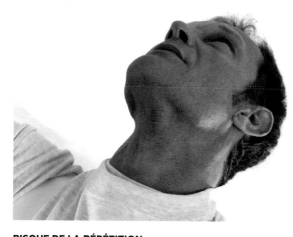

RISQUE DE LA RÉPÉTITION
Les mouvements répétitifs, comme ceux nécessaires
pour peindre une maison, peuvent provoquer
des tensions musculaires dans le dos.

■ **Mouvements répétitifs** Faire les mêmes mouvements pendant une période prolongée peut conduire à une raideur et à des spasmes musculaires. C'est l'une des principales causes de mal de dos sur le lieu de travail. Des actions répétitives peuvent être effectuées dans le cadre professionnel, mais aussi chez soi.

■ **Être en surpoids** Que ce soit la conséquence d'un excès de graisse dans l'organisme ou d'une grossesse (voir *Si vous êtes enceinte*, pages 130-133), une prise de poids, surtout au niveau de la ceinture abdominale, augmente les tensions sur les muscles du dos, ce qui peut entraîner une distension des muscles abdominaux. Ceux-ci deviennent alors moins efficaces lors de la répartition du travail nécessaire pour soulever une charge (voir également *Allégez-vous*, pages 158-161).

Spasmes musculaires liés au stress Nous souffrons tous un jour ou l'autre de stress psychologique, et certains d'entre nous mènent une vie remplie d'événements et de soucis qui entretiennent les tensions. Malheureusement, le stress s'exprime souvent de façon physique, provoquant ainsi une douleur au niveau du dos, du cou ou des épaules. Physiologiquement, cela entraîne une réponse à un facteur de stress de type « la lutte ou la fuite » : des hormones destinées à renforcer les muscles sont libérées au cas où une réponse physique serait nécessaire. Parfois, la douleur qui en résulte peut être intense (voir *Détendez-vous*, pages 162-163).

Déséquilibre musculaire Un dos en bonne santé est symétrique : vu de derrière, la colonne vertébrale doit être droite et les muscles qui la mobilisent doivent être développés de manière identique des deux côtés. Ce n'est pas toujours le cas. Ainsi, une mauvaise posture ou des mouvements imposés par notre travail aboutissent souvent à un déséquilibre musculaire qui provoque des tensions dorsales. Par exemple, les joueurs de tennis risquent d'avoir des muscles surdéveloppés du côté du bras qui tient la raquette. Au fil du temps, la traction exercée par les muscles du côté le plus fort peut entraîner des tensions sur les muscles opposés, plus faibles. La solution la plus naturelle consiste à entreprendre un programme d'exercices pour muscler le bras et le tronc du côté le moins développé.

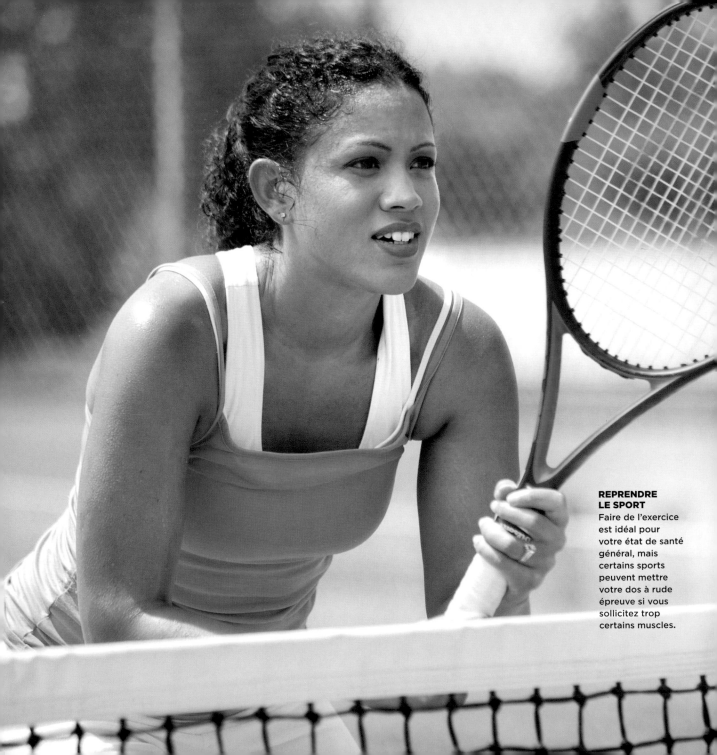

REPRENDRE LE SPORT
Faire de l'exercice est idéal pour votre état de santé général, mais certains sports peuvent mettre votre dos à rude épreuve si vous sollicitez trop certains muscles.

Accidents et blessures Il est très fréquent, surtout chez les jeunes, qu'un problème de dos soit la conséquence d'une chute ou d'un accident.

Une chute peut provoquer des contusions, et dans les cas les plus graves, une fracture des vertèbres : la moelle épinière risque alors d'être lésée, ce qui entraînerait une invalidité permanente. La conduite à tenir en cas de chute est abordée page 38.

Le coup du lapin est souvent observé en cas d'accident de voiture. Un choc brutal projette la colonne cervicale vers l'avant puis vers l'arrière, induisant des mouvements qui vont bien au-delà de la normale, provoquant étirement et tension au niveau des muscles, des ligaments et des facettes articulaires. Il en résulte une raideur et des douleurs cervicales et dorsales, et bien souvent des maux de tête. Consultez toujours votre médecin si vous avez été victime du coup du lapin.

Problème au niveau des disques Dans le contexte des douleurs dorsales, l'expression *hernie discale* est bien connue. Il en est question quand un disque intervertébral forme un prolapsus entre deux vertèbres (voir page 16), ce qui peut entraîner une fuite de la substance gélatineuse qu'il contient. Une pression est alors généralement exercée sur la colonne vertébrale et les nerfs environnants, provoquant douleur et autres symptômes. Il s'agit souvent des conséquences d'une contrainte prolongée sur le long terme, à l'origine d'une perte d'élasticité de la substance centrale du disque et d'une lésion de la matière fibreuse externe.

Lésions des facettes articulaires Ces petites articulations situées entre les vertèbres adjacentes (voir page 16) sont la principale cause de douleurs dorsales permanentes. Elles peuvent être endommagées si elles subissent une trop forte pression, par exemple si :

■ Les disques intervertébraux s'amincissent, réduisant ainsi l'espace entre les vertèbres.

■ Les ligaments environnants se relâchent, ce qui arrive parfois chez les personnes âgées.
■ Vous restez assis pendant une période prolongée.
■ Vous adoptez une mauvaise posture ou portez des talons hauts.

Dégénérescence osseuse Les vertèbres sont constituées du même matériau que les autres os, et sont donc sensibles au même type de dégénérescence osseuse provoquée par une mauvaise alimentation, un manque d'exercice ou simplement par le processus du vieillissement. Ces points sont abordés dans la section qui traite de l'ostéoporose (voir pages 68-71).

Lésions nerveuses La colonne vertébrale est un canal de protection pour les principales voies nerveuses de l'organisme. Il n'est donc pas surprenant que de nombreux problèmes liés à la matière osseuse et aux tissus mous de la colonne vertébrale aient des conséquences sur les nerfs environnants. Ainsi, une inflammation des tissus voisins d'une facette articulaire lésée peut provoquer une pression sur le nerf rachidien qui sort à ce niveau. De même, une hernie discale peut exercer une pression sur la moelle épinière, et les lésions rachidiennes peuvent entraîner des dommages directement au niveau des nerfs.

Parmi les symptômes susceptibles d'indiquer une lésion nerveuse, un engourdissement, des fourmillements ou encore une douleur fulgurante sont les plus fréquents. L'endroit précis où ces symptômes sont ressentis dépend de la région du dos et des nerfs touchés. Certaines lésions nerveuses peuvent également avoir des conséquences sur le fonctionnement de différents organes. Pour de plus amples informations sur les manifestations des lésions nerveuses, lisez *Syndromes radiculaires cervicaux* (voir page 82) et *Compression des racines nerveuses* (voir page 116).

Maladies inflammatoires La colonne vertébrale faisant partie intégrante de l'appareil locomoteur, elle est aussi sensible à l'ensemble des troubles et des maladies susceptibles de toucher les os, les muscles et les articulations ailleurs dans l'organisme, notamment aux inflammations articulaires.

En général, une inflammation se caractérise par un gonflement, une rougeur et une chaleur au niveau de la région concernée, qui correspondent à la réponse normale de l'organisme face à une attaque par des germes ou par tout autre « corps étranger ». Mais, cette réponse peut également être déclenchée même s'il n'y a aucune menace ou si l'organisme perçoit une menace venant de ses propres tissus. Les maladies inflammatoires induites par cette réponse erronée sont appelées *maladies auto-immunes*. La polyarthrite rhumatoïde (voir pages 62-65) et la spondylarthrite ankylosante (voir pages 66-67) sont parmi les plus connues.

Des lésions ou traumatismes répétés des tissus peuvent aussi provoquer une inflammation. Au niveau de la colonne vertébrale, ce type d'inflammation est souvent le résultat de l'arthrose, maladie dans laquelle les coussinets cartilagineux présents entre les articulations subissent une dégénérescence anormale et deviennent enflammés en raison d'une usure excessive. Pour plus d'informations sur cette maladie, consultez les pages 58-61.

Infection Qu'elles soient bactériennes ou virales, les infections du dos sont rares, mais elles peuvent être dangereuses, car elles sont susceptibles de toucher la moelle épinière, et dans certains cas le cerveau. La méningite est la plus grave. Cette infection des membranes qui entourent le cerveau peut provoquer une raideur au niveau de la nuque et du dos, ainsi que des douleurs, de violents maux de tête

et des vomissements, souvent associés à une photophobie (crainte de la lumière vive). La méningite est une urgence médicale, consultez immédiatement votre médecin si vous ressentez un de ces symptômes.

L'*abcès épidural*, infection du canal rachidien osseux qui entoure la moelle épinière, peut aussi provoquer des douleurs dorsales associées à de la fièvre et à une fatigue extrême. Moins fréquente que la méningite, cette infection nécessite néanmoins une prise en charge médicale urgente.

Grossesse et mal de dos Pendant la grossesse, de nombreuses femmes souffrent de mal de dos, surtout au niveau de la région lombaire, ceci pour deux raisons. D'abord les effets de la taille du ventre de la femme enceinte (voir *Être en surpoids*, page 27). Sont en cause non seulement le poids supplémentaire qui affecte le tonus musculaire de l'abdomen, mais également la posture de la femme enceinte en raison du déplacement de son centre de gravité. Tout ceci entraîne des tensions musculaires dans la région lombaire.

Ensuite, les changements hormonaux qui surviennent pendant la grossesse ont aussi des conséquences. Ainsi, la relaxine, hormone sécrétée dans les semaines qui précèdent l'accouchement, assouplit les ligaments et permet aux os du bassin de s'adapter à la tête du bébé lors de la délivrance. Mais, transportée dans l'organisme par le flux sanguin, elle entraîne un relâchement de l'ensemble des ligaments et une plus grande sensibilité de toutes les articulations, y compris celles de la colonne vertébrale. Pour plus d'informations sur les douleurs dorsales pendant la grossesse, reportez-vous aux pages 130-133.

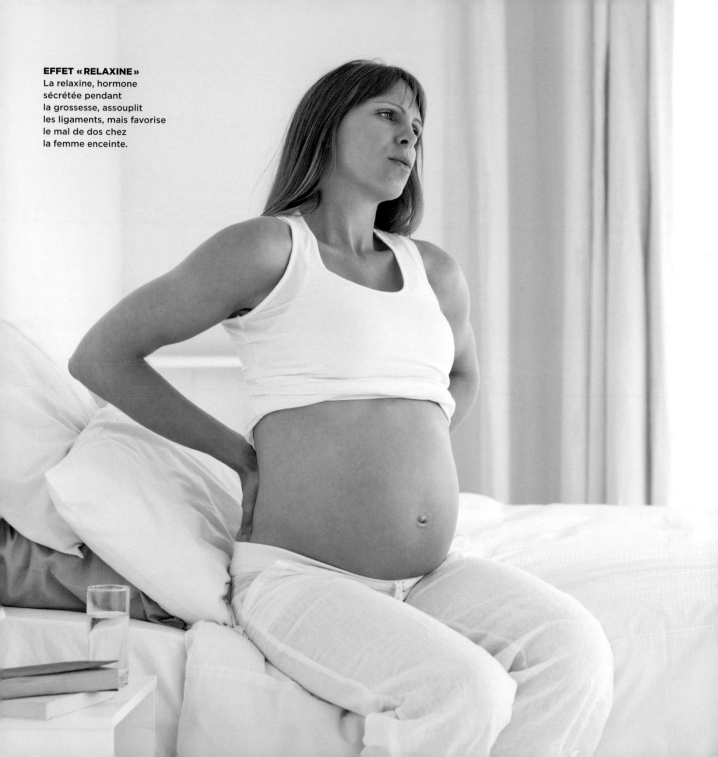

EFFET « RELAXINE »
La relaxine, hormone
sécrétée pendant
la grossesse, assouplit
les ligaments, mais favorise
le mal de dos chez
la femme enceinte.

Votre dos au travail

De multiples activités représentent un risque pour votre dos,
y compris certains sports et loisirs, mais le travail faisant partie
de votre vie quotidienne, un emploi «contraignant pour le dos»
peut entraîner des problèmes à long terme, à moins de prendre
des précautions particulières. Heureusement, de nombreuses
solutions permettent d'éviter les ennuis.

Mon travail constitue-t-il un risque pour mon dos?
Presque tous les métiers représentent un risque pour le
dos si nous ne prenons pas les mesures qui s'imposent pour
réduire l'origine des troubles. Si un travail manuel est susceptible d'entraîner des lésions du dos (pour des conseils,
voir *Soulever des charges sans risque*, page 153), certaines
professions pourtant considérées comme sans risques
peuvent aussi avoir des effets néfastes. Voyons pourquoi
certains métiers présentent un risque pour la santé du dos.

Le travail de bureau Toute profession qui implique de
rester assis pendant des heures, plus encore si la position est toujours la même, peut entraîner une pression sur
les disques intervertébraux. En position assise, le muscle
psoas-iliaque (voir page 19) exerce sur les vertèbres lombaires une pression continue qui augmente le risque de
déplacement d'un disque ou de perte de la substance gélatineuse qu'il contient (voir page 16). À la longue, cette position réduit également l'espace entre les vertèbres, ce qui
entraîne parfois des lésions des facettes articulaires (voir
page 17). Celles-ci peuvent être quasi permanentes si la
posture adoptée en position assise est mauvaise.

Comment limiter les risques?
■ Faites régulièrement des pauses pour marcher et vous
étirer.

■ Adoptez une bonne posture (voir page 156).
■ Vérifiez que votre bureau et votre chaise sont à la bonne
hauteur et que l'angle de votre dossier est correct (voir
page 156).

Les métiers de la route Les métiers qui impliquent de
passer de longues heures derrière un volant représentent
un risque pour le dos. Certains sont les mêmes que pour
un autre travail sédentaire, notamment la compression des
disques. Même si cela peut étonner, les conducteurs de voiture sont plus à risque que les chauffeurs de camions, de
bus ou de tout autre gros véhicule : leur position est souvent mauvaise, provoquant une plus grande pression sur le
dos que les postures plus droites des chauffeurs routiers.
Lorsque vous êtes plus redressé, l'essentiel du poids est
supporté par les cuisses et non par le dos. Quoi qu'il en soit,
les vibrations constantes de la conduite peuvent provoquer
des lésions sur la colonne vertébrale dans tous les véhicules.

N'oublions pas non plus le risque de lésions dues au
coup du lapin, observées lors d'accidents avec un véhicule
à moteur en cas de choc avant ou arrière. Le coup du lapin
(voir également *Accidents et blessures*, page 29) peut provoquer des douleurs dorsales, cervicales et scapulaires qui
persisteront pendant des mois. En outre, ce type d'impact
peut parfois causer des traumatismes plus graves au niveau
de la moelle épinière.

Comment limiter les risques ?

- Que vous soyez conducteur ou passager, ayez toujours un appui-tête réglé à la bonne hauteur afin d'empêcher votre tête d'être projetée en arrière en cas de collision.
- Consultez la page 157 pour des conseils sur la manière de réduire les contraintes dorsales en voiture.

Les emplois debout Nombre de professions impliquent de rester debout pendant de longues heures. Dans ce cas, le risque pour le dos vient de la fatigue ressentie, qui peut conduire à une mauvaise posture, et donc à des contraintes sur la colonne vertébrale et les muscles environnants. Pour plus d'informations sur l'importance d'une bonne posture, lisez *Adopter la bonne posture*, pages 148-151.

Comment limiter les risques ?

- Marchez dès que vous le pouvez.
- Si possible, restez debout avec un pied surélevé sur un tabouret ou un marchepied dans le but d'ôter une partie de la contrainte qui pèse sur la région lombaire. Changez régulièrement de pied.
- Étirez-vous environ toutes les heures.
- Si vous le pouvez, allongez-vous pendant les pauses plus longues.

Les emplois qui imposent de soulever, de porter et de faire des mouvements répétitifs Sont concernées non seulement les professions qui imposent de porter de lourdes charges, mais également celles qui impliquent de porter des charges plus légères de façon répétitive, ou de soulever des charges en faisant des mouvements de rotation.

Mois après mois, vous effectuez le même mouvement sans problème, mais un jour, le dos lâche. Une contrainte régulière exercée sur le dos, si elle est associée à une mauvaise posture, peut endommager les disques avec le temps, jusqu'au moment où une pression plus faible provoque une rupture ou un prolapsus discal. Les autres affections possibles sont une inflammation des facettes articulaires et

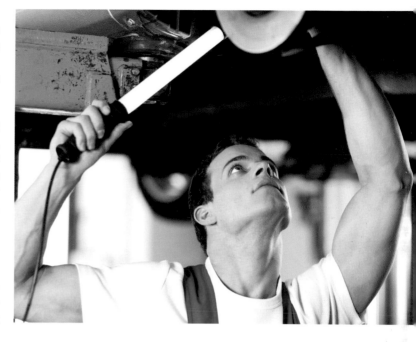

C'EST UNE TENSION
Les emplois qui impliquent de travailler avec les bras au-dessus de la tête, sous tension, peuvent facilement entraîner des problèmes de dos.

un étirement trop poussé des ligaments, ces deux derniers pouvant affaiblir l'ensemble de la structure et permettre aux vertèbres de sortir de leur alignement.

Comment limiter les risques ?

- Évitez de soulever une charge en exerçant une torsion en même temps. Soulevez la charge droit devant vous.
- Reposez-vous souvent si vous exécutez une tâche répétitive sur une longue période.
- Suivez les conseils page 153 pour soulever et porter des charges même légères.

Types de mal de dos

Pour de nombreuses personnes, comprendre comment et pourquoi elles ont mal au dos est un pas vers le soulagement. Dans les pages suivantes, vous verrez comment certains stimuli sont enregistrés et ressentis comme une douleur.

Les voies de la douleur Lorsque nous ressentons une douleur, le cerveau interprète un signal transmis par les nerfs périphériques et la moelle épinière depuis la région qui a subi une lésion. Il est important de savoir que la douleur n'indique pas toujours un dommage récent, mais peut être une réponse à un problème survenu auparavant. Elle peut apparaître sans cause physique apparente et plutôt refléter une anxiété ou une crainte. Les neurotransmetteurs produits dans les cellules des fibres nerveuses sont des « messagers » chimiques qui transportent les signaux de la douleur. Ils acheminent le message de cellule en cellule jusqu'au cerveau, qui va alors les « traduire » en douleur.

Le portillon Le *Gate Theory of Pain* (littéralement, « théorie du portillon de la douleur ») est une explication reprise par nombre de scientifiques sur la transmission des signaux de la douleur. Selon cette théorie (voir schémas ci-dessous), des signaux nerveux provenant du siège de la douleur circulent à travers un certain nombre de jonctions ou

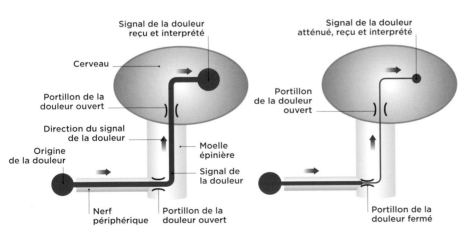

Signal de la douleur reçu et interprété
Cerveau
Portillon de la douleur ouvert
Direction du signal de la douleur
Origine de la douleur
Moelle épinière
Signal de la douleur
Nerf périphérique
Portillon de la douleur ouvert

AUCUNE ATTÉNUATION DE LA DOULEUR
À la suite d'un stimulus douloureux, le signal de la douleur voyage à travers les nerfs périphériques avant d'être transmis au cerveau par la moelle épinière et interprété comme une douleur.

Signal de la douleur atténué, reçu et interprété
Portillon de la douleur ouvert
Portillon de la douleur fermé

ATTÉNUATION DE LA DOULEUR AU NIVEAU DE LA MOELLE ÉPINIÈRE
Une stimulation nerveuse complémentaire comme un massage peut être bloquée au niveau de la moelle épinière, réduisant ainsi l'intensité des signaux qui atteignent le cerveau.

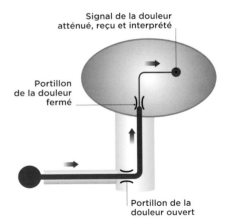

Signal de la douleur atténué, reçu et interprété
Portillon de la douleur fermé
Portillon de la douleur ouvert

ATTÉNUATION DE LA DOULEUR AU NIVEAU DU CERVEAU
Les endorphines peuvent fermer le portillon de la douleur dans le cerveau. Certains médicaments contre la douleur fonctionnent de la même manière.

À propos des fibres ▶▶

Deux types de fibres nerveuses participent à la transmission de la douleur : les fibres-A et les fibres-C.

Les fibres-A sont recouvertes d'une gaine de substance graisseuse appelée *myéline*, qui permet aux impulsions nerveuses de voyager très rapidement pour transmettre les signaux provenant d'une pression ou d'une lésion comme une coupure, une brûlure ou un muscle déchiré. La douleur ressentie est aiguë et intense.

Les fibres-C n'ont pas de gaine de myéline. Elles acheminent plus lentement des signaux qui préviennent d'une maladie ou d'une lésion dans l'organisme et produisent des sensations de douleur ou de mal-être.

La plupart des douleurs ressenties dans le dos sont transmises par les fibres-C et peuvent être interrompues par une stimulation des fibres-A environnantes (par exemple, un frottement) qui apporte un soulagement au moins temporaire.

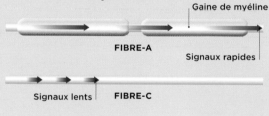

Gaine de myéline

FIBRE-A

Signaux rapides

Signaux lents | **FIBRE-C**

portillons pour atteindre le cerveau. Le premier portillon est la jonction entre les nerfs périphériques et la moelle épinière. Si trop de signaux essayent de franchir le portillon en même temps, priorité est alors donnée aux signaux transmis par les fibres-A (voir encadré ci-dessus), qui sont un peu la bande d'arrêt d'urgence des autoroutes, où seuls les véhicules autorisés circulent sans que personne ne se mette en travers de leur chemin. Lorsque les signaux des fibres-A sont passés, alors les signaux de la douleur qui voyagent dans les fibres-C, voie normale de l'autoroute, sont autorisés à passer à leur tour.

Les portillons des voies de transmission de la douleur en provenance et en direction du cerveau peuvent être fermés grâce à l'action des *endorphines*, substances chimiques générées par le cerveau qui bloquent la douleur et sont libérées en réponse à la peur, à l'activité physique ou encore lors de la relaxation et du sommeil. De nombreux médicaments contre la douleur ont la même action que les endorphines sur le cerveau (voir aussi *Traitements médicamenteux*, pages 204-209).

Le *Gate Theory of Pain* est un concept fondamental en matière de gestion de la douleur, car en comprenant comment la douleur est transmise, il devient possible d'apprendre à interrompre la transmission des signaux pour atténuer ou supprimer la souffrance.

Douleur aiguë ou chronique ? Les médecins divisent le mal de dos en deux catégories : douleur aiguë ou chronique. Une douleur soudaine est dite *aiguë*, et peut aussi bien être sourde que fulgurante et alors empêcher tout mouvement. Caractéristique des tensions ou lésions provoquées par un événement particulier, comme le port d'une très lourde charge, elle disparaît généralement au bout de six semaines. Mais une douleur aiguë peut également être la conséquence de l'aggravation soudaine d'un problème chronique.

Une douleur chronique est persistante et dure beaucoup plus longtemps que six semaines. Elle peut être due à différentes affections ou maladies, y compris certaines formes d'arthrite, des problèmes liés à une posture ou à un travail, à l'incurvation de la colonne vertébrale ou à un déséquilibre musculaire.

L'aspect aigu ou chronique de la douleur a des conséquences sur l'urgence de l'action à entreprendre. Pour connaître la conduite à tenir, reportez-vous à la section *Comment savoir ce qui ne va pas*, pages 38-41.

Où est le problème ? Comme les nerfs qui desservent toutes les régions du corps trouvent leur origine au niveau

Est-ce dans la tête ? ▸▸

Certaines personnes pensent que sans cause physique réelle, il est possible d'occulter la douleur «imaginaire». Mais de nos jours, les algologues conviennent que notre psychisme peut avoir une profonde influence sur la douleur ressentie. L'ensemble des douleurs étant interprété par le cerveau, une douleur d'origine psychologique n'est ni moins vraie, ni moins pénible que l'inconfort d'une blessure physique.

En pratique, de nombreuses douleurs ont des aspects physiques et psychologiques. Un léger tiraillement dû à une tension dorsale chez une personne équivaut pour un autre patient à un véritable supplice, chaque situation nécessitant un traitement différent.

En outre, lorsque l'examen initial ne révèle aucune cause physique immédiate pour un mal de dos, cela ne veut pas dire qu'il n'y a pas de problème physique, mais que des examens et analyses complémentaires sont nécessaires afin de déterminer l'origine du trouble.

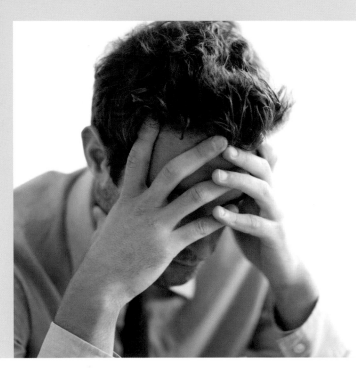

de la moelle épinière, une lésion de la colonne peut favoriser la douleur par une compression ou une inflammation d'un nerf périphérique qui rejoint la moelle épinière, ou au niveau d'une racine nerveuse qui en sort et se fraie un chemin entre les vertèbres pour atteindre les parties du corps auxquelles elle se rattache.

Dans un cas comme dans l'autre, une colonne vertébrale lésée ou malade peut provoquer des symptômes que le cerveau interprète comme provenant d'une région alimentée par le nerf concerné. Une lésion des vertèbres cervicales peut ainsi déclencher une douleur qui semble venir du bras. Une compression des lombaires peut entraîner des douleurs fulgurantes dans la fesse et la jambe (sciatique). Mais cette douleur, dite *projetée*, peut aussi induire une douleur dans une autre partie du corps, tandis que le cerveau la percevra comme venant du dos.

ORIGINE DE LA DOULEUR PROJETÉE
Certaines causes de douleur projetée au niveau du dos sont répertoriées dans le tableau ci-dessous.

Quand le dos n'est pas en cause ▸▸

Problème	Type de mal de dos
Angine de poitrine	Douleur dans le dos ou au niveau de la poitrine ou du bras
Problème de vésicule biliaire	Douleur sous l'omoplate
Infection pulmonaire	Douleur au milieu du dos
Ulcère ou cancer de l'estomac	Douleur entre les omoplates
Inflammation du pancréas	Douleur intermittente au milieu du dos
Crampes menstruelles ou inflammation de l'utérus	Douleur en bas du dos

Le langage de la douleur ▸▸

Voici quelques définitions simples de termes utilisés dans le monde médical et se rapportant à la douleur :

■ **Analgésie** Atténuation de la douleur. Les médicaments contre la douleur sont souvent appelés *analgésiques*.

■ **Douleur centrale** Douleur provoquée par une lésion du système nerveux central (cerveau et moelle épinière).

■ **Névrite** Inflammation d'un nerf.

■ **Douleur neurogène ou neuropathique** Maladie ou gêne ressentie dans le fonctionnement d'un nerf.

■ **Seuil de douleur** Limite au-delà de laquelle une personne perçoit la douleur.

■ **Radiculopathie** Pincement d'un nerf au niveau de la colonne vertébrale, par exemple brachialgie ou sciatique.

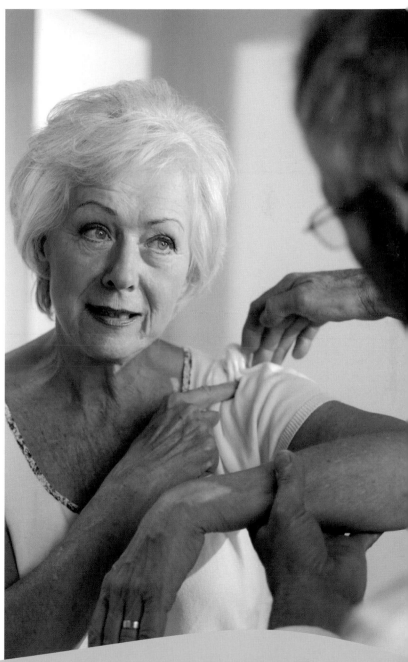

Évaluation de la douleur Il est toujours difficile d'évaluer la douleur. Les chercheurs de l'Université d'Aberdeen, en Écosse, ont créé un questionnaire afin d'aider les personnes qui souffrent de lombalgie à déterminer l'intensité de la douleur ressentie. En le remplissant au début du traitement et à intervalles réguliers pendant la poursuite de la thérapie, il est possible de voir l'évolution des symptômes au fil des jours. Vous pouvez le télécharger (en anglais) sur le site du Centre for Evidence Based on Physiotherapy (littéralement, « centre pour la physiothérapie fondée sur les preuves »), à l'adresse www.cebp.nl.

DOULEUR DANS LE BRAS
En vous examinant, votre médecin déterminera si votre douleur trouve son origine dans le dos ou ailleurs.

Comment savoir ce qui ne va pas

La douleur peut être aiguë (soudaine, souvent fulgurante) ou chronique (récurrente ou ressentie sur le long terme). Dans les deux cas, il est parfois nécessaire d'avoir l'avis d'un expert, voire une aide d'urgence. Les informations ci-dessous vous aideront à comprendre ce qui ne va pas, mais ne tardez pas à consulter votre médecin. Seul un praticien sait faire la différence entre un problème bénin et une affection plus grave.

Appeler les secours ▸▸

À la suite d'une blessure, si la douleur est intense ou si vous ressentez un engourdissement, des fourmillements ou une faiblesse au niveau des bras ou des jambes, si vous êtes incapable de contrôler votre vessie ou les sphincters de l'anus (ou encore d'uriner ou d'aller à la selle), appelez les pompiers ou une ambulance, ou demandez à quelqu'un de le faire pour vous. Dans tous les cas, ne bougez ni le dos, ni le cou et ne laissez personne vous déplacer.

Même si dans ces pages vous trouvez une description qui correspond à votre trouble, demandez toujours un avis médical en cas de doute sur l'origine de vos symptômes, surtout si une douleur chronique s'accentue. Quelle que soit la raison envisagée de votre problème, si la douleur est vive, inhabituelle, ou continue de s'intensifier, consultez votre médecin.

DOULEUR SOUDAINE AU NIVEAU DU DOS

Une douleur soudaine au niveau du dos est généralement consécutive à un accident ou à un autre événement lors duquel le dos subit une tension inhabituelle, mais peut également survenir sans raison apparente.

Après une chute ou une blessure En général, en dehors des chutes ou coups vraiment sans gravité, considérez toujours une blessure au dos comme potentiellement grave. Il existe un risque de lésion susceptible d'entraîner une invalidité permanente en cas d'absence de traitement. Même si elles semblent bénignes, certaines blessures peuvent provoquer des affections graves et nécessitent une évaluation médicale immédiate.

■ **Que faire ?** Dans tous les cas, consultez sans tarder votre médecin. Vérifiez les symptômes décrits dans l'encadré *Appeler les secours* (ci-contre) et agissez en conséquence.

Après une torsion et/ou le levage d'une charge Une torsion soudaine, surtout sous contrainte, peut faire sortir les facettes articulaires (voir page 16) de leur alignement. L'articulation devient alors gonflée et enflammée, et les muscles environnants ont des spasmes. Un tel mouvement peut également provoquer une protrusion des disques intervertébraux, entraînant ainsi une pression sur la moelle épinière (voir page 116).

■ **Que faire ?** En cas de douleur dorsale accompagnée, au niveau des jambes, de sensations altérées ou d'une gêne au mouvement, appelez immédiatement votre médecin. S'il est d'accord, appliquez les conseils de la page 214. La position préconisée pour apaiser une sciatique ainsi que les exercices de McKenzie (voir page 138) peuvent également vous apporter un soulagement.

En cas de douleur au niveau des bras ou des épaules, il peut s'agir d'une brachialgie (voir page 82).

■ **Que faire ?** Appelez immédiatement votre médecin et s'il est d'accord, appliquez les conseils de la page 214. Pendant quelques jours, portez une minerve souple pour soutenir le cou et détendre les muscles de cette région.

En cas de douleur à l'arrière des jambes, il peut également s'agir d'une sciatique (voir pages 118-119).

■ **Que faire ?** Après avoir consulté votre médecin, restez allongé avec un oreiller sous les genoux pendant 24 heures si la douleur est intense, mais essayez de vous lever et de bouger le plus souvent possible. Certains conseils de la page 214 peuvent aider à atténuer les symptômes. Rappelez votre médecin si la douleur persiste ou s'intensifie.

APPARITION D'UNE DOULEUR SÉVÈRE PROGRESSIVE DANS LE DOS

En cas de douleur apparue progressivement les jours précédents et devenue intense, et si vous présentez d'autres symptômes comme la fatigue, une perte de poids, de la fièvre et une douleur au repos, vous souffrez peut-être d'une infection

Douleur nerveuse ▸▸

Les nerfs peuvent être pincés ou lésés aussi bien dans la colonne vertébrale qu'à l'endroit où ils sortent. Au niveau des vertèbres cervicales, de telles lésions peuvent provoquer des maux de tête et des douleurs, des picotements, ainsi qu'un engourdissement de l'épaule et d'une partie du bras. Au niveau des dorsales, cela peut entraîner une douleur dans la cage thoracique, notamment en cas d'inspiration profonde ou d'éternuement. Au niveau des lombaires et du sacrum, les effets ressentis sont une douleur, des picotements et un engourdissement des fesses et des jambes (voir aussi *Où est le problème ?*, pages 35-36).

Alerte à la méningite ▸▸

La méningite est une maladie d'évolution très rapide, potentiellement mortelle, dont l'un des symptômes les plus fréquents est une raideur nucale. Si en plus d'une nuque raide, vous constatez l'apparition de maux de tête, de fièvre, de nausées et vomissements, ainsi que d'une photophobie (crainte de la lumière vive), consultez immédiatement votre médecin. Une éruption cutanée dont les lésions ne disparaissent pas à la pression est parfois observée.

En cas de doute sur la contraction de cette maladie, appelez immédiatement votre médecin, les pompiers ou une ambulance.

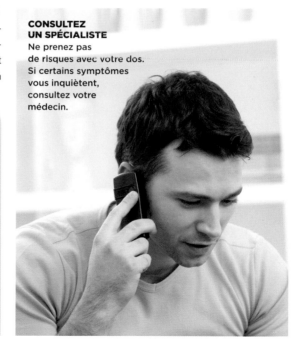

CONSULTEZ UN SPÉCIALISTE Ne prenez pas de risques avec votre dos. Si certains symptômes vous inquiètent, consultez votre médecin.

ou d'une affection qui trouve son origine ailleurs que dans le dos. Consultez votre médecin sans délai.

Si vous êtes incapable de contrôler votre vessie ou les sphincters de l'anus (ou encore d'uriner ou d'aller à la selle) ou si vous ressentez un engourdissement au niveau des fesses, les risques d'une affection grave de la moelle épinière (voir page 51) sont réels et doivent être rapidement écartés.

■ **Que faire ?** Appelez les secours de toute urgence.

Si vous avez une douleur dans les jambes, le mal de dos peut être la conséquence d'une sciatique (voir pages 118-119) ou d'une baisse du flux sanguin au niveau des membres inférieurs.

■ **Que faire ?** Demandez l'avis d'un spécialiste.

L'apparition d'une douleur progressive entre le bas du dos et le haut des fesses peut être due à une inflammation de l'articulation sacro-iliaque (voir page 124) ou d'une spondylarthrite ankylosante (voir pages 66-67). Une telle douleur peut également être provoquée par le fait d'avoir une jambe plus courte que l'autre. Enfin, ce type de douleur est fréquemment observé chez les femmes enceintes (voir pages 130-133).

■ **Que faire ?** Consultez votre médecin pour confirmer le diagnostic et obtenir un traitement adapté.

MAL DE DOS CHRONIQUE

Si vous avez des douleurs récurrentes ou persistantes dans le dos, pas suffisamment intenses pour être incapacitantes mais constituant un obstacle à vos activités habituelles, vous souffrez peut-être de mal de dos chronique. La cause la plus fréquente est une mauvaise posture, mais une technique de levage inadaptée, des tensions brutales ou encore l'usure générale induite par le vieillissement peuvent également

MAL ASSIS
Douleur et raideur consécutives à une position assise prolongée sont souvent le résultat d'une mauvaise posture.

être des facteurs déclenchants. Consultez votre médecin en cas de douleur persistante qui ne disparaît pas spontanément, surtout en cas d'aggravation.

Demandez l'avis de votre médecin si vous avez des symptômes généraux comme de la fièvre, des frissons, une perte de poids inattendue, des sueurs nocturnes, ou encore un engourdissement ou une faiblesse des bras ou des jambes. Consultez également si vous avez des antécédents de tumeur, si vous ne constatez pas de soulagement lorsque vous êtes allongé ou si vous ressentez une douleur dans un bras ou dans une jambe.

Si la douleur ressentie apparaît et disparaît fréquemment sans raison apparente, les causes les plus probables sont le stress psychologique (voir pages 162-163), une mauvaise posture (voir pages 148-151) ou des tensions induites par le port de lourdes charges (voir pages 152-153).

■ **Que faire ?** Consultez votre médecin pour confirmer le diagnostic. Vous trouverez des conseils sur la relaxation, les postures et la façon d'éviter les tensions respectivement aux pages 162, 148 et 152.

En cas de douleur persistante qui s'aggrave, si vous êtes âgé, la cause la plus vraisemblable est une inflammation (voir page 30), mais il est aussi possible que vous ayez une tumeur (voir page 50) ou encore une maladie comme l'arthrose ou une spondylose cervicale (voir pages 92-93). En revanche, si vous êtes jeune et que la douleur s'accentue lorsque vous faites de l'exercice, il s'agit peut-être d'une spondylarthrite ankylosante (voir pages 66-67).

■ **Que faire ?** Dans tous les cas, consultez votre médecin.

Si la douleur survient après le port de lourdes charges ou une activité inhabituelle, sa cause peut être une tension ou des spasmes musculaires, ou encore un étirement ligamentaire (voir page 29).

■ **Que faire ?** Demandez l'avis d'un spécialiste.

En cas de douleur localisée entre les omoplates, vous présentez peut-être un déséquilibre musculaire (voir page 27).

■ **Que faire ?** Consultez votre médecin traitant. Il pourra vous adresser à un kinésithérapeute (voir pages 178-181).

En cas de douleur persistante au milieu du dos sur de longues périodes et non uniquement après la pratique d'une activité, vous souffrez peut-être de problèmes gastriques ou cystiques.

■ **Que faire ?** Consultez votre médecin.

Si la douleur s'accentue après une activité ou une exposition au froid, l'arthrose (voir pages 58-61) ou la spondylose cervicale (voir pages 92-93) sont des possibilités à explorer.

■ **Que faire ?** Consultez votre médecin.

Si la douleur s'aggrave quand vous restez assis pendant une période prolongée, une mauvaise posture (voir pages 148-151) ou des problèmes musculaires (voir page 27) sont des causes possibles.

■ **Que faire ?** Suivez les conseils contenus dans le présent ouvrage, mais consultez d'abord votre médecin pour confirmer le diagnostic.

Femmes et mal de dos ▶▶

Passé un certain âge, le mal de dos chronique chez les femmes peut être induit par l'ostéoporose (voir pages 68-71), maladie beaucoup moins fréquente chez les hommes et les femmes jeunes. Mais des problèmes gynécologiques comme une endométriose ou un fibrome peuvent aussi provoquer une douleur au niveau lombaire. Une femme qui ressent une douleur persistante ou récurrente au niveau du dos doit consulter son médecin.

Le diagnostic du spécialiste

Si vous décidez qu'il est temps de consulter un spécialiste, il est bon de savoir à quoi vous attendre. Vous trouverez ci-dessous les principaux examens auxquels votre praticien pourra avoir recours pour poser son diagnostic.

Écouter Souvent, le médecin commence par écouter la description de vos symptômes. Certains indices peuvent apparaître au travers d'informations comme le signalement précis de la douleur, l'endroit où elle est ressentie, les cas où elle s'aggrave et ceux où elle est atténuée.

Regarder De nombreux problèmes de dos peuvent être détectés en observant la posture du patient et la façon dont il bouge, souvent révélatrice pour le médecin. En général, cette observation est suivie d'une exploration approfondie du dos et des examens suivants :

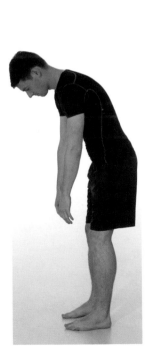

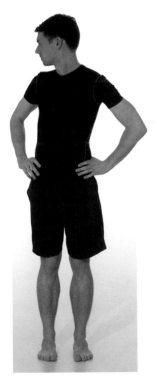

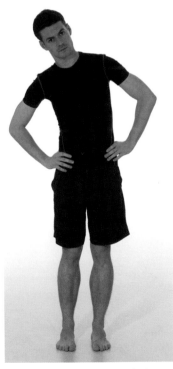

VÉRIFIER L'AMPLITUDE DE VOS MOUVEMENTS
Votre médecin voudra sans doute observer l'amplitude de vos mouvements lorsque vous vous penchez en avant, sur le côté ou lorsque vous vous tournez. Le degré d'amplitude dans chaque direction peut indiquer la région touchée et la gravité du problème.

SE PENCHER EN AVANT

SE TOURNER

SE PENCHER SUR LE CÔTÉ

- Recherche de douleur au niveau de la colonne vertébrale.
- Évaluation des mouvements de la colonne vertébrale en demandant au patient de prendre certaines attitudes ou de faire certains gestes lorsqu'il est debout ou allongé.
- Recherche de grosseurs ou de coups.
- Vérification des réflexes au niveau de la hanche et du genou, et autres tests physiques de la fonction nerveuse.

- Exploration des mouvements des hanches ou des épaules selon la région du dos touchée.

Examens En général, les examens présentés précédemment suffisent à poser un premier diagnostic. Mais souvent des examens complémentaires, et parfois des procédures hospitalières, sont nécessaires pour le confirmer. En

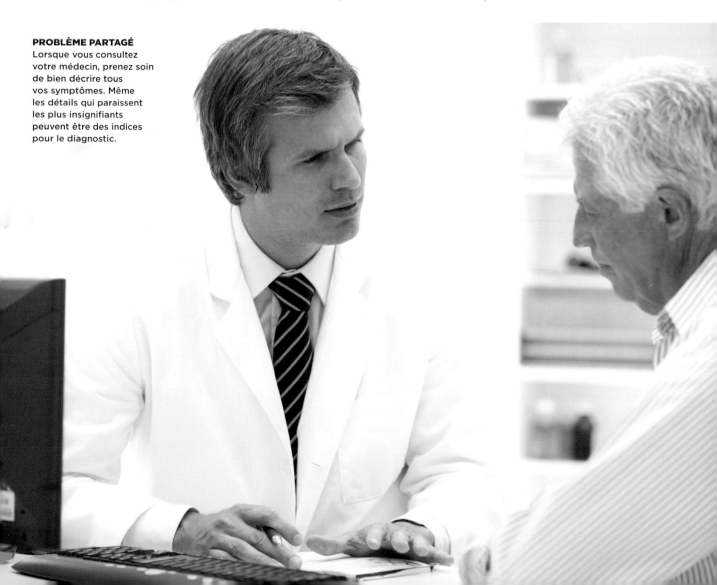

PROBLÈME PARTAGÉ
Lorsque vous consultez votre médecin, prenez soin de bien décrire tous vos symptômes. Même les détails qui paraissent les plus insignifiants peuvent être des indices pour le diagnostic.

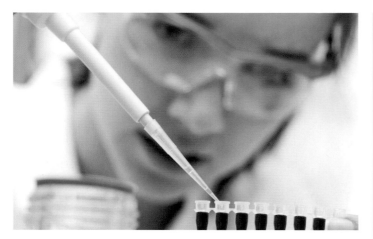

fonction des symptômes que vous présentez, votre praticien vous prescrira tout ou partie des examens suivants :

- **Examens sanguins** Une prise de sang à des fins d'analyse pour rechercher une inflammation, une infection ou toute autre affection susceptible d'engendrer vos symptômes, peut être effectuée.
- **Ostéodensitométrie ou absorptiométrie biphotonique** Cet examen consiste à dépister une fragilisation des os et le cas échéant, des fractures (voir *Ostéoporose*, pages 68-71).
- **Radiographie** Une radiographie de la colonne vertébrale peut faire apparaître différentes anomalies au niveau des vertèbres, comme une fracture, un mauvais alignement ou des lésions articulaires (voir *Arthrose*, pages 58-61), mais ne peut rien révéler sur les tissus mous.
- **Myélographie** Dans ce type d'imagerie, un produit de contraste est injecté dans la colonne vertébrale sous anesthésie locale. Une radiographie peut ensuite faire apparaître un rétrécissement de la colonne (voir *Sténose du canal lombaire*, page 116).
- **Discographie** Après injection d'un produit de contraste dans un disque intervertébral sous anesthésie locale, une radiographie permet de détecter un prolapsus discal ou un disque aminci.

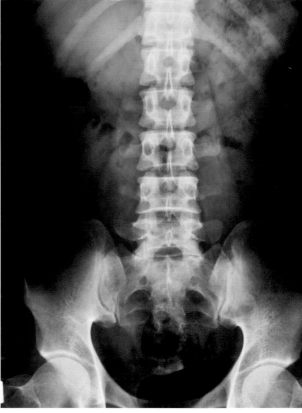

RADIOLOGIE
Une radio classique de la colonne vertébrale montre l'état des os. Ici, la colonne lombaire, le sacrum et le bassin sont normaux.

- **Scanner ou tomodensitométrie** Cet examen comprend de nombreuses images par rayons X qui fournissent des vues transverses de l'organisme. Il permet d'obtenir des informations détaillées sur les os et de poser un diagnostic de fracture, lésion discale, rétrécissement

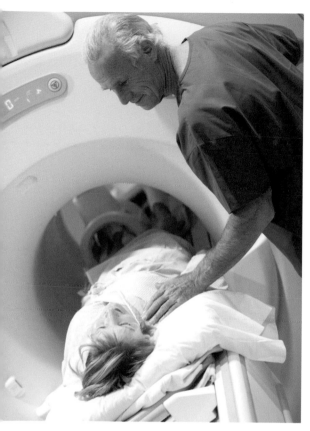

SCANNER

Les images obtenues lors de cet examen sont extrêmement utiles pour poser un diagnostic en cas de problème osseux. Des anomalies des tissus mous peuvent également être observées.

Attention, l'utilisation des aimants peut provoquer le déplacement de tout objet métallique à l'intérieur du corps. N'oubliez pas d'informer les médecins sur vos antécédents d'opérations chirurgicales ou de pose d'implants métalliques.

Aller plus loin Lorsque le médecin dispose de l'ensemble des résultats des examens et de l'évaluation de vos symptômes, il est généralement en mesure de poser un diagnostic définitif avant de décider de la conduite à tenir.

Si aucune cause sous-jacente grave n'est détectée, selon l'affection dont vous souffrez, le médecin vous prescrira un traitement médicamenteux, des changements de mode de vie ou vous adressera à un kinésithérapeute pour une rééducation et des conseils (voir pages 178-181). Il pourra également vous recommander des traitements alternatifs comme des massages (voir le chapitre 6, pages 172-215, pour les différentes possibilités de traitement).

En revanche, s'il apparaît qu'une pathologie sous-jacente est à l'origine de votre mal de dos, votre praticien vous adressera à un spécialiste du domaine concerné pour un traitement approprié. Demander une consultation dans un établissement de type clinique du dos, afin que l'on vous fasse des infiltrations pour vous soulager, est aussi une possibilité quand toutes les autres mesures déjà prises n'ont pas réussi à atténuer vos symptômes.

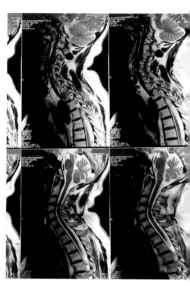

SUR UNE IRM

La technologie de l'IRM permet de voir des détails d'une précision étonnante. Sur cette image de la nuque, les vertèbres et la moelle épinière sont parfaitement visibles.

du canal lombaire (voir *Sténose du canal lombaire*, page 116), formation d'ostéophytes ou lésion osseuse d'origine tumorale (voir *Pathologies graves, mais rares*, pages 50-51).

■ **IRM** L'imagerie par résonance magnétique nucléaire est un scanner qui utilise un champ magnétique et des ondes radio pour fournir une image détaillée des os et des tissus mous. Elle permet de détecter de nombreuses affections, depuis les lésions discales jusqu'aux tumeurs. Lors de cet examen, le patient est enfermé dans un tunnel. Si cela vous angoisse, un sédatif peut vous être proposé.

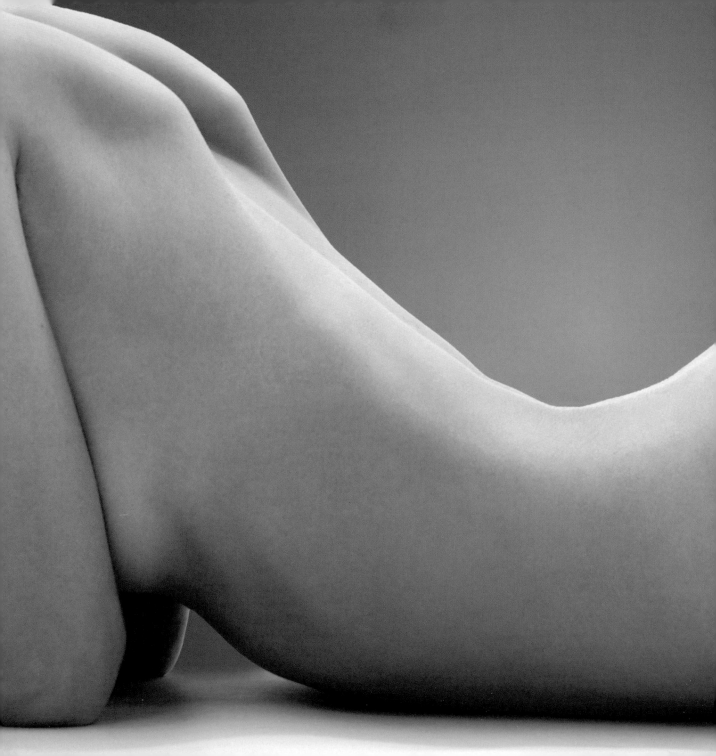

Chapitre 2

Lorsque tout le dos est concerné

Ce chapitre passe en revue les problèmes susceptibles d'affecter une partie précise du dos ou la colonne vertébrale dans son ensemble. Il traite donc de pathologies propres au dos, comme les courbures du rachis, mais aussi d'affections qui touchent d'autres parties du corps, comme l'ostéoporose ou la polyarthrite rhumatoïde.

Problèmes qui concernent le dos dans son ensemble

Le dos est une structure complexe composée d'une multitude d'éléments articulés qui lui assurent souplesse et robustesse. Le revers de la médaille, c'est qu'un souci en un point précis du dos peut se répercuter sur une autre zone, voire l'affecter dans son ensemble.

Le mal de dos peut être causé par un problème de la colonne vertébrale, mais aussi par une pathologie plus généralisée. C'est pourquoi lorsque vous le consultez pour des douleurs au dos, votre médecin peut envisager une cause moins localisée (voir aussi *Le diagnostic du spécialiste*, pages 42-45).

Problèmes d'alignement et de dégénérescence Parmi les problèmes susceptibles d'affecter toutes les parties du dos figurent notamment les courbures anormales du rachis, qu'elles soient congénitales ou non (voir pages 52-57).

Par ailleurs, les divers éléments osseux qui composent la colonne peuvent être endommagés par une dégénérescence liée à l'usure des articulations. Ce phénomène bien connu, que l'on appelle l'*arthrose* (voir pages 58-61), peut au fil du temps toucher pratiquement toutes les articulations qui ont été abondamment sollicitées. L'arthrose est ainsi un phénomène quasiment universel chez les personnes âgées, avec ou sans symptômes.

Citons enfin les pathologies qui sont liées à une perte de densité osseuse (au niveau du dos comme du reste du corps), ce qui a pour effet de fragiliser les os. La plus connue, l'ostéoporose (voir pages 68-71), est l'une des principales causes du mal de dos chez les personnes âgées.

Inflammations et infections Certains problèmes qui affectent tout le dos sont en fait liés à une inflammation généralisée qui touche aussi plusieurs autres parties du corps. C'est notamment le cas lorsque les mécanismes naturels de défense de l'organisme se retournent contre lui. Parmi ces maladies dites *auto-immunes*, on trouve la polyarthrite rhumatoïde (voir pages 62-65), ou la spondylarthrite ankylosante (voir pages 66-67), qui génèrent un état inflammatoire très étendu, souvent accompagné de douleurs invalidantes. La sclérose en plaques (voir page 51) ralentit la transmission de l'influx nerveux dans l'organisme et peut également se répercuter sur le dos : elle entre donc aussi dans cette catégorie.

Il arrive aussi qu'un ou plusieurs disques intervertébraux soient en proie à une infection bactérienne. Dans ces cas de *discite* somme toute assez rares, c'est le sang qui a propagé l'infection originaire d'une autre partie du corps.

Il peut arriver enfin que des bactéries pénètrent au niveau du rachis, dans le cadre d'une intervention chirurgicale.

Compressions médullaires Certaines pathologies sont susceptibles d'exercer une certaine pression sur la moelle épinière, ce qui provoque des douleurs persistantes et affecte souvent le fonctionnement de la principale voie nerveuse du corps. Il s'agit principalement des accidents vasculaires médullaires et des tumeurs, qu'elles soient bénignes ou malignes (voir pages 50-51).

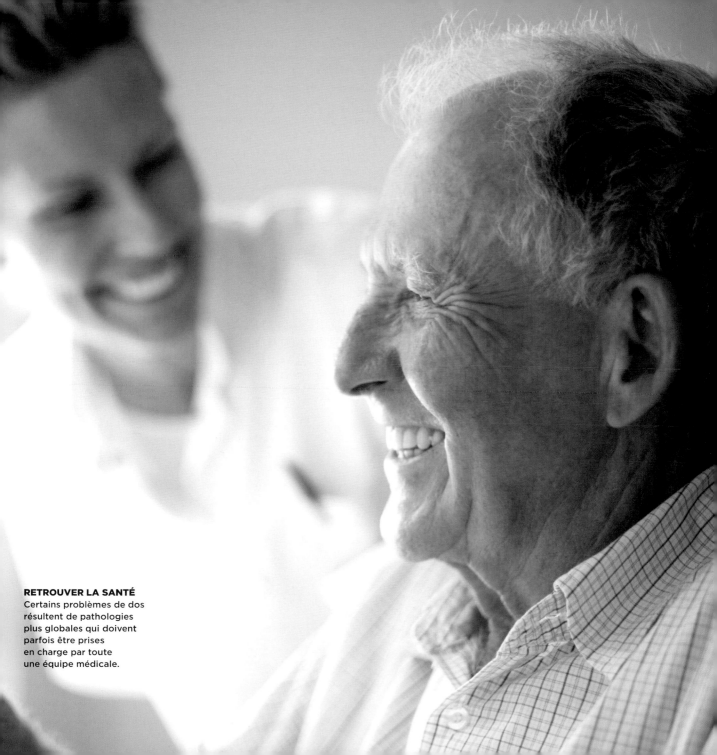

RETROUVER LA SANTÉ
Certains problèmes de dos
résultent de pathologies
plus globales qui doivent
parfois être prises
en charge par toute
une équipe médicale.

PATHOLOGIES GRAVES, MAIS RARES

Parmi les problèmes de dos, plusieurs, fort heureusement rares, peuvent être très graves. Il s'agit notamment des accidents vasculaires médullaires, des tumeurs médullaires et de la sclérose en plaques.

Accidents vasculaires médullaires On associe généralement les accidents vasculaires à un problème cérébral (AVC), mais il arrive qu'ils se produisent au niveau de la moelle épinière. C'est heureusement très rare (12 personnes sur 100 000 aux États-Unis), et cela se produit à l'âge moyen de 52 ans. Ce type d'incident survient lorsqu'un vaisseau sanguin et les tissus qui l'entourent sont endommagés, soit par un apport d'oxygène insuffisant du fait de la présence d'un caillot (*ischémie* ou *infarctus médullaire*), soit par un saignement qui entraîne un gonflement comprimant la région (*hémorragie médullaire*).

Très soudain, un accident vasculaire médullaire peut provoquer toute une série de symptômes selon la partie de la colonne vertébrale qui est affectée. Il s'agit le plus souvent d'une paralysie, susceptible d'évoluer en incontinence, ou en gêne respiratoire si l'accident s'est produit dans la partie supérieure du dos. Aussi, si vous êtes brusquement frappé d'une forme quelconque de paralysie ou perdez le contrôle de votre vessie ou de vos intestins, appelez immédiatement une ambulance.

L'idéal dans ce cas pour poser un diagnostic est de recourir à l'IRM (Imagerie par Résonance Magnétique Nucléaire) qui sera complétée par un examen médical, une analyse de sang et la prise en compte de vos antécédents médicaux. (Pour en savoir plus sur les examens permettant de poser un diagnostic, reportez-vous à la section *Le diagnostic du spécialiste*, pages 42-45.)

Tumeurs médullaires Une tumeur est le résultat d'une prolifération anormale de cellules. Elle peut être maligne – et donc susceptible de se propager dans d'autres parties du corps – ou bénigne. Si les tumeurs bénignes ne s'étendent pas aux autres tissus, elles peuvent néanmoins, selon leur localisation, provoquer de graves problèmes, des paralysies notamment. Certaines tumeurs médullaires démarrent au niveau de la moelle épinière (on les qualifie alors de *primaires*), mais la plupart sont des tumeurs *secondaires*, métastases d'une tumeur primaire située dans une autre partie du corps.

Dans les deux cas, cette grosseur anormale affecte selon sa nature et sa localisation le fonctionnement des vaisseaux sanguins, mais aussi des nerfs et des os de la colonne vertébrale. Il en résulte une diversité de symptômes, depuis la perte de sensation dans les membres jusqu'à un mal de dos d'intensité croissante que ni les antalgiques ni la position allongée ne réussissent à soulager, en passant éventuellement par l'incontinence, la faiblesse ou les spasmes musculaires. Si vous ressentez un

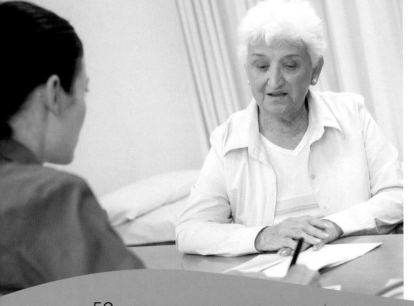

SUIVI DE QUALITÉ
Lorsque l'on est atteint d'une maladie grave du dos, quelle qu'elle soit, il est essentiel de collaborer étroitement avec son médecin pour mettre en place le traitement adéquat.

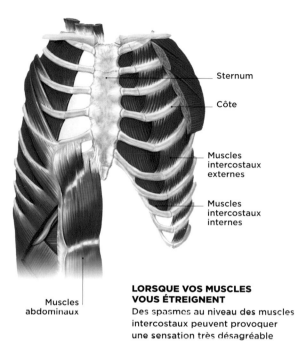

Sternum

Côte

Muscles intercostaux externes

Muscles intercostaux internes

Muscles abdominaux

LORSQUE VOS MUSCLES VOUS ÉTREIGNENT
Des spasmes au niveau des muscles intercostaux peuvent provoquer une sensation très désagréable de constriction thoracique.

Le signe de Lhermitte ▸▸

On appelle ainsi une sensation de décharge électrique que l'on ressent tout le long de la colonne vertébrale depuis l'arrière du crâne lorsque l'on penche la tête en avant comme on le fait chez le coiffeur pour qu'il nous égalise la nuque. Cette sensation, qui se propage ensuite dans les bras et les jambes, ne dure fort heureusement que 1 ou 2 secondes.

Ce phénomène est généralement provoqué par une pression qui s'exerce sur la moelle épinière, que ce soit dans le cadre d'une sclérose en plaques, d'une spondylose cervicale (voir pages 92-93), d'une hernie discale (voir page 116), d'une tumeur ou même d'une carence en vitamine B12. Si cela vous arrive, consultez immédiatement votre médecin.

ou plusieurs de ces symptômes, consultez immédiatement votre médecin, car si vous tardez, toute lésion risquerait de devenir permanente. Par ailleurs, une personne qui a déjà eu un cancer doit consulter un médecin dans les meilleurs délais si elle souffre d'un mal de dos persistant.

Le médecin commencera par vous examiner, puis prescrira vraisemblablement des radiographies, une IRM, une analyse de sang et une analyse du liquide céphalo-rachidien (LCR).

Sclérose en plaques La sclérose en plaques ou *SEP* touche environ une personne sur mille dans les pays occidentaux, soit 60 000 personnes en France, et deux fois plus de femmes que d'hommes. Dans cette maladie auto-immune généralement contractée entre 20 et 40 ans, la gaine de myéline qui entoure les neurones est endommagée, ralentissant la transmission de l'influx nerveux. Cette pathologie s'aggrave avec le temps, même si la progression est parfois très lente. On constate aussi des périodes de rémission au cours desquelles les symptômes ne s'intensifient pas.

La sclérose en plaques peut affecter de nombreuses parties du corps, dont la moelle épinière, de sorte que les douleurs lombaires sont un symptôme très courant. La SEP provoque aussi parfois une sensation de décharge électrique, le signe de Lhermitte (voir ci-dessus), ou encore une sensation de brûlure et de constriction thoracique, provoquée par des spasmes intercostaux, qui peut être soulagée par des myorelaxants et des antalgiques (voir pages 204-209). Si cela vous arrive, consultez rapidement un médecin.

Courbures de la colonne vertébrale

Il existe trois types de courbures rachidiennes : la cyphose, lorsque le rachis dorsal penche vers l'avant ; la scoliose, lorsque la colonne dévie vers la droite ou vers la gauche ; et la lordose, lorsque le rachis lombaire est très creusé. Ces problèmes parfois innés peuvent aussi se développer plus tard.

CYPHOSE

Nombre de personnes ont le haut du dos légèrement voûté, mais les médecins ne parlent généralement pas de cyphose avant que l'inclinaison atteigne 40° ou plus. Si la cyphose est provoquée par une mauvaise posture de longue date ou une pathologie sous-jacente, elle a de fortes chances de s'aggraver et de devenir douloureuse.

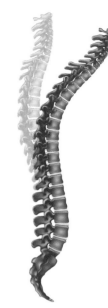

CYPHOSE RACHIDIENNE
La partie supérieure d'une colonne vertébrale atteinte de cyphose est penchée vers l'avant, tandis que la courbure naturelle du bas du dos est aplatie.

RACHIS EN BONNE SANTÉ

CYPHOSE SÉVÈRE

La bosse de la douairière ▸▸

Cette hypercyphose généralement causée par l'ostéoporose (voir pages 68-71) peut survenir chez les individus des deux sexes, mais elle est plus courante chez les femmes âgées, d'où son nom familier.

Comme les vertèbres sont affaiblies par la perte de densité osseuse, elles sont sujettes à des fractures par compression. Le plus souvent, la partie avant des vertèbres affectées se tasse, ce qui incline la posture vers l'avant et fait apparaître une bosse sur le dos. Lorsqu'elle est avancée, cette hypercyphose fatigue et limite la capacité respiratoire. Les exercices de la page ci-contre améliorent la situation dans bien des cas.

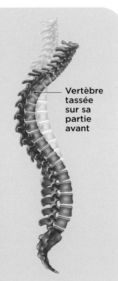

Vertèbre tassée sur sa partie avant

Symptômes Dans le cas d'une cyphose sévère, les symptômes ne se limitent pas à une simple courbure du rachis. La personne qui en souffre peut en outre non seulement souffrir du dos, mais aussi avoir des difficultés respiratoires, car l'inclinaison de la colonne comprime la cage thoracique.

Causes Lorsqu'une courbure anormale est présente à la naissance, elle est généralement le fait d'un problème rare qui a abouti *in utero* à la fusion ou à la distorsion de certaines vertèbres du fœtus. La cyphose se développe parfois aussi à la puberté, en particulier chez les filles, lorsqu'une posture avachie étire les ligaments qui soutiennent le rachis (voir page 17). La maladie de Scheuermann, pathologie héréditaire à l'origine inconnue qui touche davantage les garçons que les filles, peut avoir le même effet. Même si une mauvaise posture n'est jamais neutre, lorsque la cyphose se développe à l'âge adulte, elle est généralement la conséquence d'une autre pathologie, comme l'ostéoporose (voir pages 68-71) – qui entraîne parfois une hyper-cyphose dorsale ou « bosse de la douairière » (voir encadré page ci-contre) –, l'arthrose (voir page 58-61), la poly-arthrite rhumatoïde (voir pages 62-65) ou la spondylarthrite ankylosante (voir pages 66-67). Il arrive également enfin qu'une affection des muscles et des tissus conjonctifs ou encore une tumeur (voir page 50) soit à l'origine d'une cyphose.

Prévention Il est fondamental de bien se tenir, en par-ticulier pendant l'enfance et l'adolescence, alors incitez vos enfants à corriger leur posture. Pour les adultes, la pratique de la technique Alexander (voir pages 188-191) ou de la méthode Pilates (voir pages 192-193) peut se révéler utile. Si vous pensez développer une cyphose, consultez votre médecin. S'il ne décèle aucune cause pathologique, les exercices ci-contre pourront peut-être vous aider.

Diagnostic Votre médecin vous demandera probablement de faire quelques mouvements pendant qu'il examinera votre colonne de côté. Il vous proposera peut-être aussi de passer une radio pour rechercher une éventuelle dégé-rescence vertébrale, et fera enfin peut-être quelques tests pour voir si votre cyphose affecte votre respiration.

Traitement Les enfants et adolescents atteints de la maladie de Scheuermann portent généralement un corset, qui limite moins leurs mouvements qu'on pourrait le pen-ser. Si cela reste inefficace, une intervention chirurgicale s'impose parfois pour fusionner certaines vertèbres (voir pages 210-213) et réduire la courbure. Dans d'autres cas, les jeunes se verront conseiller certaines activités physiques, alors que chez les adultes, on s'efforce de traiter la cause sous-jacente. Vous pouvez aussi opter pour des séances de kinésithérapie (voir pages 178-181), de gymnastique, ou encore consulter un ostéopathe (voir pages 182-183 ; voir aussi *Solutions*, page 176). Ce n'est vraiment qu'en dernier ressort que l'on se tourne vers la chirurgie.

Exercices conseillés pour soulager une cyphose ▸▸

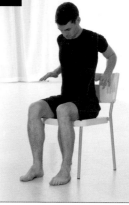

Prenez bien toutes les précautions exposées page 10 avant de vous lancer dans l'un ou l'autre de ces exercices.

Serrer les omoplates
Asseyez-vous sur un tabouret ou sur une chaise avec un dossier assez bas pour ne pas gêner votre mouvement. Baissez le menton vers la poitrine. Le dos droit, serrez les omoplates de façon à ramener vos coudes en arrière. Tenez la posture pendant 5 secondes avant de relâcher. Répétez l'exercice 10 fois.

L'avion
Pour cet exercice, munissez-vous de petits haltères (ou de bouteilles en plastique remplies d'eau). Pensez à garder le dos bien droit et à contracter vos abdominaux.

1 Asseyez-vous sur une chaise, saisissez vos poids et penchez-vous en regardant le sol. Laissez pendre les bras le long des jambes, paume des mains vers l'intérieur. Gardez la tête dans l'alignement de la colonne vertébrale.

2 Levez les bras en croix à hauteur des épaules, en serrant bien les omoplates. N'amenez surtout pas les bras plus haut que vos épaules. Abaissez les bras, puis recommencez l'exercice 10 fois.

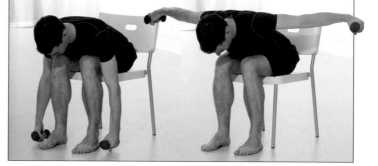

SCOLIOSE

Cette courbure se situe dans un autre plan que la cyphose. Vue de derrière, elle dévie en effet le rachis vers la droite ou vers la gauche. Dans une scoliose classique, la colonne finit par prendre la forme d'un C, voire d'un S.

La scoliose touche environ deux fois plus de filles que de garçons et peut apparaître à tout moment, de la petite enfance à l'adolescence.

Symptômes Outre la courbure rachidienne, et parfois une différence de hauteur au niveau des épaules ou des hanches, la scoliose ne s'accompagne généralement d'aucun symptôme. Il arrive toutefois que l'individu souffre du dos, et dans les cas extrêmes, que la courbure gêne l'ouverture de la cage thoracique, voire le muscle cardiaque, provoquant essoufflements et douleurs pectorales.

Causes Dans quelque 80 % des cas, l'origine reste inconnue (*scoliose idiopathique*), même si certaines familles y sont particulièrement sujettes. Toutefois, une « *scoliose apparente* » (la colonne est en fait droite alors qu'elle ne semble pas l'être) peut être provoquée par un déséquilibre musculaire dû à une mauvaise posture, une différence de longueur de jambes ou une hypertrophie des muscles d'un côté de la colonne (chez certains joueurs de tennis profes-

sionnels, par exemple). Une autre catégorie de scoliose, dite *fonctionnelle*, peut se développer en réaction à un stimulus douloureux, une hernie discale par exemple. Il arrive également qu'une forme sévère apparaisse à la suite d'un problème *in utero* lors de la formation des os rachidiens (*scoliose congénitale*).

L'arthrose (voir pages 58-61) et l'ostéoporose (voir pages 68-71) peuvent enfin provoquer une scoliose si les troubles qu'elles entraînent affectent principalement un côté de la colonne vertébrale.

Prévention Le seul cas de scoliose qui peut être évité est celui que peut provoquer un déséquilibre musculaire lui-même causé, puis aggravé, par une mauvaise posture (voir pages 148-151). Alors, tenez-vous bien ! Les exercices de la page ci-contre peuvent également être utiles.

Diagnostic Votre médecin examinera certainement votre dos nu, de façon à déceler une éventuelle asymétrie, pendant que vous vous pencherez en avant pour essayer de toucher vos orteils. Si vous êtes encore susceptible de grandir, il demandera peut-être une radio de votre colonne vertébrale et notera votre taille et votre poids dans le but de pouvoir repérer par la suite toute aggravation de la situation.

Traitement Pour traiter une scoliose fonctionnelle, il faut résoudre le problème qui est à l'origine du déséquilibre musculaire. On a alors généralement recours à la kinésithérapie (voir pages 178-181). Un jeune atteint de scoliose idiopathique se verra peut-être proposer un corset pour éviter que la courbure s'aggrave au fil de la croissance, alors que chez les adultes, cette solution ne présente pas vraiment d'intérêt. Dans un grand nombre de cas, la

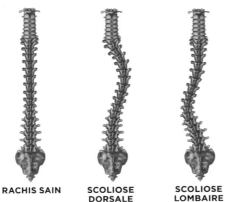

RACHIS SAIN **SCOLIOSE DORSALE** **SCOLIOSE LOMBAIRE**

TYPES DE SCOLIOSE
Lorsque la courbure anormale se situe au niveau du haut du dos, on parle de *scoliose thoracique* ou *dorsale*. Lorsqu'elle concerne essentiellement le bas du dos, on parle de *scoliose lombaire*.

scoliose idiopathique se corrige toute seule avec le temps, surtout si elle est apparue tôt. Une intervention chirurgicale peut être envisagée pour un jeune atteint d'une forme sévère, et à tout âge lorsque la scoliose s'accompagne de douleurs, de difficultés respiratoires ou de problèmes cardiaques. Selon la cause, cette intervention prendra la forme d'un réalignement de la colonne vertébrale suivi d'une fusion spinale (voir page 212), ou de l'ablation d'ostéophytes (excroissances osseuses des vertèbres) provoqués par de l'arthrose (voir pages 58-61).

Exercices pour soulager une scoliose provoquée par une mauvaise posture ▸▸

Prenez bien toutes les précautions exposées page 10 avant de vous lancer dans l'un ou l'autre de ces exercices.

Le crunch en diagonale (pour la région dorsale)

1 Allongez-vous sur le dos, les jambes fléchies à angle droit, les pieds à plat sur le sol. Posez la main droite sur le côté droit de votre poitrine et la main gauche sur votre hanche gauche.

2 Inspirez, puis, sur l'expiration, soulevez légèrement votre épaule droite en contractant les abdominaux de façon à rapprocher vos mains. Répétez l'exercice 5 fois, puis changez de côté. Inversez la position des mains et soulevez le côté gauche 5 fois.

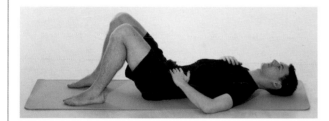
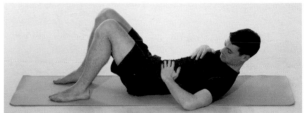

La torsion dynamique genoux fléchis (pour la région lombaire)

La position de départ est la même que pour le crunch en diagonale (ci-dessus), mais les bras sont allongés le long du corps et la paume des mains à plat sur le sol.

1 Croisez une jambe par-dessus l'autre, puis balancez lentement vos genoux d'un côté, puis de l'autre, en les approchant du sol tout en gardant le dos et le bassin en contact avec le tapis. Répétez l'exercice 10 fois.

2 Décroisez ensuite les jambes, puis refaites l'exercice les jambes croisées dans l'autre sens.

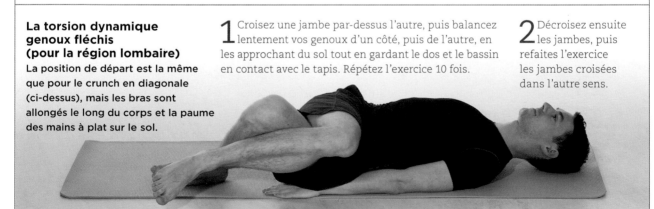

HYPERLORDOSE

Comme vous pouvez le constater en regardant le schéma d'une colonne vertébrale « normale » (voir page 14), le rachis est naturellement incurvé au niveau de la nuque et des lombaires. Chez certaines personnes toutefois, cette courbure naturelle est exagérée. C'est ce que l'on appelle l'hyperlordose. Au niveau des lombaires, cela se traduit par une cambrure exagérée, les fesses étant repoussées vers le haut et vers l'arrière. Au niveau de la nuque, la tête semble poussée vers l'avant.

Outre le problème esthétique, l'hyperlordose peut être douloureuse et limiter la mobilité. De plus, elle réduit la capacité de la colonne vertébrale à amortir les chocs, de sorte que le moindre incident peut endommager les muscles, les ligaments ou les vertèbres.

Causes Certes, le facteur familial n'est pas négligeable, et l'hyperlordose est parfois présente dès la naissance du fait de problèmes *in utero*. La plupart des cas résultent cependant d'une mauvaise posture (voir pages 148-151), à moins que cette affection soit provoquée par d'autres pathologies entraînant une dégénérescence de la colonne vertébrale, comme l'arthrose (voir pages 58-61) ou l'ostéoporose (voir pages 68-71). Une blessure au niveau de la nuque ou du dos peut enfin contribuer au développement d'une hyperlordose.

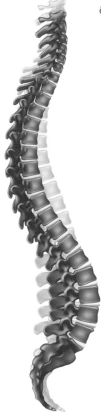

COURBURE DOUBLEMENT EXAGÉRÉE
Classiquement, une colonne atteinte d'hyperlordose présente une courbure plus prononcée au niveau cervical et au niveau lombaire.

HYPERLORDOSE

Symptômes Mise à part une posture saugrenue et peu esthétique, l'hyperlordose, qu'elle soit cervicale ou lombaire, ne se manifeste généralement par aucun autre symptôme qu'une légère limitation dans le mouvement et parfois un léger inconfort.

Dans de très rares cas, il peut arriver qu'une hyperlordose sévère exerce une pression sur les fibres nerveuses qui émergent de la moelle épinière, ce qui pose des problèmes au niveau de la racine des nerfs spinaux (voir pages 116-117).

Prévention Le meilleur moyen d'éviter une hyperlordose est de veiller à bien vous tenir à tout moment, et à rectifier votre posture sans cesse tout au long de la journée (voir pages 148-151). Avec l'âge, il convient en outre de prendre des mesures pour prévenir l'arthrose (voir pages 58-61) et l'ostéoporose (voir pages 68-71).

Diagnostic Un diagnostic d'hyperlordose posé sur la base d'observations sera confirmé par la radiographie. Votre médecin vérifiera aussi si l'amplitude de mouvement de votre rachis est limitée ou pas.

Traitement Une hyperlordose légère ne nécessite généralement aucun traitement. Toutefois, si cet état devient douloureux, vous pouvez prendre un antalgique. Les antidouleurs délivrés sans ordonnance comme l'ibuprofène suffisent en principe (voir aussi *Traitements médicamenteux*, pages 204-209).

Il se peut aussi que votre médecin vous prescrive des séances de kinésithérapie (voir pages 178-181) pour accroître votre amplitude de mouvement (vous trouverez des exemples de certains exercices dans cet ouvrage). Dans les cas les plus graves, peut-être vous suggérera-t-on de porter un corset.

Quoi qu'il en soit, c'est avant tout sur la correction de votre posture que vous devrez concentrer vos efforts, avec une vigilance de tous les instants.

Exercices conseillés pour soulager l'hyperlordose ▸▸

Prenez bien toutes les précautions exposées page 10 avant de vous lancer dans l'un ou l'autre de ces exercices.

La chaise

1 Choisissez une portion de mur dégagée avec un sol qui ne glisse pas. Adossez-vous au mur, les jambes écartées de la largeur des épaules, la tête, le haut du dos et le sacrum appuyés contre le mur.

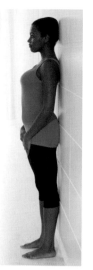

2 Éloignez vos pieds du mur de la longueur d'un pied et fléchissez légèrement les genoux.

3 Sur l'expiration, laissez-vous glisser contre le mur et descendez le plus possible, en appuyant bien le bas du dos contre le mur et en ne fléchissant pas les genoux à plus de 90°. Comptez jusqu'à 10, puis remontez sur l'inspiration en maintenant le bas du dos collé au mur. Répétez l'exercice 10 fois.

Les genoux contre la poitrine

1 Allongez-vous sur le dos, les genoux fléchis à angle droit, les mains croisées derrière la nuque. Appuyez bien le bas du dos contre le sol. Sur l'expiration, amenez un genou vers la poitrine.

2 Sur l'inspiration, ramenez lentement le pied au sol, en gardant bien le bas du dos plaqué au sol. Recommencez 5 fois, puis changez de genou. Terminez en ramenant 5 fois les deux genoux ensemble vers la poitrine.

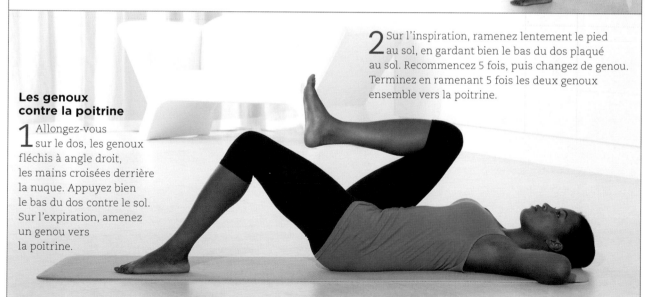

Arthrose

L'arthrose est une maladie dégénérative articulaire liée à l'âge et à l'usure des articulations. On estime à près de 5 millions le nombre de personnes souffrant d'arthrose symptomatique en France. On croit souvent, à tort, que l'on ne peut rien faire pour aider les patients à retrouver une certaine mobilité et à soulager leur douleur. Il existe en fait toute une gamme de traitements qui, dans bien des cas, peuvent améliorer leur qualité de vie.

Nous allons nous concentrer ici sur l'arthrose rachidienne. Sachez que les médecins parlent parfois de *spondylose cervicale* (voir pages 92-93) lorsque l'arthrose affecte les vertèbres de la nuque, et de *discopathie lombaire dégénérative* lorsqu'elle touche plutôt le bas du dos.

Symptômes Les symptômes de l'arthrose se développent le plus souvent lentement, sur un grand nombre d'années. Le premier d'entre eux est la douleur que provoque l'inflammation du cartilage articulaire due au frottement des os. Cette douleur s'intensifie généralement lorsque les articulations atteintes d'arthrose sont sollicitées. Elle peut également être aggravée par les déséquilibres musculaires liés aux efforts entrepris par le corps pour protéger les articulations.

Souvent néanmoins, l'arthrose est asymptomatique. En effet, si la radiographie révèle que la grande majorité des plus de 60 ans présente des signes d'arthrose, seulement une partie se plaint de douleurs.

Causes Il existe principalement deux types d'arthrose, primaire et secondaire, dont les origines sont différentes.

C'est l'âge qui est à l'origine de l'*arthrose primaire*, de loin la plus courante. En vieillissant en effet, la teneur en eau de vos disques intervertébraux diminue, ce qui les fait diminuer de volume et les rend rugueux. Parallèlement, la capsule fibreuse des facettes articulaires et leurs ligaments

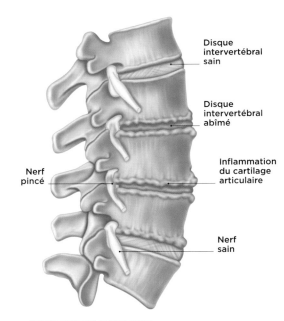

Disque intervertébral sain

Disque intervertébral abîmé

Inflammation du cartilage articulaire

Nerf pincé

Nerf sain

ARTHROSE RACHIDIENNE
La diminution de la teneur en eau des disques intervertébraux réduit l'espace entre deux vertèbres, qui finissent par frotter l'une contre l'autre, ce qui génère douleur et inflammation.

s'épaississent et se resserrent. Tout ceci a pour conséquence de réduire l'espace entre les vertèbres, en particulier les vertèbres cervicales et les vertèbres lombaires. Le surpoids est par ailleurs un facteur aggravant, parce qu'il augmente la pression qui s'exerce sur les vertèbres. Les éléments osseux finissent par frotter les uns contre les autres, provoquant douleurs et inflammation des articulations intervertébrales. Il arrive alors fréquemment que des excroissances osseuses se forment à la marge de ces articulations, sans doute pour les protéger. Ces ostéophytes ou « becs de perroquet » ne sont pas forcément symptomatiques. Toutes ces évolutions dégénératives peuvent enfin se répercuter sur les nerfs rachidiens, par exemple en les pinçant.

Si l'*arthrose secondaire* suit le même processus, elle n'est en revanche pas due à l'âge. Il existe une multitude de causes secondaires : traumatisme articulaire, facteur génétique affectant le cartilage, diabète, déséquilibre musculaire au niveau du dos ou du bassin ou toute condition provoquant une inflammation des articulations.

Prévention Vous ne pouvez pas faire grand-chose pour lutter contre l'arthrose liée à des années d'utilisation de vos articulations. De plus, l'un des facteurs de risque consistant à faire de l'exercice en portant du poids est recommandé pour prévenir un autre problème de dos, l'ostéoporose (voir pages 68-71). Le tout est donc de trouver l'équilibre.

Pour prévenir l'arthrose, l'idéal est de garder la ligne (voir pages 158-161) et de faire travailler ses articulations en douceur sans porter de poids. La natation par exemple est idéale.

Diagnostic Votre médecin sera généralement en mesure de poser un diagnostic sur la base des symptômes que vous lui décrirez, de vos antécédents médicaux et d'un examen de vos articulations. Il vous prescrira néanmoins peut-être une radio pour confirmer le diagnostic et pour mesurer l'ampleur du problème.

Les facteurs de risque ▸▸

Certains individus ont la chance de vieillir sans souffrir d'arthrose. Ainsi, même si le risque augmente avec l'âge, vous ne serez pas forcément touché ! Voici les principaux facteurs de risque :

- Vous êtes une femme : elles sont trois fois plus sujettes à l'arthrose primaire que les hommes.
- Vous avez des antécédents familiaux.
- Vous êtes en surpoids, même si vous n'avez que 4 ou 5 kg à perdre.
- Vous avez subi un traumatisme ou êtes né avec une malformation qui a sollicité anormalement une articulation.
- Vous ne faites pas beaucoup d'exercice, de sorte que votre mobilité articulaire n'est plus optimale.
- Vous êtes atteint d'une pathologie susceptible de provoquer la dégénérescence du cartilage, comme le diabète ou la goutte.
- Vous êtes usé, sans doute du fait de la pénibilité de votre travail qui nécessitait de porter du poids.

GARDEZ LA LIGNE !
Savez-vous que vous pouvez réduire le risque d'arthrose en surveillant votre poids et en réagissant rapidement si vous avez quelques kilos à perdre ?

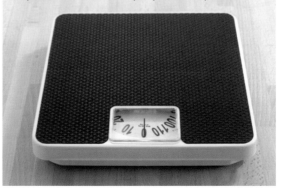

Traitement Les antalgiques délivrés sans ordonnance, le paracétamol notamment, sont les médicaments les plus couramment employés. S'ils ne sont pas efficaces, un médecin vous prescrira peut-être des anti-inflammatoires non stéroïdiens (AINS), plus forts (voir aussi *Traitements médicamenteux*, pages 204-209). Cependant, la meilleure façon de soulager l'arthrose consiste à faire des séances de kinésithérapie (voir pages 178-181) et à modifier votre mode de vie. Il a en effet été prouvé qu'un programme de kinésithérapie établi sur mesure pouvait réduire la douleur et augmenter la mobilité de façon significative. Cela dit, vous pouvez être tout aussi efficace en changeant vos habitudes, notamment en perdant du poids et en faisant davantage d'exercice. Veillez seulement à ne pas forcer : la natation

Exercice physique et arthrose ▸▸

L'exercice physique, qui contribue à entretenir la mobilité articulaire, est l'un des piliers du traitement de l'arthrose. Il est néanmoins essentiel de faire les bons mouvements correctement, sinon vous risqueriez d'aggraver la situation.

Comment savoir quels exercices me sont bénéfiques ? Si vous avez de l'arthrose cervicale, vous pouvez par exemple vous asseoir pour stabiliser votre buste, puis regarder alternativement par-dessus une épaule, puis l'autre (voir page 97). Si vous souffrez d'arthrose lombaire, des bascules du bassin (voir page 134) vous soulageront peut-être. Tout dépend

quelles articulations sont atteintes et dans quelle mesure. L'idéal est donc de demander conseil à votre médecin ou à votre kiné (voir pages 178-181). Ils vous aideront à mettre au point un programme parfaitement adapté à vos propres besoins.

Deux règles d'or Écoutez les spécialistes : si vous êtes atteint d'arthrose et voulez faire une activité physique, deux principes sont incontournables. Premièrement, commencez en douceur et augmentez graduellement l'intensité et la fréquence de l'exercice. Secondement, ne forcez jamais et cessez dès que vous avez mal.

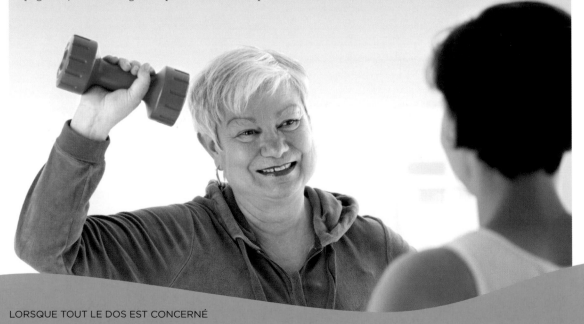

Pas d'excuses! ▸▸

L'analyse du squelette de momies retrouvées dans les tombeaux des pharaons de l'Égypte ancienne a révélé que nombre d'entre eux souffraient d'arthrose invalidante, et ce parfois dès l'âge de 45 ans! Ceci s'explique peut-être par la consanguinité et l'origine probablement génétique de cette pathologie.

Parmi ces pharaons perclus d'arthrose, Ramsès II a régné pendant plus de 66 ans sur l'Égypte. Il a sans doute commencé à en souffrir dès la cinquantaine, mais cela ne semble pas l'avoir trop freiné dans son élan : cet homme a remporté un grand nombre de victoires avec son armée de 100 000 hommes, il a fondé des cités, érigé de splendides tombeaux et monuments, et aurait eu plus de 90 enfants et vécu jusqu'à 96 ans!

La griffe du diable ▸▸

Faut-il se méfier de la griffe du diable? Absolument pas! D'autant que ces griffes sont simplement de petits crochets qui recouvrent le fruit de cette plante d'Afrique australe.

Plusieurs études ont en effet montré que des compléments alimentaires dérivés de la racine d'*Harpagophytum*, le nom savant de la griffe du diable, étaient aussi efficaces que bien des médicaments classiques pour soulager la douleur et diminuer les symptômes chez les personnes qui souffrent d'arthrose, y compris au niveau lombaire ou cervical. Et, la cerise sur le gâteau, elle a moins d'effets secondaires!

Prudence toutefois Avant d'essayer, parlez-en à votre médecin, car l'*Harpagophytum* pourrait interagir avec d'autres traitements (les anticoagulants notamment) ou ne pas vous convenir si vous présentez une autre pathologie. De plus, son innocuité à long terme n'est pas connue. Et enfin, pas d'*Harpagophytum* en cas de grossesse ou d'allaitement.

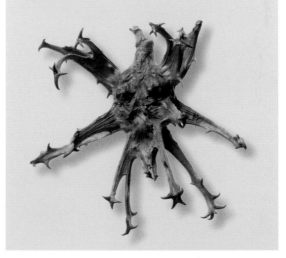

et l'aquagym sont par exemple deux activités idéales. La pratique du yoga (voir pages 196-197) avec un instructeur qualifié peut également être bénéfique. Certains patients enfin ont été soulagés par des séances d'acupuncture (voir pages 198-199).

La question de savoir si les produits à base de glucosamine ou de sulfate de chondroïtine, deux composants du cartilage, sont efficaces n'est pas encore tranchée. Si des études penchent pour une certaine utilité, la plupart des médecins ne sont pas convaincus.

En dernier ressort, selon le type d'articulation concernée et son état, on peut éventuellement envisager une intervention chirurgicale (voir pages 210-213). Cette solution ne convient cependant pas à tous en raison des risques non négligeables associés à toute opération de la colonne vertébrale. Avant de prendre une décision, examinez soigneusement toutes les solutions avec l'équipe médicale qui vous suit.

Polyarthrite rhumatoïde

La polyarthrite rhumatoïde (PR) est un rhumatisme susceptible d'attaquer les articulations et les organes de tout le corps. C'est une maladie auto-immune grave, évolutive et durable, mais souvent asymptomatique pendant certaines périodes. Fort heureusement, les progrès de la médecine permettent de prolonger ces phases de rémission et de ralentir la progression de la maladie.

On estime entre 300 000 et 500 000 le nombre de personnes atteintes de polyarthrite rhumatoïde en France, dont trois fois plus de femmes que d'hommes. Cette pathologie peut survenir à tout âge, mais elle est généralement diagnostiquée entre 40 et 60 ans.

Le coût total de la polyarthrite rhumatoïde à l'échelle de la société française est estimé entre 2,5 et 6 milliards d'euros. Il n'est donc pas surprenant que cette pathologie fasse l'objet de nombreuses études aux résultats prometteurs.

Symptômes La polyarthrite rhumatoïde est une inflammation des articulations lubrifiées par du liquide synovial, ce qui représente un grand nombre d'articulations du corps humain, dont les facettes articulaires des vertèbres (voir pages 16-17). Ce processus inflammatoire réduit la mobilité et endommage les os et le cartilage. Au niveau du rachis, ce sont les vertèbres cervicales qui sont les plus couramment touchées.

Les symptômes de la polyarthrite rhumatoïde ne sont pas permanents, il leur arrive souvent de disparaître pendant des mois, voire des années, ce qui rend un diagnostic précoce difficile. Les mains et les poignets sont souvent les premiers touchés, de sorte qu'ils finissent parfois par présenter de grosses déformations.

La maladie se porte fréquemment sur les vertèbres cervicales, entraînant des douleurs à la base de la nuque. En effet, les vertèbres cervicales devenant peu à peu incapables

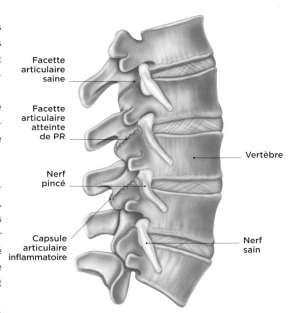

Facette articulaire saine

Facette articulaire atteinte de PR

Nerf pincé

Capsule articulaire inflammatoire

Vertèbre

Nerf sain

ARTICULATIONS EN PITEUX ÉTAT
La polyarthrite rhumatoïde se caractérise par des douleurs et un gonflement au niveau des articulations synoviales du corps, dont celles de la colonne vertébrale.

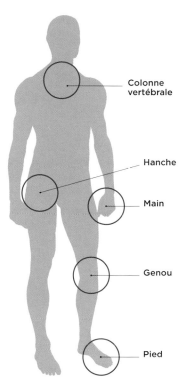

LE DOS N'EST PAS LE SEUL À POUVOIR ÊTRE TOUCHÉ
Le processus de la polyarthrite rhumatoïde peut se manifester dans de nombreuses parties du corps, depuis les minuscules articulations des doigts et des orteils jusqu'aux grosses articulations des hanches et des genoux qui portent beaucoup de poids. La nuque est l'une des zones les plus fréquemment touchées.

Colonne vertébrale

Hanche

Main

Genou

Pied

de supporter le poids du crâne, elles commencent à s'affaisser et à glisser, ce qui a tendance à comprimer la moelle épinière à la base du crâne.

Une compression en un autre point de la colonne vertébrale n'est pas forcément sensible ni visible tant que la démarche n'est pas modifiée. Il arrive aussi que l'individu se sente faible ou qu'il ait du mal à garder l'équilibre. Lorsque la pathologie est active, il ressent une certaine raideur dans les muscles et les articulations, souvent associée à de la fatigue, de la fièvre et une perte d'appétit.

La polyarthrite rhumatoïde peut aussi se porter sur d'autres organes, comme les poumons, les reins, le cœur, le foie (syndrome de Felty) et les yeux (syndrome de Sjögren), qui présentent alors des manifestations de sécheresse et d'inflammation.

Les compléments alimentaires ▸▸

On recommande souvent des compléments alimentaires pour combattre la polyarthrite rhumatoïde, mais leur efficacité n'a pas été prouvée. Prenons l'exemple fréquemment cité des huiles de poisson riches en oméga-3. Si elles ont des propriétés anti-inflammatoires avérées en laboratoire, rien ne prouve qu'elles aient le même effet *in vivo*. Il en va de même pour les composants du cartilage comme la glucosamine et le sulfate de chondroïtine.

Que faut-il manger? Si l'on n'a pas encore pu prouver que ces compléments alimentaires ralentissaient la progression de la maladie, il se peut toutefois qu'ils en diminuent les symptômes. Certains nutriments améliorent de toute façon l'état général. Il peut être utile d'augmenter votre consommation d'aliments riches en antioxydants (pommes, abricots, haricots, fruits rouges, brocolis, carottes, poireaux, oignons et céréales complètes), qui luttent contre l'action des substances inflammatoires comme les radicaux libres. Mangez aussi beaucoup de poissons gras (saumon, hareng, sardine) à forte teneur en oméga-3. N'oubliez pas les aliments riches en bêta-carotènes, dont les carottes et les abricots (encore eux!), les bettes, le paprika, le potiron et les patates douces, car les personnes atteintes de polyarthrite rhumatoïde peuvent être carencées. Dans tous les cas, consultez votre médecin avant de prendre un complément alimentaire ou de modifier votre alimentation.

MISEZ SUR LE POISSON!
Les poissons gras comme la sardine sont une excellente source d'oméga-3, des acides gras à l'action anti-inflammatoire supposée.

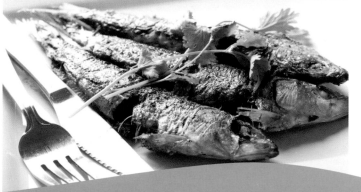

Causes Personne ne connaît précisément les causes de la polyarthrite rhumatoïde, si ce n'est que des antécédents familiaux y prédisposent, et que la cigarette, le stress et l'obésité sont des facteurs de risque. Par ailleurs, une carence en vitamine D et des taux d'œstrogène ou d'antioxydants peu élevés semblent jouer un rôle, même si on ne sait pas trop dans quelle mesure.

Il s'agirait d'une réaction auto-immune déclenchée par une infection virale ou bactérienne, et favorisée par la présence d'un ou plusieurs facteurs de risque.

Prévention Vous pouvez réduire la probabilité de développer une polyarthrite rhumatoïde, voire réduire l'importance de ses symptômes, en limitant les facteurs de risque :

■ Ne pas fumer.
■ Vous assurer que vous n'êtes pas carencé en vitamine D ni

en antioxydants, à la fois par le biais de votre alimentation et d'une exposition régulière au soleil.

Si l'on vous a déjà diagnostiqué une polyarthrite rhumatoïde, vous pouvez ralentir son évolution ou prolonger une phase de rémission. Pour ce faire, suivez les conseils précédents, mais vous devez aussi :

■ Faire de l'exercice pour entretenir, voire améliorer, votre mobilité.
■ Si vous êtes en surpoids, ou à plus forte raison obèse, perdre du poids pour éviter de solliciter excessivement vos articulations (voir *Allégez-vous*, pages 158-161).
■ Envisager de modifier votre alimentation (voir *Les compléments alimentaires*, page 63).

Diagnostic Si en examinant vos articulations, un médecin les trouve gonflées, déformées ou bien douloureuses, il pensera certainement à la polyarthrite rhumatoïde. De même, la raideur, en particulier le matin, et la perte de mobilité sont des indicateurs assez clairs de cette pathologie. Le nombre d'articulations concernées, petites et grosses, est un autre élément important du diagnostic. Votre médecin vous prescrira peut-être une analyse de sang. En effet, on trouve dans le sang d'environ 80 % des personnes atteintes de polyarthrite rhumatoïde un anticorps d'un type particulier, le facteur rhumatoïde. Cela dit, cet anticorps est également présent dans le sang d'individus qui ne sont pas atteints.

Traitement Pour réduire le risque de voir vos articulations endommagées de façon irréversible, il est essentiel de poser le diagnostic et de démarrer le traitement le plus tôt possible.

Les douleurs peuvent être soulagées par la prise de médicaments (voir pages 204-209) comme le paracétamol ou les anti-inflammatoires non stéroïdiens (AINS). Un kinésithérapeute pourra par ailleurs vous concocter un programme personnalisé pour vous aider à conserver une certaine mobilité articulaire et accroître votre force musculaire (voir

Un traitement en or ? ▶▶

Bien qu'utilisés pour leurs vertus médicinales depuis plus de 200 ans, les sels d'or (un groupe de DMARD) étaient tombés en désuétude dans les années 1980 pour le traitement de fond de la polyarthrite rhumatoïde. Or, en 1997, un projet de recherche entrepris par l'institut Cochrane a mis en évidence l'efficacité d'injections d'or pour réduire l'inflammation des articulations et ralentir la progression de la maladie chez les patients capables de supporter la fréquence hebdomadaire des injections en début de traitement et leurs effets secondaires (irritation gastro-intestinale notamment).

Malheureusement, la majeure partie de l'or administré est éliminée très rapidement. De plus, le traitement met de 3 à 6 mois à faire effet et n'est pas forcément efficace. Enfin, 30 % des patients l'interrompent en raison des effets secondaires, dont un effet indésirable assez rare : sous l'effet de l'or, la peau prend parfois une teinte bleuâtre. Mais demandez à votre médecin, peut-être que dans votre propre cas, l'or vaut de l'or !

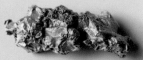

Les femmes, population à risque ▸▸

Le nombre de personnes des deux sexes atteintes de polyarthrite rhumatoïde a diminué pendant plus de 40 ans, jusqu'à 1995 environ, puis il s'est mis à progresser de 2,5 % par an pendant la décennie qui a suivi, mais seulement chez les femmes.

Personne ne sait précisément pourquoi, mais plusieurs hypothèses ont été émises. En premier lieu, le tabagisme féminin a moins diminué que son homologue masculin, et fumer est un facteur de risque de la polyarthrite rhumatoïde. Deuxièmement, les femmes sont plus sujettes que les hommes aux carences en vitamine D, également associées à la maladie. Enfin, il semblerait que les contraceptifs oraux d'aujourd'hui, plus faiblement dosés en œstrogène, protègent moins que la pilule plus forte d'autrefois.

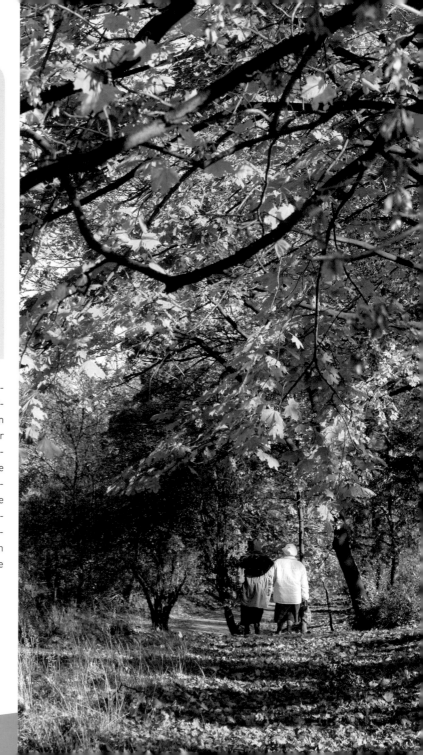

LA VIE CONTINUE
Les traitements de la polyarthrite rhumatoïde conçus pour entretenir la mobilité permettent souvent aux patients de rester actifs.

pages 178-181). Les massages (voir pages 186-187), l'acupuncture (voir pages 198-199) et la TENS (voir pages 202-203) peuvent aussi soulager. Vous pouvez consulter un ergothérapeute qui vous aidera à trouver des solutions pour faciliter les tâches ménagères et prolonger votre vie professionnelle. La chirurgie (voir pages 210-213) enfin peut être envisagée pour améliorer la mobilité. Les principaux traitements de fond utilisés pour le traitement de la polyarthrite rhumatoïde proprement dite sont les ARAL (*antirhumatismaux à action lente*), dont il a été prouvé qu'ils prolongeaient les périodes de rémission et freinaient l'évolution de la maladie. Les médecins y ont désormais recours dès le stade précoce de la polyarthrite rhumatoïde, en dépit de leurs éventuels effets secondaires. Parmi les autres traitements, citons enfin les inhibiteurs du TNF (voir page 208).

Spondylarthrite ankylosante

Parfois surnommée la «colonne de bambou», la spondylarthrite ankylosante (SPA) est une maladie auto-immune. Cette inflammation chronique qui touche principalement la colonne vertébrale conduit progressivement les vertèbres à fusionner. Avec une prise en charge correcte, les patients peuvent néanmoins mener une vie à peu près normale.

Symptômes Cette pathologie qui touche davantage les hommes que les femmes se développe généralement entre 20 et 30 ans, même si dans 5 % des cas, elle apparaît dès l'enfance. Elle se porte d'abord sur les vertèbres lombaires et se traduit par un mal de dos et une raideur plus marquée le matin. Ces symptômes qui peuvent s'étendre depuis le haut du bassin jusqu'à la nuque s'accompagnent souvent d'une fatigue générale et de suées nocturnes, voire d'un gonflement des autres articulations. Dans certains cas, l'inflammation touche aussi la plante des pieds et le tendon d'Achille. Les yeux, la peau, le cœur et les reins sont plus rarement atteints.

Les symptômes initiaux ne sont pas forcément permanents et leur intensité varie. Au fil du temps cependant, les crises successives peuvent entraîner la fusion progressive des vertèbres des zones concernées. En l'absence de traitement, cette fusion vertébrale réduira la mobilité et entraîner une posture voûtée caractéristique. Cette déformation de la colonne peut entraîner une gêne respiratoire et même des lésions pulmonaires.

La colonne se fragilise et devient sujette aux fractures, en particulier dans la partie inférieure de la nuque, même dans le cas d'une chute a priori anodine. Dans ce cas, toute douleur dans le cou ou modification de la position de la tête doit être traitée comme une urgence médicale.

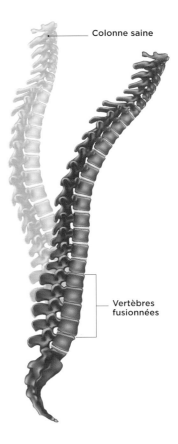

Colonne saine

COLONNE DÉFORMÉE
L'inflammation chronique que produit la spondylarthrite ankylosante ossifie les ligaments, ce qui se traduit par la fusion des vertèbres lombaires et une courbure accentuée vers l'avant.

Vertèbres fusionnées

Causes La spondylarthrite ankylosante est une pathologie congénitale qui touche environ 1 personne sur 100. Le patrimoine génétique ne serait cependant pas seul en cause, puisque sur les 7 % de la population qui est porteuse des gènes impliqués, seule une petite partie développe la maladie.

Aujourd'hui encore, les causes de la spondylarthrite ankylosante comme le processus selon lequel elle se développe et provoque l'inflammation, puis la fusion des vertèbres, ne sont pas parfaitement maîtrisés. Les recherches en cours devraient permettre une meilleure compréhension du phénomène, et donc une meilleure prise en charge des malades.

Prévention Il n'y a malheureusement aucun moyen de se prémunir contre cette maladie. Si vous avez des antécédents familiaux, soyez attentifs aux éventuels symptômes, et si vous pensez être atteint, faites poser le diagnostic le plus tôt possible pour tenter d'éviter une atteinte structurelle de la colonne.

Diagnostic La complexité et le caractère intermittent de l'émergence des symptômes de la spondylarthrite ankylosante peuvent retarder le diagnostic, mais avec le temps, un bon médecin sera en mesure de recouper les informations. Il confirmera le diagnostic en vous faisant faire des radios, une analyse de sang pour identifier les marqueurs génétiques et éventuellement une IRM.

Traitement S'il existe des médicaments qui agissent sur le système immunitaire, la plupart d'entre eux présentent malheureusement de graves effets secondaires. Vous pouvez essayer de soulager la douleur et l'inflammation avec de l'aspirine ou des anti-inflammatoires non stéroïdiens (AINS), mais ils ne sont pas toujours efficaces. Si c'est le cas, essayez les antirhumatismaux comme le méthotrexate ou la sulfasalazine, bien qu'aucun des deux ne réduise une inflammation rachidienne. Un nouveau groupe de médicaments, les inhibiteurs du TNF (facteur de nécrose tumorale), est souvent efficace, tout comme les injections de cortisone (voir aussi *Traitements médicamenteux*, pages 204-209).

Outre les médicaments, les séances de kinésithérapie (voir pages 178-181) constituent le second pilier du traitement. Votre kiné vous concoctera un programme personnalisé, axé sur l'amélioration de votre posture et le renforcement de vos muscles dorsaux, en fonction de l'évolution de votre maladie. Il mettra généralement l'accent sur les exercices respiratoires et l'assouplissement de la colonne. Il est essentiel d'effectuer

Tout est possible ! ⏩

Qui a dit que la spondylarthrite ankylosante était incompatible avec le sport de compétition ? L'exemple du golfeur gallois Ian Woosnam prouve bien le contraire. Diagnostiqué en 1987, il a gagné le Masters, un titre du grand Chelem, à l'Augusta National Golf Club en 1991, tandis qu'il restait numéro 1 mondial de cette discipline pendant 50 semaines cette année-là.

En 2006, il fut capitaine de l'équipe européenne qui a remporté la Ryder Cup en Irlande. Aujourd'hui, bien qu'âgé de plus de 50 ans, il continue à jouer dans le circuit européen senior.

avec régularité ce travail de rééducation pour réduire la déformation de la colonne et garder une certaine mobilité, afin de profiter encore d'un grand nombre d'activités physiques.

Modifiez éventuellement vos habitudes, aussi bien à la maison qu'au travail. Dormez sur un lit ferme, à plat, avec seulement un petit oreiller qui maintient la nuque dans une position correcte. Veillez par ailleurs à adopter une bonne posture (voir pages 148-151). Si du fait de votre activité professionnelle, vous passez vos journées assis, assurez-vous que votre bureau et votre siège sont à une hauteur qui vous permette de bien vous tenir (voir page 156). Les exercices proposés par la méthode Pilates (voir pages 188-191) et la technique Alexander (voir pages 192-193) peuvent également vous être utiles.

S'il est vital de rester mobile, évitez cependant toute activité qui implique de porter du poids, car cela solliciterait inutilement votre dos. Ne travaillez donc pas avec des haltères, et ne courez pas non plus sur un sol dur (sauf si votre médecin vous y autorise), car cela fatiguerait votre colonne. La natation et le yoga (voir pages 196-197) sont vivement recommandés.

Ostéoporose

Cette maladie se caractérise par la diminution de la masse osseuse et une baisse de la teneur en calcium et autres minéraux des os, qui se fragilisent, augmentant le risque de fracture, notamment par compression.

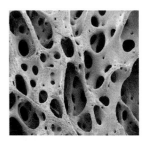

OS NORMAL

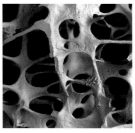

OS OSTÉOPOROTIQUE

On estime qu'en France, 4 femmes sur 10 (soit 2 ou 3 millions) et 1 homme sur 8 (environ 800 000 hommes) sont atteints d'ostéoporose à partir de 50 ans. Au-delà de 80 ans, 70 % des femmes sont ostéoporotiques.

Heureusement, grâce à la prévention, aux techniques de stabilisation et aux traitements, il est aujourd'hui possible de freiner ou même de stopper l'évolution de l'ostéoporose, voire d'inverser la tendance. Cette double page traite aussi de l'ostéopénie, un état précurseur de l'ostéoporose correspondant à une baisse de la densité osseuse de 11 % maximum, d'où un risque de fracture moins élevé.

Symptômes Si l'ostéoporose peut toucher la plupart des os, c'est au niveau de la colonne vertébrale, du bassin, des côtes et des poignets que les fractures sont le plus fréquentes. Il n'existe aucun signe avant-coureur, de sorte que le diagnostic est rarement posé avant une fracture. Le dépistage de l'ostéoporose asymptomatique doit répondre à des critères très précis. C'est pourquoi cette maladie est surtout révélée par des fractures (tassements) lors de chutes même petites. Au fil du temps, la multiplication de fractures vertébrales par compression peut entraîner des douleurs chroniques dans les lombaires, un tassement de la personne qui « rapetisse » et une courbure anormale du haut du dos qui donne naissance à la « bosse de la douairière » (voir page 52).

Causes L'os est un matériau vivant et dynamique qui se régénère continuellement. Par ailleurs, les échanges minéraux entre les os et le sang sont constants, le calcium osseux servant alternativement à maintenir une calcémie correcte et à reformer de la masse osseuse. Notre capital osseux est ainsi à son maximum vers l'âge de 25 à 30-35 ans, et nous perdons ensuite environ 0,4 % de densité osseuse par an. En résumé, on peut dire que l'ostéoporose apparaît lorsque l'organisme prélève davantage de calcium dans les os qu'il lui en restitue.

Prévention Pour prévenir ou ralentir la perte osseuse, veillez à avoir tout au long de votre vie une alimentation équilibrée, à faire assez d'exercice et à vous exposer suffisamment au soleil. Consommez donc des produits riches en calcium (produits laitiers, céréales et jus d'orange enrichis en calcium), mais aussi de la vitamine D (présente dans les produits laitiers, le lait étant généralement enrichi, et les poissons gras) qui aide l'organisme à fixer le calcium. Quoi qu'il en soit, sachez que la plupart des

GROS PLAN SUR L'OSTÉOPOROSE
Sur un os ostéoporotique, la proportion de masse osseuse dans la structure est nettement réduite. La densitométrie osseuse permet de déterminer précisément la densité de l'os selon une méthode utilisant les rayons X DEXA : l'absorptiométrie biphotonique à rayons X.

gens puisent l'essentiel de leur vitamine D dans leur peau, où elle est produite sous l'effet du rayonnement solaire. Même avec un régime adéquat, vous risquez donc d'être carencé si vous ne vous exposez pas au moins 15 minutes par jour pendant 6 mois de l'année. Voici les apports journaliers recommandés (AJR) en France :

- **Pour le calcium :** 0,6 g pour les enfants de 1 à 3 ans ; 0,7 g pour les enfants de 4 à 9 ans ; 0,9 g pour les enfants de 10 à 12 ans ; 1 g pour les adolescents ; 0,8 g pour un adulte ; 1 g pour une femme enceinte ; 1,2 g pour une femme allaitante et pour une femme après 60 ans.
- **Pour la vitamine D** (recommandations de l'ANSA, l'Agence nationale de sécurité alimentaire) : 10 μg pour les enfants de 1 à 3 ans ; 5 μg pour les enfants de 4 à 12 ans, pour les adolescents et les adultes ; 10 μg pour les personnes âgées ; 10 μg pour les femmes enceintes et allaitantes.

L'exercice physique est un autre élément essentiel pour stimuler la croissance osseuse. Sachez toutefois que pour limiter leur perte de densité, vous devez imposer à vos os une force équivalente à celle que génère le déplacement de votre corps, et qui s'oppose à la fois à la gravité et à la force des muscles qui travaillent. Pour fortifier vos os, vous devez exercer une force dont l'intensité dépend de leur densité actuelle, mais aussi d'éventuels facteurs de risque supplémentaires (antécédents familiaux, manque d'exercice physique, faible indice de masse corporelle).

Or, vous ne pouvez pas vraiment jouer sur la gravité, et à moins d'être réellement très mince, il est préférable que vous ne preniez pas de poids si vous voulez rester en bonne santé. De ce fait, la seule façon d'exercer une force d'intensité suffisante pour renforcer vos os est de pratiquer un exercice physique en portant du poids. Il vous suffit en effet de marcher ou de monter des escaliers des haltères à la main pour fabriquer de la masse osseuse. Les exercices de la méthode Pilates (voir pages 192-193) et de yoga (voir pages 196-197) peuvent aussi vous faire du bien. En

Pourquoi l'exercice physique renforce les os ▸▸

Si l'exercice physique, surtout lorsqu'il est pratiqué avec des poids, est efficace, c'est essentiellement grâce aux ostéoblastes, des cellules génératrices de masse osseuse qui se forment lorsque les muscles et les os auxquels elles sont reliées sont sous pression. Sous l'effet des ostéoblastes, les os s'adaptent à la pression et se densifient.

revanche, la natation et le cyclisme, qui se pratiquent sans porter de poids, ne vous seront pas d'un grand secours. Attention enfin : si vous souffrez d'une perte de densité osseuse, ne faites pas de relevés de buste, car ces exercices de renforcement de la sangle abdominale ont déjà provoqué des fractures chez des personnes atteintes d'ostéoporose.

La recherche a montré qu'il était préférable de faire un peu de gymnastique souvent, en variant les exercices, à raison de trois séances hebdomadaires de 20 minutes par exemple, plutôt qu'une très longue série de temps en temps. N'oubliez pas de pratiquer régulièrement, car la masse osseuse met du temps à se régénérer. Avec les exercices que nous vous proposons sur la double page suivante, votre densité osseuse pourra augmenter jusqu'à 4 % par an.

Les femmes et la ménopause : THS ou pas? ▸▸

À la ménopause, un traitement hormonal de substitution associant œstrogènes et progestérone améliorerait la densité osseuse. Cependant, du fait de ses effets secondaires graves (augmentation du risque d'infarctus, d'AVC et d'embolie, et lien avec certains cancers), le THS n'est plus conseillé sur le long terme. Il est utilisé sur de courtes périodes, notamment pour soulager les symptômes de la ménopause. Avant de prendre une décision à ce sujet, parlez-en à votre gynécologue.

Séance de gymnastique personnalisée Puisque les exercices susceptibles de renforcer votre masse osseuse sont étroitement liés à l'état de votre propre ossature, demandez à votre médecin de vous conseiller un kinésithérapeute qui vous établira un programme sur mesure.

Diagnostic C'est souvent un mal de dos ou une fracture survenue à la suite d'un incident mineur qui met la puce à l'oreille. Dans ce cas, votre médecin vous prescrira sans doute une densitométrie osseuse, examen médical non invasif qui décèlera une éventuelle perte osseuse. La méthode utilisée est souvent l'absorptiométrie biphotonique à rayons X. Le résultat obtenu est ensuite comparé à celui d'un jeune adulte du même sexe et du même groupe ethnique, la différence donnant le *T-score*. L'ostéoporose correspond à un T-score inférieur ou égal à -2,5, l'ostéopénie à un T-score compris entre -2,5 et -1. Cet examen est recommandé pour les groupes à risque, à savoir les personnes âgées de plus de 65 ans, les personnes à faible indice de masse corporelle, les personnes atteintes de polyarthrite rhumatoïde ou de toute autre maladie inflammatoire chronique, les personnes consommant peu de vitamine D ou de calcium et enfin les personnes n'ayant pas fait régulièrement de l'exercice pendant longtemps.

Traitement Plusieurs types de médicaments sont utilisés pour le traitement de l'ostéoporose, qui ont tous des effets secondaires (voir *Traitements médicamenteux*, pages 204-209).

- **Les agents antirésorption** ralentissent la perte de calcium osseux.
- **Les modulateurs sélectifs des récepteurs œstrogéniques (MSRE)** imitent l'action positive des œstrogènes sur la densité osseuse.
- **La calcitonine** évite la perte osseuse chez les femmes ménopausées ou atteintes d'ostéoporose.
- **La tériparatide et le dénosumab** sont prescrits sur de courtes périodes aux patients à haut risque de fractures multiples.

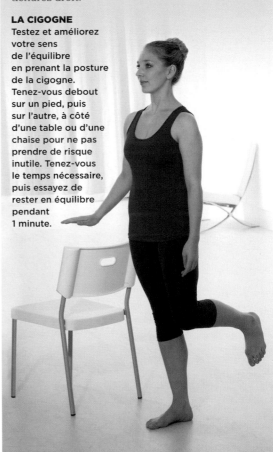

La voie de l'équilibre ⇥

Si vous êtes atteint d'ostéoporose, il est essentiel d'améliorer votre sens de l'équilibre, car cela va limiter le risque de chute et donc de fracture. Un conseil : marchez pieds nus dès que vous le pouvez. Plus vos pieds seront en contact avec le sol, plus vous aurez le sens de l'équilibre et plus vous vous tiendrez droit.

LA CIGOGNE
Testez et améliorez votre sens de l'équilibre en prenant la posture de la cigogne. Tenez-vous debout sur un pied, puis sur l'autre, à côté d'une table ou d'une chaise pour ne pas prendre de risque inutile. Tenez-vous le temps nécessaire, puis essayez de rester en équilibre pendant 1 minute.

Exercices pour renforcer la colonne vertébrale ▸▸

Prenez bien toutes les précautions exposées page 10 avant de tester ces exercices.

La flèche
Cet exercice renforce les muscles dorsaux en les faisant tirer sur les os de la colonne.

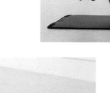

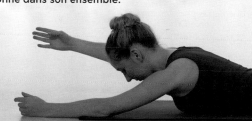

1 Allongez-vous à plat ventre, menton rentré pour bien étirer la nuque, bras le long du corps, paume des mains tournée vers le bas.

2 Soulevez la tête et les épaules en gardant la tête dans l'alignement de la colonne vertébrale. Tenez la posture 3 secondes, puis baissez. Répétez l'exercice 5 fois.

Étirement en diagonale des bras et des jambes
Mêmes effets que la flèche, mais fait en outre travailler la colonne dans son ensemble.

Allongez-vous comme pour la flèche, mais bras en avant, paumes des mains l'une vers l'autre. Soulevez et étirez un bras et la jambe opposée, sans cambrer, puis tenez la posture 30 secondes. Refaites ensuite l'exercice en étirant l'autre bras et l'autre jambe, puis répétez la séquence 5 fois.

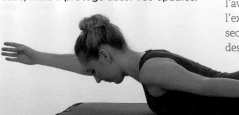

La nage
Cet exercice contribue non seulement à augmenter la densité osseuse, mais il protège aussi vos épaules.

Allongez-vous comme pour l'exercice précédent, puis soulevez une jambe en amenant le bras correspondant vers l'avant. Faites-lui décrire un arc de cercle, tout en amenant le bras opposé vers l'avant en décrivant le même arc de cercle dans l'autre sens. Répétez l'exercice 5 fois, puis abaissez la jambe, soulevez la seconde et recommencez 5 fois le mouvement des bras.

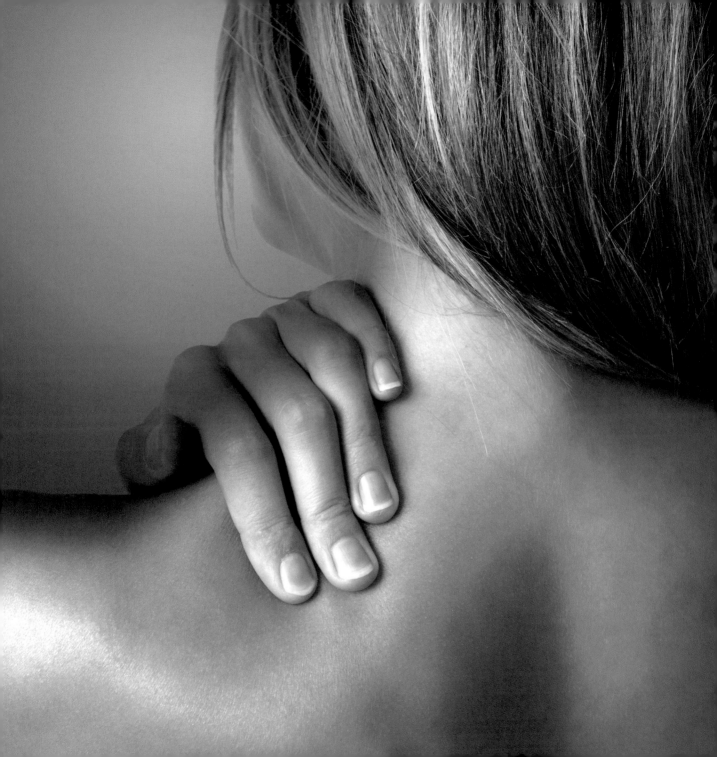

Chapitre 3

Cou et épaules

La colonne vertébrale, qui commence sous la base du crâne au niveau du cou, est étroitement liée aux structures qui constituent les épaules. De nombreux problèmes de dos, dont le fameux coup du lapin, les raideurs musculaires liées à une tension ou à une posture incorrecte, ainsi que des affections spécifiques telle la spondylose cervicale (arthrose des vertèbres cervicales), sont ressentis principalement dans la région du cou et des épaules. À la fin de ce chapitre, vous trouverez des exercices spécialement conçus pour vous aider à gérer les problèmes les plus courants.

Une région très sollicitée

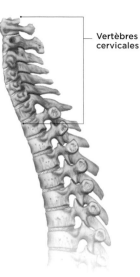

Vertèbres cervicales

Le haut du dos, le cou et les épaules sont très sollicités au quotidien. Des tâches courantes telles que porter un sac de provisions, se pencher au-dessus de l'évier ou rester assis à son bureau plusieurs heures d'affilée exercent une contrainte sur les muscles cervicaux. De plus, le cou doit supporter constamment le poids de la tête (entre 4,5 et 5,9 kg).

Interdépendance du cou et des épaules Le haut de la colonne vertébrale est une structure complexe, et le moindre problème dans une zone donnée ne tarde pas à se répercuter sur une autre. Par exemple, les muscles du cou se prolongent jusqu'à l'omoplate qui, elle-même, fait partie de la ceinture scapulaire. Toute blessure d'une partie de cet ensemble risque donc d'affecter un autre « maillon » de la chaîne.

Si vous souffrez d'une lésion à la coiffe des rotateurs de l'épaule – le groupe de muscles et de tendons qui maintient en place l'articulation scapulo-humérale –, vous allez probablement voûter les épaules pour protéger cette zone, et risquer de vous retrouver avec un torticolis. D'autant plus que les nerfs situés dans cette partie du corps sont étroitement interconnectés. Par conséquent, un problème de disque intervertébral ou de facette articulaire au niveau du rachis cervical peut entraîner une douleur dans l'épaule si les nerfs sont touchés.

Les vertèbres cervicales Le rachis cervical est constitué des sept vertèbres cervicales qui le rendent beaucoup plus mobile que les rachis dorsal et lombaire. Ceci permet une grande liberté de mouvement du cou et de la tête.

Les deux premières vertèbres, l'*atlas* et l'*axis*, ont la particularité distinctive d'assurer la rotation du cou dans de nombreuses directions – vous permettre de regarder sur le côté, par exemple. Cette rotation maximale est rendue possible par des ligaments spéciaux reliant les deux vertèbres.

COLONNE CERVICALE
Le rachis cervical comprend les sept premières vertèbres de la colonne vertébrale. Sa structure spécifique, différente de celle des rachis dorsal et lombaire, permet une plus grande liberté de mouvement.

Bien que le rachis cervical soit très flexible, il est exposé à des blessures à la suite de mouvements soudains tels que le coup du lapin (voir *Accidents et blessures*, page 29).

Une zone fragile Les vertèbres cervicales ne se contentent pas de supporter le poids de la tête : elles sont les seules à être percées d'orifices (*foramens transversaires*), permettant aux artères de transporter le sang jusqu'au cerveau, et d'un large trou vertébral pour laisser passer le canal rachidien qui abrite la moelle épinière. La plus grande prudence est donc recommandée pour toute manipulation dans cette région, qu'elle soit effectuée par un chiropraticien ou par un coiffeur qui vous lave les cheveux. Le risque d'attaque par interruption de l'apport sanguin dans une région du cerveau est toujours présent.

Les praticiens de thérapies manuelles, notamment les ostéopathes, les chiropraticiens et les kinésithérapeutes, reçoivent une formation leur permettant d'évaluer les patients à risque.

Quand appeler le médecin ? ▸▸

Rassurez-vous : les douleurs cervicales sont rarement très graves.
Mais il existe quelques symptômes qui doivent vous alerter. La Harvard Medical School vous conseille d'appeler le médecin sans tarder
si la douleur est insupportable ou si elle s'accompagne de l'un des
symptômes suivants :

Symptôme(s)	Cause possible
Fièvre, maux de tête et raideur de la nuque	Méningite
Douleur qui descend dans le bras, surtout si elle s'accompagne d'engourdissement, d'une sensation de faiblesse ou de fourmillement	Hernie discale au niveau cervical comprimant un nerf
Incontinence	Compression de la moelle épinière
Grosseur persistante au niveau du cou	Infection ou tumeur
Douleur ou oppression thoracique	Crise cardiaque ou inflammation du myocarde

Tensions et raideurs cervicales

Savoir que la plupart des problèmes cervicaux sont bénins est une maigre consolation quand vous ne pouvez pas bouger votre tête d'un pouce! Deux personnes sur trois seront sujettes à des douleurs cervicales au cours de leur vie. En général, les tensions et raideurs du cou, qu'elles soient musculaires, tendineuses ou ligamentaires, disparaissent en quelques jours ou en quelques semaines. Mais une consultation médicale s'impose parfois.

Symptômes Lorsque les tissus mous (ligaments, tendons et muscles) de votre cou sont lésés, la douleur n'est pas toujours là où on l'attend. Elle peut être localisée au milieu ou d'un seul côté du cou, s'étendre à l'épaule ou au thorax, irradier vers le milieu, l'arrière ou le côté de la tête, être ressentie derrière un œil, voire se diffuser jusqu'à l'oreille. Vous pouvez avoir une sensation de raideur ou de brûlure, une douleur irradiante, une contracture musculaire ou mal à la tête.

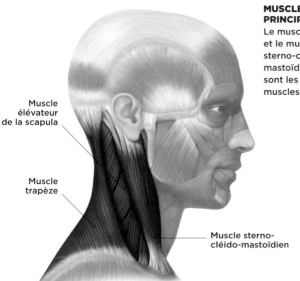

MUSCLES PRINCIPAUX
Le muscle trapèze et le muscle sterno-cléido-mastoïdien sont les grands muscles du cou.

Muscle élévateur de la scapula

Muscle trapèze

Muscle sterno-cléido-mastoïdien

Causes Si vous avez le cou fragile, un mouvement brusque en vous brossant les cheveux ou, plus grave, un traumatisme cervical de type coup du lapin (voir page 29) peuvent entraîner des lésions cervicales, notamment une atteinte de la facette articulaire d'une vertèbre cervicale (voir page 17). Les muscles environnants se contractent alors pour protéger cette zone et vous avez l'impression d'avoir le cou complètement bloqué. Les principaux muscles impliqués sont ceux des parties postérieure et latérales du cou (voir illustration ci-contre), mais les petits muscles intervertébraux peuvent aussi subir des contractures (voir *Structure musculaire,* pages 18-19). Tant que les muscles sont contractés, ils ne reçoivent pas assez d'oxygène, ce qui aggrave la douleur et la raideur.

Le vieillissement et la grossesse augmentent le risque de cervicalgie, les ligaments autour des vertèbres cervicales ayant tendance à se relâcher et à stabiliser le cou moins efficacement. Si votre activité professionnelle vous oblige à garder longtemps la tête dans la même position – ce qui est le cas si vous restez assis au volant, devant l'ordinateur ou à la caisse du supermarché –, vous courez aussi plus de risques de développer des problèmes cervicaux.

Selon l'Université du Maryland Medical Center, les tensions musculaires provoquées par des activités quotidiennes figurent parmi les causes les plus fréquentes de cervicalgies. Les principaux facteurs déclenchants sont les suivants :

■ Rester assis, la tête penchée sur son bureau pendant des heures.

- Adopter une mauvaise posture en regardant la télévision ou en lisant.
- Avoir un écran d'ordinateur trop haut ou trop bas.
- Dormir dans une position inconfortable.
- Tourner trop brusquement la tête en faisant de l'exercice.

Prévention Voici quelques conseils pour limiter les risques de douleurs cervicales.

À faire
- Accordez-vous des pauses fréquentes si vous parcourez de longs trajets en voiture ou travaillez des heures sur votre ordinateur.
- Ajustez votre poste de travail de manière à avoir l'écran de l'ordinateur bien en face de vous et à hauteur d'yeux.
- Étirez-vous fréquemment si vous travaillez assis à un bureau.

À ne pas faire
- Coincer le téléphone entre votre oreille et votre épaule. Si vous utilisez beaucoup le téléphone et devez garder les mains libres – notamment pour la saisie – procurez-vous un casque avec micro.
- Dormir sur le ventre. Dans cette position, vous exercez une pression sur votre cou.
- Dormir sur un oreiller trop ferme ou trop haut. Optez pour un oreiller anatomique, qui respecte la courbure naturelle du cou.

Traitement Lorsque nous souffrons du cou, nous protégeons instinctivement la région douloureuse en évitant le mouvement. En fait, cela risque d'aggraver le problème, car l'immobilité peut accroître la raideur et affaiblir les muscles du cou, les rendant ainsi plus fatigables et plus vulnérables.

Les antalgiques vendus sans ordonnance (voir pages 204-205) peuvent vous apporter un soulagement. L'application de glace ou de chaleur peut également vous être profitable (voir *Soignez-vous par vous-même*, pages 214-215). Demandez

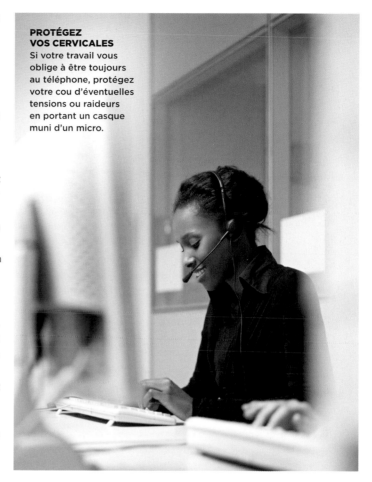

PROTÉGEZ VOS CERVICALES
Si votre travail vous oblige à être toujours au téléphone, protégez votre cou d'éventuelles tensions ou raideurs en portant un casque muni d'un micro.

à votre médecin si la kinésithérapie (voir pages 178-181), l'ostéopathie (voir pages 182-183) ou la chiropraxie (voir pages 184-185) pourraient vous aider. Si vous êtes sujet aux problèmes cervicaux, des techniques de rééducation posturale comme la technique Alexander (voir pages 188-189) ou le Pilates (voir pages 192-193) peuvent empêcher les récidives. Après avoir demandé un avis médical et si vous ne souffrez pas trop, testez les exercices proposés page 96.

Céphalées de tension

Il y a fort à parier que si vous avez un effroyable mal de tête, vous n'allez pas imaginer une seule seconde qu'il puisse trouver son origine dans les muscles de votre cou et de vos mâchoires! Et pourtant, soumis à un stress, ces muscles se contractent et engendrent ce qu'on appelle une céphalée de tension.

La localisation de la douleur dépend des muscles affectés. Si vous avez mal à la base du crâne, il s'agit certainement des muscles trapèzes (voir *Muscles principaux*, page 76). Si vous ressentez une pression dans les tempes, les coupables sont probablement les muscles de la mâchoire.

Les muscles du cou étant très proches les uns des autres et la douleur pouvant irradier, il n'est pas toujours facile de savoir précisément lequel est à l'origine de votre mal de tête. Seul un médecin pourra vous aider à localiser le problème par de légères pressions sur chacun des muscles.

Symptômes Les maux de tête liés à un stress ou à une tension – physique ou psychologique – génèrent habituellement une douleur sourde et non pulsative. Cette douleur n'est pas ressentie à un endroit spécifique, même si elle peut être plus intense au sommet du crâne, aux tempes ou dans la nuque. Vous avez parfois l'impression d'avoir la tête comme dans un étau.

Causes Des actions répétitives ou l'inaction prolongée peuvent être en cause. Toute activité durant laquelle vous gardez la tête dans une position donnée sans bouger et de façon prolongée peut déclencher une céphalée – travailler sur ordinateur ou sur un clavier, réaliser un travail manuel minutieux ou utiliser un microscope, par exemple. Dormir dans une chambre froide ou dans une position inconfortable pour le cou peut aussi vous donner mal à la tête. Les causes peuvent également être émotionnelles ou psychologiques, car nos muscles se contractent sous l'effet du stress, de la dépression, de la colère ou de l'anxiété.

Selon les National Institutes of Health, « la douleur peut se produire de façon isolée, constante ou quotidienne. Elle peut durer de 30 minutes à une semaine. Elle peut être déclenchée ou aggravée par le stress, la fatigue, le bruit ou un éblouissement. »

Diagnostic Consultez votre médecin si vous souffrez de maux de tête persistants, ne serait-ce que pour éliminer les causes les plus graves. Lui seul pourra diagnostiquer une céphalée de tension en vous écoutant décrire vos symptômes et en tâtant les muscles de votre tête et de votre cou.

Prévention Si vous connaissez l'origine de vos céphalées, vous pourrez prendre des mesures préventives. Tenez un « journal de vos maux de tête » où vous notez :

- Le jour et l'heure où votre mal de tête a commencé.
- Ce que vous avez mangé et bu au cours des 24 heures précédentes.
- L'heure du coucher, le temps de sommeil et l'heure du réveil.
- Ce qui s'est passé dans votre vie juste avant le début de votre mal de tête.
- La durée de votre mal de tête.
- Ce qui l'a fait disparaître.

Traitement Si vous avez mal à la tête chaque fois que vous êtes assis à votre bureau pendant trois heures, faites régulièrement de courtes pauses pour vous étirer et bouger. En règle générale, si vous devez rester assis à un endroit plusieurs heures d'affilée, pensez à vous lever, à vous étirer et à faire quelques pas de temps en temps.

Si vous pensez que vos céphalées sont dues à un stress psychologique entraînant des tensions musculaires dans le cou, essayez de limiter les facteurs de stress dans votre vie. Organisez vos journées différemment pour :

■ Prendre le temps de vous relaxer.
■ Dormir davantage.
■ Faire plus d'exercice physique.

Vous pourriez tester quelques techniques de relaxation pour vous aider à vous détendre (voir pages 162-163). Apprenez aussi à améliorer votre posture (voir pages 148-151). Selon la Mayo Clinic, une posture correcte peut empêcher la tension excessive des muscles de la tête et du cou en réduisant la sollicitation des tissus mous et des os.

Même si les antalgiques peuvent vous être utiles, prenez garde de ne pas en devenir dépendant, car des prises régulières, qui plus est à forte dose, notamment si ce sont des antidouleurs à base de caféine, provoquent parfois une recrudescence de vos céphalées à l'arrêt du traitement. Votre médecin peut vous proposer un myorelaxant. Et certains antidépresseurs pris à très faibles doses contribuent à prévenir la douleur.

Si vous souffrez de céphalées chroniques, associez à votre traitement médicamenteux des techniques de relaxation et de contrôle du stress, ou des thérapies complémentaires telles que l'acupuncture (voir pages 198-199) pour vous soulager plus efficacement. Enfin, essayez les exercices proposés à partir de la page 96 et la technique de relaxation en 5 minutes décrite à la page 162.

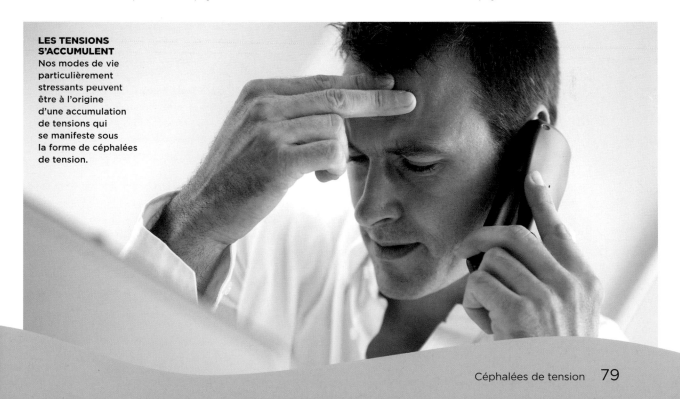

LES TENSIONS S'ACCUMULENT
Nos modes de vie particulièrement stressants peuvent être à l'origine d'une accumulation de tensions qui se manifeste sous la forme de céphalées de tension.

Torticolis

Sans doute avez-vous déjà été handicapé par un torticolis,
mot qui signifie littéralement « cou tordu ». C'est comme si quelqu'un
avait pris votre tête et lui avait imprimé un mouvement violent de torsion :
votre crâne est tourné d'un côté, votre menton de l'autre.

Symptômes Vous pouvez vous sentir très bien en allant vous coucher et vous réveiller le matin incapable de redresser la tête. Non seulement votre tête est tournée et inclinée, mais vous pouvez souffrir de céphalées, de tremblements de la tête ou de douleurs cervicales. Les muscles de votre cou sont raides et contractés, et l'une de vos épaules est parfois plus haute que l'autre. Appelez immédiatement le médecin si vous avez également des difficultés à respirer ou à déglutir ou si vous pensez avoir subi une lésion au cou.

Causes En général, il s'agit d'une lésion ou d'une irritation des tissus mous. Exposer ses muscles du cou au froid (notamment dormir dans une pièce avec des courants d'air), rester assis ou dormir dans une position inhabituelle avec plusieurs oreillers ou sans soutien approprié des vertèbres cervicales, adopter une mauvaise position devant l'ordinateur ou porter une charge lourde et mal répartie, constituent les facteurs déclenchants les plus courants.

Plus rarement, le torticolis peut être causé par une infection de la gorge ou des voies respiratoires supérieures à l'origine d'une inflammation provoquant la contraction des muscles cervicaux. Parfois, il est dû à une anomalie ou à une lésion des vertèbres cervicales.

Certains neuroleptiques (également appelés *tranquillisants majeurs*), parfois prescrits aux patients schizophrènes, et certaines drogues récréatives euphorisantes comme la kétamine, la cocaïne et les amphétamines peuvent provoquer une *dystonie aiguë*, terme médical qui désigne une incapacité à contrôler normalement ses muscles. Et cette dystonie peut produire à son tour un torticolis aigu.

Certaines familles sont sujettes au torticolis – ce qu'on appelle le torticolis spasmodique – et cette affection débute, en général, par des contractures musculaires qui apparaissent vers la cinquantaine. S'il n'est pas traité, le torticolis spasmodique peut devenir permanent.

Les nouveau-nés peuvent présenter un torticolis si leur tête était mal positionnée dans le ventre de leur mère, s'ils souffrent d'une lésion des muscles cervicaux ou si l'apport de sang jusqu'au cou est insuffisant.

Diagnostic Votre médecin va probablement pouvoir poser un diagnostic en tenant compte de vos antécédents médicaux et en vous examinant. Afin d'éliminer les causes les plus graves, il vous prescrira peut-être des examens complémentaires tels une radiographie ou un électromyogramme (qui enregistre l'activité électrique dans les muscles dans le but de tester leur fonctionnement).

Traitement En général, un torticolis passe en une journée ou deux, même si quelques symptômes perdurent après une semaine, voire plus. L'application de chaleur, ainsi que le massage et la manipulation (voir page 186), peut vous soulager. Vous pouvez aussi porter une minerve souple.

Même si cela vous semble impossible, essayez de conserver une mobilité du cou aussi normale que possible. Évitez de prendre le volant si vous êtes très limité dans vos mouvements de cou et donc dans votre champ visuel.

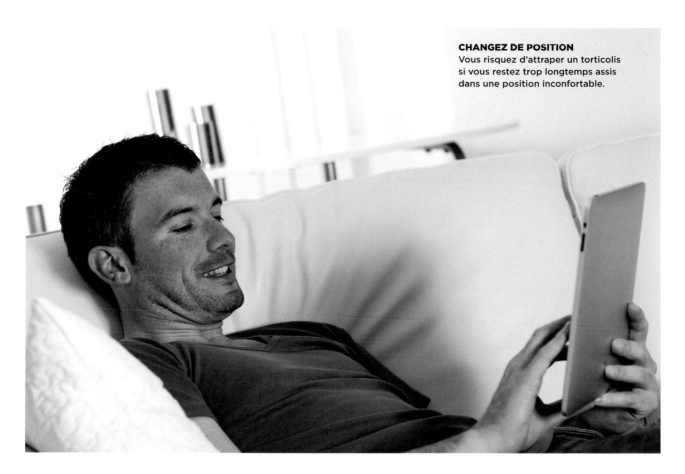

CHANGEZ DE POSITION
Vous risquez d'attraper un torticolis
si vous restez trop longtemps assis
dans une position inconfortable.

Reposez-vous si la douleur est intolérable, mais reprenez une activité dès que possible pour empêcher votre cou de se bloquer complètement. Toutes les deux ou trois heures, bougez doucement la tête dans toutes les directions en augmentant progressivement l'amplitude de vos mouvements. Ne craignez pas de vous faire mal : vous ne risquez rien (reportez-vous aux exercices proposés pages 98-101).

Des antalgiques comme l'acétaminophène ou des anti-inflammatoires non stéroïdiens peuvent vous soulager (voir pages 204-206). Mais votre médecin peut vous prescrire un médicament plus fort, par exemple un myorelaxant ou un antispasmodique anticholinergique par voie orale ou par injection. Selon les National Institutes of Health, des injections de Botox (toxine botulique) peuvent soulager temporairement le torticolis mais, en général, il faut les répéter tous les trois mois si le problème devient chronique. Dans de rares cas, le recours à la chirurgie se révèle nécessaire.

Chez les enfants nés avec un torticolis congénital, le traitement consiste à étirer leurs muscles du cou raccourcis et il offre de bons résultats s'il est commencé assez tôt.

Syndromes radiculaires cervicaux

Les nerfs qui partent de la moelle épinière, notamment au niveau du rachis cervical, sont bien protégés, mais pas invulnérables. L'inflammation de la racine nerveuse (l'endroit où un nerf rachidien émerge de la moelle épinière) peut provoquer de violentes douleurs dans le cou et les épaules, voire ailleurs. Les syndromes radiculaires dorsaux et lombaires sont traités aux pages 116-117.

Symptômes Généralement, une atteinte des racines rachidiennes qui émergent de la moelle épinière dans la région cervicale provoque – outre des douleurs cervicales – une douleur, un engourdissement ou un fourmillement dans les bras (brachialgie) ou le thorax. Si vous avez ces symptômes, contactez aussitôt votre médecin.

Causes Il peut avant tout s'agir d'une inflammation mineure et temporaire des tissus qui entourent un trou de conjugaison. C'est ce qu'on appelle communément avoir un nerf pincé ou coincé – en langage médical, souffrir d'une *radiculopathie cervicale*. Étant donné que les paires de nerfs rachidiens sortent de la moelle épinière par les trous de

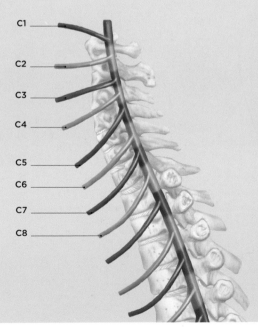

C1
C2
C3
C4
C5
C6
C7
C8

Les nerfs cervicaux ▸▸

Le corps humain comprend huit nerfs cervicaux qui transmettent des informations sensorielles telles que la douleur, la chaleur et le froid dans les deux sens, c'est-à-dire des muscles des bras et du thorax vers le cerveau et du cerveau vers les muscles.

Nerf	Zone qu'il contrôle
C1 et C2	Tête
C3 et C4	Diaphragme
C5	Muscles thoraciques dont les deltoïdes des épaules et les biceps des bras qui assurent la flexion et la rotation de l'avant-bras
C6	Muscles du poignet et biceps
C7	Triceps, ces gros muscles de la partie postérieure du bras qui commandent l'extension de l'avant-bras
C8	Mains

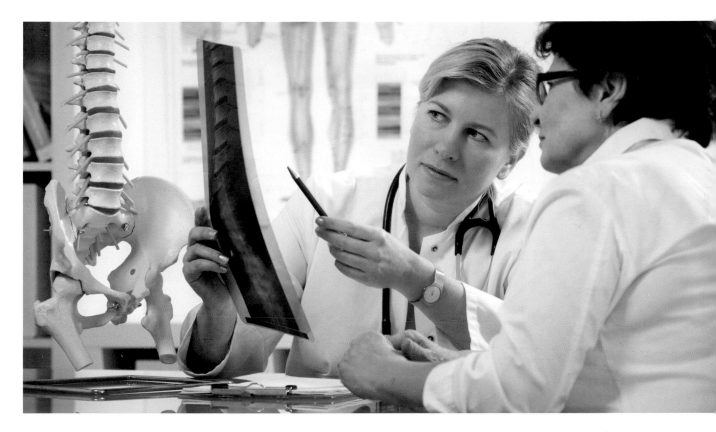

conjugaison, elles peuvent être facilement comprimées par des lésions à une facette articulaire ou à un disque intervertébral.

D'autres affections occasionnent la compression d'un nerf rachidien, dont la sténose du canal lombaire (voir page 116) et l'arthrose (voir pages 58-61), une affection qui accompagne souvent la sténose spinale et fait inévitablement partie du processus de vieillissement. Chez certaines personnes, des petits dépôts de sels de calcium (le minéral qui constitue l'os) se développent sur et autour des vertèbres. Lorsque ces excroissances osseuses, appelées *ostéophytes*, exercent une pression sur la moelle épinière et les racines nerveuses, la douleur devient souvent insoutenable. Mais le site Web de l'American Academy of Orthopaedic Surgeons précise : « Si des IRM étaient pratiquées sur toutes les personnes âgées de 50 ans et plus, près de la moitié révélerait des disques usés et des nerfs comprimés qui n'entraînent aucune douleur. On ignore pourquoi certains patients développent des symptômes et d'autres pas. »

DÉPISTER UN SYNDROME RADICULAIRE CERVICAL
Si vous présentez des symptômes d'atteinte radiculaire cervicale, votre médecin va vous faire passer une radiographie ou un scanner pour compléter son diagnostic.

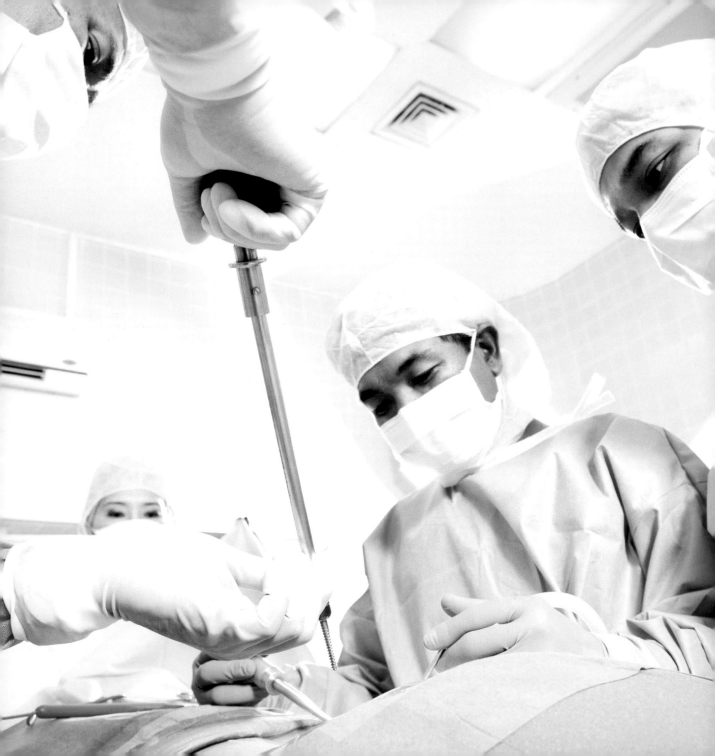

Prévention Il n'existe pas de mesures de prévention spécifiques aux atteintes des racines rachidiennes cervicales. Entretenez la souplesse et la tonicité de vos muscles cervicaux en pratiquant les exercices proposés à partir de la page 96 et suivez les conseils concernant la posture et la prévention des tensions au chapitre 5.

Diagnostic Votre médecin va vous interroger sur vos symptômes, évaluer votre mobilité cervicale et sans doute vous faire passer une radio, un scanner ou une IRM (voir *Le diagnostic du spécialiste*, pages 42-45).

Traitement La plupart des personnes souffrant d'une irritation d'une racine rachidienne à la suite d'une inflammation temporaire voient leur état s'améliorer sans traitement. Chez certains, la douleur disparaît en quelques jours ou semaines, tandis que d'autres souffrent plus longtemps. Il est préférable d'éviter les exercices trop vigoureux ou le port de charges lourdes si vous souffrez d'une névrite radiculaire. Et le port d'une minerve vous soulagera à court terme (voir *Soignez-vous par vous-même*, pages 214-215).

- **Médicaments** Si la douleur est le symptôme dominant, les antalgiques et les anti-inflammatoires non stéroïdiens sont souvent le seul traitement requis. Dans certains cas, des antidouleurs plus forts à base de codéine ou de tramadol sont nécessaires. Les myorelaxants à base de diazépam sont également efficaces chez certains patients. Autre solution : les corticostéroïdes administrés par voie orale ou par injection. Les infiltrations avec contrôle par imagerie médicale pour vérifier que l'aiguille est au contact de la zone à traiter sont destinées à inhiber l'influx nerveux dans la région affectée (voir aussi *Traitements médicamenteux*, pages 204-205).

RECOURS À LA CHIRURGIE
Les techniques chirurgicales modernes ont permis à de nombreuses personnes souffrant d'une irritation des racines rachidiennes d'envisager l'avenir de manière plus optimiste.

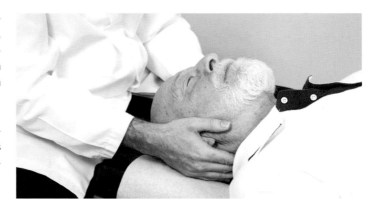

- **Chaleur et froid** De nombreux problèmes cervicaux sont soulagés par l'application de chaleur ou de froid (voir page 214).
- **Kinésithérapie** Votre médecin peut vous envoyer chez un kinésithérapeute pour des manipulations en douceur, des exercices ou une ultrasonothérapie (voir pages 178-181).
- **Autres thérapies** L'ostéopathie (voir pages 182-183) et la chiropraxie (voir pages 184-185) peuvent être prescrites, mais uniquement sur avis médical après une IRM. L'acupuncture (voir pages 198-199), le shiatsu (voir pages 200-201) et la neurostimulation électrique transcutanée ou TENS (voir pages 202-203) peuvent soulager les symptômes. Demandez d'abord conseil à votre médecin.
- **Chirurgie** Si vos douleurs discales se prolongent au-delà de quelques semaines, s'aggravent ou entravent votre mobilité, la chirurgie peut être envisagée. Il suffit parfois de retirer la partie protubérante du disque intervertébral. Mais si le chirurgien doit pratiquer l'ablation du disque dans sa totalité, il devra peut-être souder les vertèbres avec une greffe osseuse, et éventuellement une plaque métallique, pour assurer leur stabilité. Cette décision ne doit pas être prise à la légère. L'insertion d'un disque artificiel est aussi possible (voir aussi *Chirurgie*, pages 210-211).

MANIPULATIONS EN DOUCEUR
Les manipulations cervicales peuvent soulager, mais elles ne doivent être pratiquées que sur avis médical par un professionnel qualifié.

Syndrome du défilé thoracique

Complexe et controversé, le syndrome du défilé thoracique (SDT) est difficile à diagnostiquer parce qu'il provoque des symptômes divers, dont beaucoup peuvent être également dus à d'autres affections non apparentées. Par conséquent, certains médecins doutent de l'existence de formes non spécifiques du syndrome du défilé thoracique.

Le défilé thoracique est constitué de trois passages situés dans la région de l'épaule, de la base du cou à l'aisselle. Ces passages sont assez étroits et peuvent se rétrécir à la suite d'une lésion, d'actions répétitives ou d'un mode de vie qui altère la forme et la tension normales des muscles ou l'alignement des os. Si c'est le cas, les structures présentes dans ces passages – les vaisseaux sanguins et les nerfs qui desservent le bras, la main et l'épaule – peuvent être comprimées ou irritées. Selon les estimations, entre 3 et 80 personnes sur 1 000 souffrent d'une compression ou d'une irritation des nerfs et des vaisseaux sanguins dans cette zone.

Symptômes Les symptômes du SDT sont différents selon que la compression affecte les nerfs ou les vaisseaux sanguins. Puisque ces deux structures desservent le bras, la main et l'épaule, les signes et les symptômes peuvent se manifester à distance de l'endroit atteint.

Il existe deux types de SDT unanimement reconnus – le SDT *neurogène*, où des nerfs sont comprimés, et le SDT *vasculaire*, où des vaisseaux sont comprimés. Un troisième type, le SDT *non spécifique*, est plus sujet à polémique et n'est pas reconnu comme un type distinct des autres par tous les médecins. Dans cette forme de SDT, les symptômes sont indiscutables, mais le processus par lequel ils se sont développés ne peut pas être démontré par des tests. Les symptômes du SDT neurogène incluent :

Se soulager rapidement ▸▸

Levez le bras affecté et posez la paume de votre main sur la tête en veillant à garder le bras dans le prolongement de l'épaule. Ce mouvement va ouvrir le défilé thoracique et faire disparaître la compression.

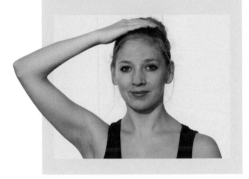

- Des sensations d'engourdissement, de fourmillement et de picotement dans le cou et l'épaule.
- Une douleur dans le bras et la main.
- Des fourmillements dans l'avant-bras et la paume de la main.
- Une faiblesse et des crampes dans les muscles de la main.

Les symptômes du SDT vasculaire incluent :

- Une douleur profonde dans le cou et l'épaule, souvent aggravée la nuit.
- Une douleur pulsative dans la région sus-claviculaire.
- Des mains bleutées.

- Une douleur et un gonflement du bras, avec un pouls faible.
- De minuscules taches noires sur les doigts.

Les symptômes du SDT non spécifique incluent :

- Un mélange de symptômes neurogènes et vasculaires, certains nerfs et vaisseaux sanguins pouvant être comprimés en même temps.

Causes La principale cause du SDT est une posture incorrecte (voir pages 148-151) – épaules tombantes, tête en avant et poitrine creuse, par exemple – qui rétrécit le défilé thoracique. Des actions répétitives comme taper sur le clavier de l'ordinateur ou lever un objet au-dessus de sa tête peuvent également entraîner une inflammation des tissus et donc rétrécir le défilé thoracique.

Le SDT touche neuf fois plus de femmes que d'hommes, d'une part en raison de différences dans la forme de la paroi thoracique, d'autre part parce que des seins volumineux ou tombants et insuffisamment soutenus, voire la posture qui leur est parfois associée, peuvent rétrécir le défilé thoracique.

Prévention Tenir correctement son cou et éviter les actions répétitives impliquant de lever le bras au-dessus de la tête représentent les principales mesures de prévention. Si des postures ou des mouvements fortement déconseillés font partie intégrante de votre activité professionnelle, demandez à un ergothérapeute de vous conseiller sur les gestes à adopter ou à un kinésithérapeute de vous montrer des exercices d'étirement adaptés.

Diagnostic D'abord, votre médecin va certainement vous soumettre à une série de tests en vous demandant d'adopter certaines positions ou de faire certains mouvements, pour voir si les symptômes s'améliorent ou s'aggravent. Vous allez sans doute passer des radios pour vérifier l'absence de lésion osseuse ou de côte cervicale surnuméraire.

Quant au scanner ou à l'IRM, ils peuvent révéler des lésions des tissus mous. L'ensemble de ces examens permet aussi d'écarter des problèmes plus graves, par exemple une tumeur, potentiellement responsables des symptômes observés. Dans certains cas, un électromyogramme est prescrit pour évaluer l'atteinte nerveuse, tandis qu'un Doppler (méthode d'évaluation et d'enregistrement de la vitesse du sang dans une artère ou une veine à l'aide d'ultrasons) permet de vérifier l'état des vaisseaux sanguins.

Une côte en plus ▸▸

Environ 1 personne sur 200 possède une côte supplémentaire située au-dessus de la première côte et articulée sur l'apophyse transverse de la septième vertèbre cervicale. Soixante-dix pour cent des personnes souffrant de cette anomalie ont une côte surnuméraire bilatérale.

Environ 10 % des individus atteints d'une *côte cervicale* développent le SDT. La compression est généralement due à une bande fibreuse, indétectable à la radio. Si le SDT devient intolérable, l'ablation chirurgicale de la côte cervicale peut être réalisée.

Traitement Le traitement repose essentiellement sur la kinésithérapie (voir pages 178-181) intégrant ultrasons, mobilisations, programme d'exercices et d'étirements personnalisé et rééducation posturale. La technique Alexander (voir pages 188-191) peut contribuer à améliorer la posture. L'ostéopathie (voir pages 182-183) et la chiropraxie (voir pages 184-185) sont également efficaces chez certaines personnes. Il est probable que votre médecin vous prescrive des myorelaxants et des anti-inflammatoires non stéroïdiens (voir pages 204-207) pour soulager vos douleurs. Enfin, la neurostimulation électrique transcutanée ou TENS (voir pages 202-203) peut aussi vous soulager.

À moins que votre SDT soit dû à une côte cervicale supplémentaire ou à une hypertrophie mammaire, la chirurgie n'est pas un premier choix de traitement, car il existe un risque de complications. Elle n'est envisagée qu'après l'échec des autres traitements.

Affections de l'épaule

Il est étonnant de voir le nombre de personnes qui, chaque année, consultent leur médecin pour des affections de l'épaule souvent induites par des mouvements répétitifs lors de la pratique d'un sport, notamment le tennis ou la natation, ou par des activités quotidiennes: courses, travaux ménagers, jardinage, etc.

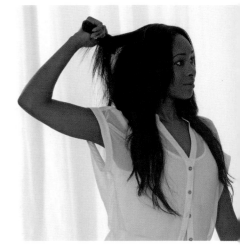

L'épaule est l'une des articulations les plus complexes du corps humain. Selon le National Institute of Arthritis and Musculoskeletal and Skin Diseases (NIAMS), les lésions de l'épaule sont fréquentes parce que la tête de l'humérus est plus grosse que la cavité glénoïde dans laquelle elle s'emboîte. L'articulation scapulo-humérale peut être comparée à l'ensemble formé par une balle de golf et un tee. La « coupelle » du tee laisserait glisser la « balle » sans le soutien des tissus mous, notamment des ligaments et des muscles

DOULEURS
Lors d'une lésion à l'épaule, tout geste peut être douloureux – par exemple, si vous levez le bras pour vous coiffer.

qui entourent l'épaule et constituent une structure appelée *coiffe des rotateurs*.

De plus, les trois ligaments courts qui protègent l'articulation sont assez inefficaces et instables. Par conséquent, la stabilité de l'articulation de l'épaule dépend largement de ses petits muscles rotateurs, certes protecteurs, mais facilement lésés (voir *Lésions de la coiffe des rotateurs*, pages 90-91).

Symptômes Les lésions de l'épaule peuvent entraîner des douleurs sourdes ou aiguës, qui limitent considérablement les mouvements. La douleur peut parfois s'étendre jusqu'au poignet et vous réveiller la nuit. Vous pouvez également avoir mal en levant le bras au-dessus de la tête ou sentir une faiblesse dans votre bras. Enfin, les problèmes cervicaux peuvent induire des douleurs au-dessus de l'omoplate ou dans la partie externe du bras (voir *Les nerfs cervicaux*, page 82).

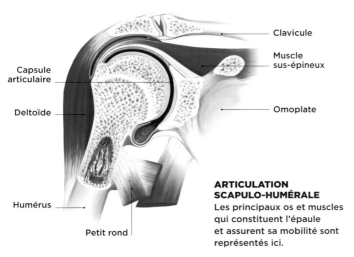

Clavicule

Muscle sus-épineux

Capsule articulaire

Deltoïde

Omoplate

Humérus

Petit rond

ARTICULATION SCAPULO-HUMÉRALE
Les principaux os et muscles qui constituent l'épaule et assurent sa mobilité sont représentés ici.

Causes La plupart des problèmes d'épaule sont provoqués par une sollicitation excessive, une mauvaise position ou une blessure et une inflammation des tissus mous – muscles, tendons, ligaments et fascia. Parmi les autres causes possibles, citons les fractures de l'humérus, de la clavicule ou de l'omoplate, ainsi qu'une accumulation de calcium dans l'articulation scapulo-humérale pour des raisons encore mal élucidées. Parfois, des tendons coincés par d'autres parties de l'articulation deviennent enflammés – ce qu'on appelle l'*impingement (coincement) de l'épaule*.

La plupart des problèmes se situent dans les muscles et les tendons qui constituent la coiffe des rotateurs (voir pages 90-91). Si la membrane synoviale qui tapisse la cavité articulaire subit également une inflammation, on parle de *synovite* ou de *capsulite*. Une douleur de l'épaule accompagnée de picotements ou de fourmillements est souvent due à un problème cervical.

Prévention Il est indispensable d'entretenir la mobilité de vos épaules pour prévenir toute affection dans cette région, surtout si vous ressentez les premiers symptômes de l'épaule bloquée ou gelée. Conserver une mobilité articulaire empêche la formation d'adhérences. Essayez les exercices proposés à partir de la page 96. Le Pilates (voir pages 192-193) et le yoga (voir pages 196-197) contribuent également à entretenir la mobilité des épaules.

Veillez à adopter une bonne posture et à éviter les tensions (voir page 148-151). Si vous devez porter des charges, utilisez un sac à dos ou répartissez le poids dans deux sacs – un dans chaque main. Évitez de porter un seul gros sac lourd par-dessus une épaule.

Diagnostic Votre médecin va certainement identifier la cause du problème en observant vos mouvements et en vous écoutant parler de vos symptômes. S'il n'est pas sûr de son diagnostic, il va vous faire passer une échographie permettant de mettre en évidence tout épaississement des tissus mous et de détecter la quantité de liquide synovial dans l'articulation, ainsi que d'éventuelles lésions tendineuses ou musculaires. Une IRM fournit des images plus détaillées. Un produit de contraste est parfois injecté dans l'épaule avant l'examen pour rendre visibles froissements, déchirures ou obstructions.

Traitement Si possible, essayez de poursuivre normalement vos activités sans efforts excessifs. Des antalgiques vendus sans ordonnance (voir pages 205-206), des étirements doux et l'application de chaleur ou de froid (voir page 214) peuvent vous soulager.

Votre médecin peut vous prescrire des séances de kinésithérapie (voir pages 178-181). Et votre kinésithérapeute peut vous recommander des exercices à pratiquer chez vous. Dans certains cas, une injection de cortisone dans l'épaule est nécessaire pour réduire l'inflammation. L'ostéopathie (voir pages 182-183), la chiropraxie (voir pages 184-185), l'acupuncture (voir pages 198-199) ou le shiatsu (voir pages 200-201) peuvent également vous soulager. Demandez l'avis de votre médecin.

Si vos problèmes d'épaule persistent, la chirurgie peut être envisagée pour manipuler l'épaule sous anesthésie générale, supprimer des fragments d'os ou des dépôts de calcium, inciser les adhérences dans le cas d'une épaule gelée ou tailler légèrement dans les tissus osseux pour prévenir l'impingement. La plupart des opérations de l'épaule sont réalisées sous arthroscopie à l'aide de techniques peu invasives permettant un rétablissement plus rapide du patient que la chirurgie classique.

L'épaule bloquée ou gelée ▸▸

Cette affection douloureuse limite la mobilité articulaire. Des adhérences, probablement dues à des micro-traumatismes répétés, se développent dans la capsule articulaire de l'épaule. Ce tissu fibreux obstrue peu à peu la capsule, réduisant l'amplitude des mouvements de bras et les rendant douloureux. Cette affection augmente avec l'âge et touche de préférence les personnes souffrant de diabète, de pathologies pulmonaires et respiratoires ou de polyarthrite rhumatoïde.

Lésions de la coiffe des rotateurs

Si vous souffrez de douleurs à l'épaule et au cou, il est fort probable que la coiffe des rotateurs soit la source de votre problème.

La coiffe des rotateurs de l'épaule est un ensemble complexe de muscles et de tendons qui maintient en place la tête humérale dans sa cavité. Cette structure assure à la fois la mobilité et la résistance de l'articulation de l'épaule. Deux sacs remplis de liquide synovial (*bourses séreuses*) réduisent la friction entre les os, les muscles et les tendons tout en protégeant la coiffe des rotateurs de l'extrémité de l'épine de l'omoplate (*acromion*).

Les affections de la coiffe des rotateurs les plus fréquentes sont la *tendinite* (inflammation d'un tendon) et la *bursite* (inflammation des bourses séreuses qui protègent l'épaule). D'ailleurs, les deux vont souvent de pair. Le muscle sus-épineux, la partie de la coiffe des rotateurs la plus proche de la partie supérieure de l'omoplate, est facilement lésé par des gestes inhabituels ou répétés (par exemple, peindre un plafond ou lancer une balle), un mouvement brusque particulièrement violent ou un coup. Il y a alors inflammation et épaississement du tendon – ce qu'on appelle une *tendinite sus-épineuse*. Le muscle risque donc d'être irrité par le frottement des os et des ligaments voisins, ce qui aggrave l'inflammation et la douleur. On parle ici de *syndrome d'impingement*.

Symptômes Une fois la lésion déclarée, toute activité nécessitant de lever le bras – pour s'habiller ou atteindre un objet en hauteur, par exemple – peut entraîner une douleur lancinante. Lorsque les muscles de la coiffe des rotateurs perdent leur mobilité, ceux situés entre le cou et l'épaule ont tendance à travailler à l'excès pour compenser, ce qui incite la personne à se tenir les épaules voûtées. La région affectée est souvent ressentie comme contractée. La position allongée sur le côté étant douloureuse, le sommeil risque d'être perturbé.

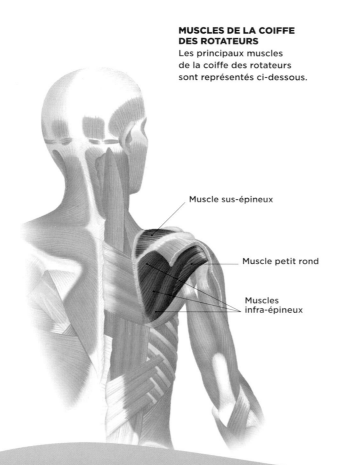

MUSCLES DE LA COIFFE DES ROTATEURS
Les principaux muscles de la coiffe des rotateurs sont représentés ci-dessous.

Muscle sus-épineux

Muscle petit rond

Muscles infra-épineux

La tendinite du sus-épineux ▸▸

Pour savoir si vous en souffrez, effectuez ce petit test. Tenez-vous debout, les bras le long du corps. Puis levez lentement le bras tendu sur le côté, paume vers le sol. Si vous ressentez une douleur entre 60 et 120°, votre tendon sus-épineux est sans doute enflammé. Si vous répétez l'exercice paume vers le haut, vous n'éprouverez aucune douleur, à moins de souffrir déjà d'une sérieuse tendinite, parce que le tendon ne glisse pas sur l'extrémité supérieure de l'omoplate.

Causes L'incidence des lésions de la coiffe des rotateurs augmente avec l'âge. Les principales causes sont les suivantes : traumatisme soudain de type chute ou accident (lors d'une chute, vous vous protégez en allongeant le bras devant vous), efforts excessifs et continus dans le cadre d'une pratique sportive ou d'un travail, ou dégénérescence des muscles et des tendons liée au vieillissement.

S'ils ne sont pas traités, l'inflammation et l'impingement finissent parfois par affaiblir les tendons de la coiffe des rotateurs et provoquer leur rupture. Une rupture soudaine est également possible à la suite d'un traumatisme : vous pouvez ignorer que vous vous êtes déchiré la coiffe des rotateurs, même si la blessure provoque des douleurs importantes et réclame un traitement.

Diagnostic Après avoir écouté la description de vos symptômes, votre médecin peut se contenter de vous examiner et de vous regarder faire certains mouvements de bras et d'épaule pour poser son diagnostic. L'amplitude de vos mouvements et l'intensité de votre douleur lui permettront de localiser la lésion. S'il suspecte un impingement, il peut injecter une faible dose d'anesthésiant dans l'espace situé sous la partie supérieure de l'omoplate pour voir si vous souffrez moins et retrouvez votre mobilité. Mais l'examen clinique suffisant rarement à diagnostiquer une rupture de la coiffe des rotateurs, vous serez sans doute obligé de passer des examens complémentaires, par exemple une IRM (voir page 45).

Traitement Si vous souffrez d'une tendinite ou d'une déchirure, votre médecin va d'abord vous prescrire du repos, l'application de glace ou de chaleur (voir page 214) et des anti-inflammatoires (voir pages 204-205) pour soulager la douleur et l'inflammation.

Il va ensuite vous envoyer chez le kinésithérapeute (voir pages 178-181) qui vous fera faire des exercices passifs (destinés à augmenter doucement l'amplitude des mouvements articulaires). Les ultrasons sont aussi un bon moyen de réduire l'inflammation des tissus mous et d'améliorer l'irrigation sanguine de la zone affectée. Les massages (voir pages 186-187) sont également conseillés. Par la suite, votre médecin peut vous recommander des exercices doux d'étirement et de renforcement musculaire (voir aussi *Exercices pour les épaules*, pages 100-101).

Si aucun de ces traitements ne marche, une injection de corticoïdes à – ou à proximité de – l'endroit douloureux peut vous apporter un soulagement.

Si vous souffrez beaucoup depuis plusieurs mois, la chirurgie peut être envisagée. Le chirurgien procède à l'ablation d'un fragment d'os ou d'une partie des bourses séreuses pour soulager la pression dans la zone douloureuse. En cas de déchirure musculaire, il pourra également réparer les tissus endommagés.

Une rééducation menée sous la surveillance d'un kinésithérapeute est indispensable après une chirurgie de l'épaule.

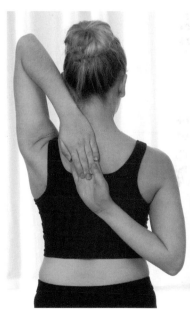

TEST DE SOUPLESSE ARTICULAIRE
Testez la souplesse des muscles et des tendons de la coiffe des rotateurs en pratiquant ce petit exercice. Si vos deux mains ne peuvent pas se rejoindre derrière le dos, répétez régulièrement l'exercice pour améliorer votre souplesse.

Spondylose cervicale

Avec l'âge, les articulations de la colonne cervicale s'usent et notre corps doit s'adapter à ces lésions articulaires, ce qui entraîne des modifications des vertèbres cervicales. Environ 85 % des Américains de plus de 60 ans sont touchés par ce qu'on appelle la spondylose cervicale, autre terme pour désigner l'arthrose des cervicales.

Symptômes Les symptômes de la spondylose cervicale sont variables. Soit vous sentez que votre cou devient de plus en plus raide au fil des années, soit les symptômes se déclarent brutalement. Vous pouvez ressentir des douleurs dans la nuque, mais aussi entre les – ou au-dessus des – omoplates. Si un nerf est coincé, des douleurs et/ou des fourmillements peuvent descendre de l'épaule jusqu'aux doigts.

Vos épaules, vos bras et, plus rarement, vos jambes peuvent être engourdis – auquel cas vous devez demander rapidement un avis médical. Parfois, les symptômes s'aggravent après une position debout ou assise prolongée (notamment dans un courant d'air), le matin au réveil si vous avez pris une mauvaise position durant la nuit ou lorsque vous éternuez, toussez, riez ou renversez la tête en arrière.

Vous pouvez ressentir une gêne très supportable ou, au contraire, une douleur si forte qu'elle vous empêche de bouger la tête. Des vertiges apparaissent parfois si vous tournez la tête rapidement. Vos symptômes peuvent être constants ou intermittents. Dans tous les cas, demandez l'avis d'un médecin.

Certaines personnes ne manifestent aucun symptôme bien que la radio révèle la présence d'une spondylose cervicale.

Causes L'âge n'est pas le seul facteur d'usure des os et des tissus mous au niveau du rachis cervical. Des années de pratique sportive régulière ou un métier très physique qui sollicite beaucoup le cou peuvent produire un effet identique.

Selon les National Institutes of Health, il existe plusieurs autres facteurs de risque dont le surpoids, la sédentarité, un traumatisme cervical ancien, une opération de la colonne vertébrale, une lésion d'un disque intervertébral et les effets de l'ostéoporose (voir pages 68-69).

Prévention Dans la vie quotidienne, il est difficile d'éviter les tensions qui contribuent au développement de la spondylose cervicale. Mais vous pouvez réduire leur impact en suivant les conseils donnés au chapitre 5, *Un dos en bonne santé*.

Traitement Il est important d'entretenir la mobilité de votre cou par des mouvements en douceur afin d'éviter les raideurs articulaires. Les antalgiques vendus sans ordonnance comme le paracétamol ou les anti-inflammatoires non stéroïdiens (voir pages 204-205) peuvent vous soulager et, en cas de crise, votre médecin vous prescrira un médicament plus puissant.

Votre médecin vous recommandera certainement des séances de kinésithérapie (voir pages 178-181) et peut-être des thérapies complémentaires comme l'ostéopathie (voir pages 182-183), la chiropraxie (voir pages 184-185) et l'acupuncture (voir pages 198-199) qui, chez certaines personnes, soulagent efficacement les symptômes de la spondylose cervicale.

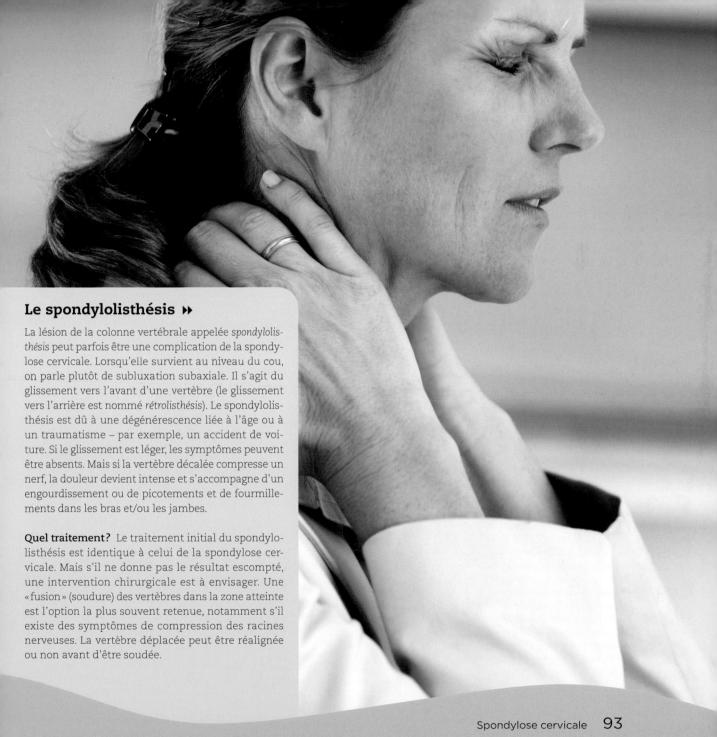

Le spondylolisthésis ▸▸

La lésion de la colonne vertébrale appelée *spondylolis-thésis* peut parfois être une complication de la spondy-lose cervicale. Lorsqu'elle survient au niveau du cou, on parle plutôt de subluxation subaxiale. Il s'agit du glissement vers l'avant d'une vertèbre (le glissement vers l'arrière est nommé *rétrolisthésis*). Le spondylolis-thésis est dû à une dégénérescence liée à l'âge ou à un traumatisme – par exemple, un accident de voi-ture. Si le glissement est léger, les symptômes peuvent être absents. Mais si la vertèbre décalée compresse un nerf, la douleur devient intense et s'accompagne d'un engourdissement ou de picotements et de fourmille-ments dans les bras et/ou les jambes.

Quel traitement? Le traitement initial du spondylo-listhésis est identique à celui de la spondylose cer-vicale. Mais s'il ne donne pas le résultat escompté, une intervention chirurgicale est à envisager. Une «fusion» (soudure) des vertèbres dans la zone atteinte est l'option la plus souvent retenue, notamment s'il existe des symptômes de compression des racines nerveuses. La vertèbre déplacée peut être réalignée ou non avant d'être soudée.

Blessures cervicales

Les blessures des cervicales font peur, et ce à juste titre. Une rupture (fracture) ou une luxation au niveau du rachis cervical peut entraîner une paralysie grave et, dans de très rares cas, se révéler mortelle.

FRACTURE ET LUXATION

Apprendre que quelqu'un s'est fracturé ou luxé les cervicales est toujours un choc. En général, les fractures et les luxations sont consécutives à un accident, notamment de voiture ou dans le cadre d'une pratique sportive. Le port de la ceinture de sécurité dans les automobiles ainsi que la mise en place d'un nouveau règlement et d'un équipement de protection pour les sports de contact ont considérablement réduit le nombre de patients transportés aux urgences pour une fracture ou une luxation.

Toute blessure aux cervicales doit être traitée en urgence, même si le risque de fracture ou de luxation est faible. La personne blessée ne doit être déplacée sous aucun prétexte, sauf en cas de menace imminente et potentiellement fatale d'une autre origine – s'il y a le feu, par exemple.

Que se passe-t-il ? Une fracture est une cassure totale ou partielle d'un os, tandis que la luxation est le déplacement anormal de deux surfaces articulaires qui ne sont plus en contact. Cependant, les effets peuvent être similaires. L'American Academy of Orthopaedic Surgeons (AAOS) souligne que toute blessure aux vertèbres est potentiellement grave, car la moelle épinière peut être touchée. Et une lésion de la moelle épinière peut entraîner une paralysie ou la mort. Une atteinte de la moelle épinière au niveau des cervicales peut induire une paralysie.

Que faire ? Dans tous les cas de traumatisme cervical grave, le patient doit être immobilisé jusqu'à ce qu'il passe des radios et soit examiné par un médecin. Le traitement dépend de la vertèbre cervicale touchée et de la gravité de la lésion.

En cas de fracture de compression simple, le port d'une minerve pendant quelques mois peut suffire. Une fracture plus complexe ou plus étendue peut nécessiter une extension et une intervention chirurgicale destinées à stabiliser la zone atteinte, ainsi que le port d'une minerve rigide pendant plusieurs mois.

« BURNERS » ET « STINGERS »

Si vous avez déjà pratiqué un sport de contact et souffert d'un *burner* ou d'un *stinger*, vous ne l'aurez pas oublié ! La douleur, fulgurante, descend de l'épaule jusqu'à la main telle une décharge électrique. Un burner ou un stinger est en fait une blessure au cou ou à l'épaule qui perturbe l'influx nerveux transmis dans le bras ; elle est le plus souvent consécutive à une chute sur la tête – par exemple à la suite d'un plaquage.

Que se passe-t-il ? Lorsque la tête subit un mouvement brusque et violent sur le côté et en avant, elle entraîne une extension forcée du cou et pince les nerfs voisins. Vous pouvez donc sentir un engourdissement ou une faiblesse dans le bras, et souvent une sensation de chaleur.

En général, les symptômes cèdent très rapidement en quelques secondes ou en quelques minutes, mais dans 10 % des cas les sensations désagréables durent des heures, des jours, voire plus longtemps.

Que faire ? Faites-vous immédiatement examiner par un médecin – lui seul pourra confirmer le type de blessure dont vous souffrez. Si les symptômes disparaissent, vous n'aurez sans doute pas besoin de traitement. En revanche, si la faiblesse dans le bras dure plus de quelques jours, si vous avez mal au cou, si vos symptômes sont localisés dans les deux bras ou si vous avez des stingers ou des burners récurrents, votre cas doit être pris au sérieux. Sachez aussi qu'un canal rachidien étroit – sténose rachidienne (voir page 116) – peut vous rendre plus vulnérable aux burners et aux stingers.

COUP DU LAPIN

Lorsque votre tête est projetée violemment et soudainement en avant ou en arrière, le plus souvent lors d'un accident de voiture ou durant la pratique d'un sport de contact, le traumatisme qui en résulte est appelé coup du lapin ou traumatisme cervical.

Que se passe-t-il ? La douleur est due à une hyperextension forcée des tissus mous (muscles, tendons et ligaments). Une déchirure des ligaments entraîne un saignement interne entre eux et les vertèbres. Vous pouvez commencer à ressentir des douleurs et une raideur de la nuque dans les minutes qui suivent le traumatisme ou au bout de plusieurs heures. Parmi les autres symptômes du coup du lapin, citons les spasmes cervicaux, les vertiges et les maux de tête.

Que faire ? Il est important de faire venir un médecin le plus vite possible. Les traitements chirurgicaux modernes avec systèmes de fixation interne (vis, plaques, tiges) ont rendu obsolète le port d'une minerve rigide dans la plupart des cas. Toutefois, un collier cervical en plastique peut être porté pendant une courte période.

Votre médecin vous prescrira peut-être des antalgiques (voir pages 205-206) et l'application de froid ou de chaleur (voir page 214) pour vous soulager au début du processus de rétablissement.

Vous vous remettrez sûrement complètement en quelques semaines, même si les troubles peuvent persister plus longtemps. Des études montrent que plus les symptômes apparaissent tôt après la blessure, plus ils ont tendance à durer longtemps. Il faut compter 32 jours en moyenne pour se rétablir totalement d'un coup du lapin sans autres symptômes associés. Dans le cadre d'une étude portant sur 2 627 patients, 1 sur 8 n'était pas encore rétabli au bout de 6 mois.

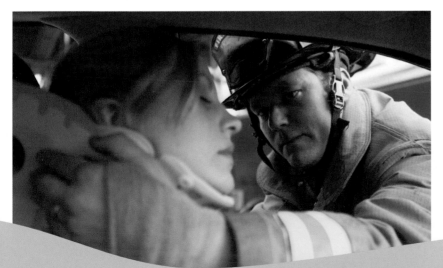

APPELER UNE AMBULANCE
Après un accident ayant pu occasionner un coup du lapin, le blessé doit absolument attendre l'arrivée des secours. L'équipe médicale possède les compétences et le matériel nécessaires pour prévenir de nouvelles lésions.

Échauffement de 5 minutes ▸▸

Installez-vous dans une pièce assez chaude pour favoriser la détente de vos muscles, et assez aérée pour permettre une bonne oxygénation et un fonctionnement optimal des tissus.

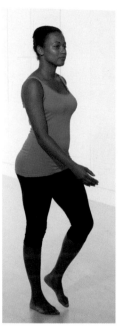 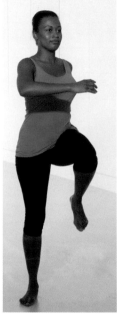

Commencez par marcher sur place en balançant les bras pendant 2 minutes. Puis courez sur place, toujours en balançant les bras, durant 2 minutes. Terminez en marchant 1 minute – levez les genoux le plus haut possible tout en balançant les bras à hauteur des épaules. Détendez-vous, prenez quelques respirations profondes et démarrez votre séance d'exercices. À la fin de la séance, offrez-vous 5 minutes de relaxation (voir page 162).

Mobilisation du cou et des épaules ▸▸

Ces exercices sont destinés à soulager les douleurs cervicales aiguës et chroniques. Avant de les pratiquer, demandez l'avis de votre médecin et lisez les mises en garde page 10. N'oubliez pas de commencer par l'échauffement (à gauche).

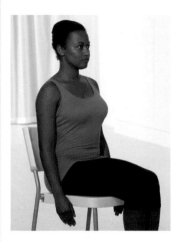 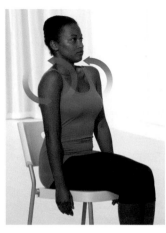

1 Asseyez-vous en position neutre (voir page 25) sur une chaise ou un tabouret et regardez droit devant vous, la tête bien droite.

2 Effectuez des cercles d'épaules d'avant en arrière – poussez les épaules en avant, montez-les vers les oreilles, puis repoussez-les en arrière et vers le bas. Répétez 5 fois le mouvement.

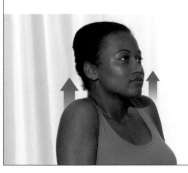

3 Montez vos épaules vers vos oreilles, maintenez la position 10 secondes, puis relâchez. Répétez 5 fois le mouvement.

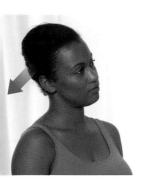

4 Regardez droit devant vous. Penchez la tête à droite, gardez la position 10 secondes, puis faites la même chose du côté gauche. Répétez 5 fois le mouvement à droite et à gauche en veillant à garder les épaules basses.

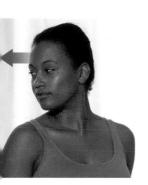

5 Tournez la tête à droite, maintenez la position 10 secondes, puis tournez la tête à gauche et maintenez la position 10 secondes. Répétez 5 fois le mouvement à droite et à gauche en gardant les épaules basses et relâchées et en évitant de tourner le buste.

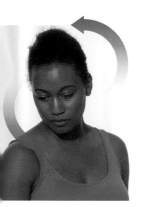

6 Effectuez 4 cercles de tête dans le sens des aiguilles d'une montre, puis dans le sens inverse en veillant à garder les épaules basses et relâchées.

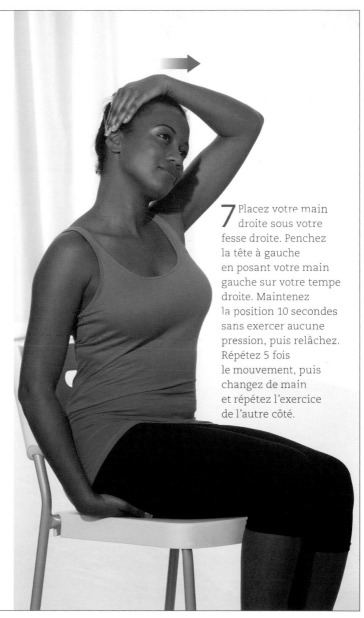

7 Placez votre main droite sous votre fesse droite. Penchez la tête à gauche en posant votre main gauche sur votre tempe droite. Maintenez la position 10 secondes sans exercer aucune pression, puis relâchez. Répétez 5 fois le mouvement, puis changez de main et répétez l'exercice de l'autre côté.

Exercices pour le cou et les épaules ▸▸

Cette première série d'exercices est destinée à entretenir la mobilité du cou. Elle est excellente pour renforcer les muscles du cou sans solliciter exagérément les articulations (surtout si vous souffrez d'arthrose). Vous pouvez la pratiquer régulièrement. Les étirements statiques de la page ci-contre contribuent à soulager les douleurs et les raideurs du cou et des épaules. Ils sont particulièrement efficaces si vous souffrez d'un problème particulier qui entraîne des douleurs ou une perte de mobilité dans cette région. Et l'exercice d'assouplissement des épaules permet d'entretenir la mobilité des épaules, que vous souffriez ou non. Avant de pratiquer ces exercices, lisez les mises en garde page 10.

Étirements statiques du cou

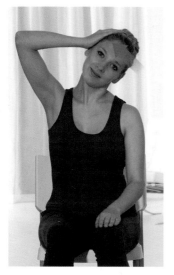 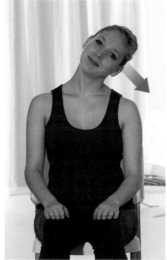 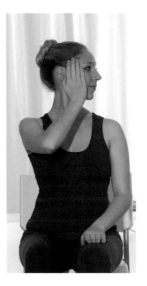 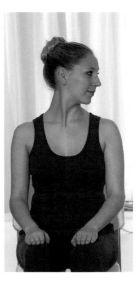

1 Asseyez-vous sur un tabouret ou une chaise. Penchez la tête à gauche aussi loin que possible. Posez votre main droite sur votre tempe droite et poussez votre tête contre cette main qui doit rester immobile. Relâchez dès que vos muscles se fatiguent.

2 Posez vos mains sur vos cuisses et essayez de pencher plus loin la tête à gauche. Répétez 5 fois ce mouvement, puis répétez l'ensemble de l'exercice de l'autre côté.

3 Asseyez-vous sur une chaise ou un tabouret et tournez la tête à gauche. Posez votre main droite sur votre joue droite et poussez votre tête contre votre main qui résiste. Relâchez dès que vous sentez une fatigue musculaire.

4 Posez vos mains sur vos cuisses et essayez de tourner plus loin la tête à gauche. Répétez 3 fois ce mouvement, puis répétez l'ensemble de l'exercice de l'autre côté.

Étirement contre un mur

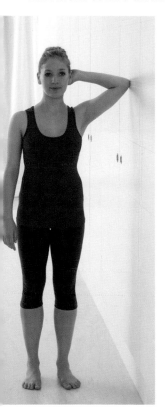 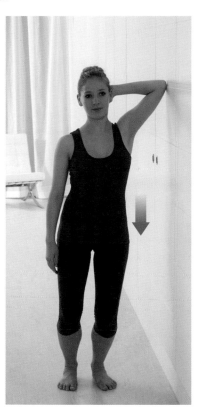

1 Tenez-vous debout à côté d'un mur – du côté le plus raide ou le plus douloureux. Pliez le bras et appuyez le coude contre le mur, main derrière la tête.

2 Prenez une respiration profonde et, sur l'expiration, fléchissez vos genoux sans bouger le coude.

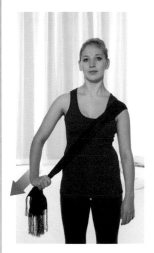

Étirement de l'épaule

Entourez l'épaule douloureuse d'une écharpe ou d'une serviette. Saisissez les deux extrémités du tissu au niveau de la hanche opposée et tirez doucement vers le bas. Gardez la position 10 secondes et répétez 5 fois le mouvement d'étirement.

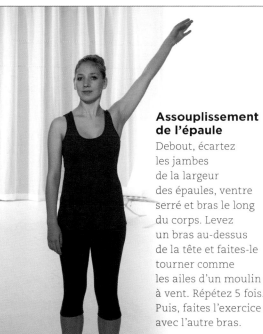

Assouplissement de l'épaule

Debout, écartez les jambes de la largeur des épaules, ventre serré et bras le long du corps. Levez un bras au-dessus de la tête et faites-le tourner comme les ailes d'un moulin à vent. Répétez 5 fois. Puis, faites l'exercice avec l'autre bras.

Exercices pour les épaules ▸▸

Ces exercices contribuent à soulager les douleurs
et à accroître la mobilité dans la plupart des affections
de l'épaule, ainsi que les douleurs liées à des efforts excessifs
ou à une mauvaise posture (lisez les mises en garde page 10).

La trompe d'éléphant

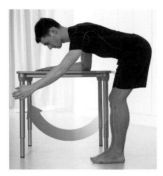 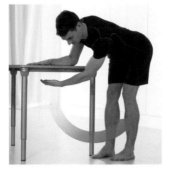

1 Debout, penchez-vous en avant et appuyez une main sur le dossier d'une chaise ou sur une table. Balancez 10 fois l'autre bras d'avant en arrière et d'arrière en avant, comme la trompe d'un éléphant.

2 Puis, laissez pendre votre bras et balancez-le 10 fois latéralement devant vous de manière détendue.

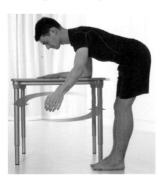

3 Terminez par un mouvement de bras circulaire, d'abord dans le sens des aiguilles d'une montre, puis dans le sens inverse. Répétez 10 fois le mouvement, puis changez de côté et répétez l'ensemble de l'exercice.

Rotations debout

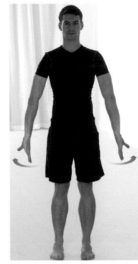

1 Debout, pieds écartés de la largeur des épaules, tenez-vous droit, le ventre serré et les bras le long du corps. Effectuez une rotation des bras vers l'extérieur, c'est-à-dire paumes vers l'avant, puis une rotation des bras vers l'intérieur, paumes vers l'arrière. Vos mouvements doivent être lents, mais rythmés. Répétez 5 fois en veillant à ne pas voûter ni contracter ni remonter vos épaules.

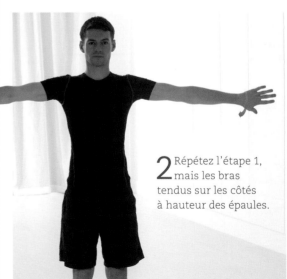

2 Répétez l'étape 1, mais les bras tendus sur les côtés à hauteur des épaules.

Croiser les doigts derrière le dos

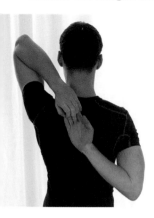

1 Debout, les pieds écartés de la largeur des épaules, levez le bras gauche et touchez votre dos avec votre main le plus bas possible. Repliez le bras droit et montez-le le plus haut possible en direction de la main gauche. Essayez de croiser vos doigts. Gardez la position 10 secondes, puis changez de côté.

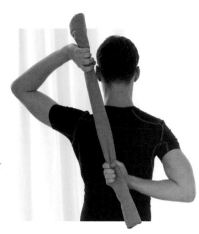

Autre version Si vous ne pouvez pas réunir vos deux mains, utilisez une écharpe (ou une ceinture). Saisissez l'écharpe de la main gauche le plus bas possible et le plus haut possible de la main droite. Tirez doucement l'écharpe vers le bas avec la main droite, puis vers le haut avec la main gauche. Répétez 10 fois, puis changez de côté.

Mouvements de bâton

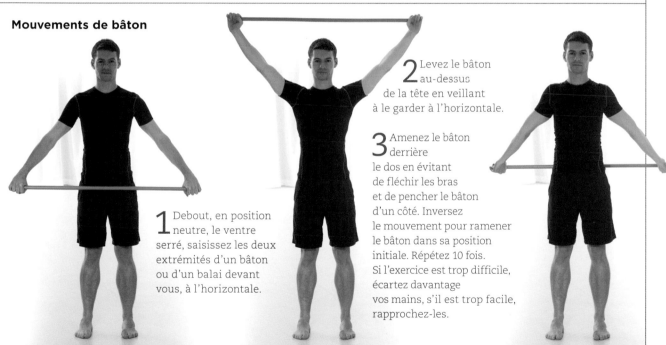

1 Debout, en position neutre, le ventre serré, saisissez les deux extrémités d'un bâton ou d'un balai devant vous, à l'horizontale.

2 Levez le bâton au-dessus de la tête en veillant à le garder à l'horizontale.

3 Amenez le bâton derrière le dos en évitant de fléchir les bras et de pencher le bâton d'un côté. Inversez le mouvement pour ramener le bâton dans sa position initiale. Répétez 10 fois. Si l'exercice est trop difficile, écartez davantage vos mains, s'il est trop facile, rapprochez-les.

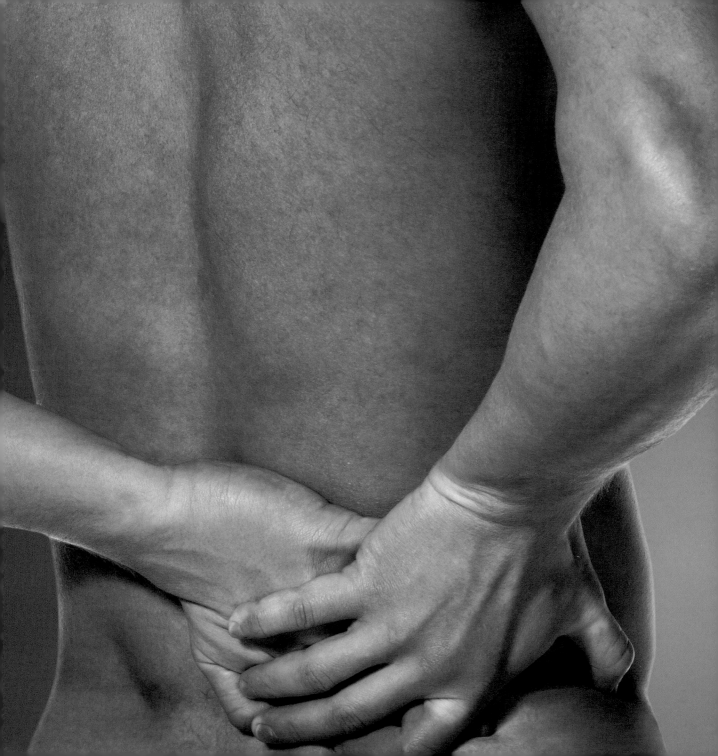

Chapitre 4

Régions thoracique et lombaire

La majorité des problèmes de dos que nous rencontrons se concentrent dans les régions thoracique et lombaire. Dans ce chapitre, vous allez comprendre comment la colonne thoracique est reliée aux côtes, et comment ces structures touchent – et sont touchées par – le cœur et les poumons, et leurs affections les plus courantes. La relation entre la colonne lombaire et le bassin, ainsi que les troubles survenant à ce niveau sont également abordés. Enfin, vous trouverez des exercices destinés à soulager les problèmes dorso-lombaires.

Problèmes dorsaux et lombaires

Les colonnes thoracique (au milieu du dos) et lombaire (en bas du dos) supportent le poids du haut du corps et subissent une pression considérable qui les rend particulièrement vulnérables à de multiples lésions, engendrées par des mouvements quotidiens ou plus inhabituels.

La flexibilité de votre colonne lombaire vous autorise des mouvements de torsion, alors que votre colonne thoracique, moins mobile, vous permet de vous pencher en avant et en arrière. L'importance de votre colonne thoracique tient au fait qu'elle bouge chaque fois que vous respirez. Vos côtes étant étroitement liées à vos vertèbres par des articulations et des ligaments, elles se soulèvent à chaque inspiration et redescendent à chaque expiration.

COLONNES THORACIQUE ET LOMBAIRE
La colonne thoracique va des épaules jusqu'à la vertèbre à laquelle se rattache la douzième côte. La colonne lombaire va de cette dernière côte jusqu'au bassin.

Colonne thoracique

Colonne lombaire

Quels sont les problèmes potentiels ? Nous allons examiner le fonctionnement normal des différents éléments des colonnes thoracique et lombaire et ce qui se passe lorsqu'une maladie, une lésion ou d'autres facteurs entravent leur fonctionnement habituel.

Malheureusement, les problèmes dorso-lombaires sont multiples – lésions des tissus mous (voir pages 110-115), sciatique (voir pages 118-119), hernie discale (voir page 116), arthrose (voir pages 58-61), sténose du canal lombaire (voir page 116), lésions des facettes articulaires (voir page 117), douleur qui irradie à partir d'autres parties du corps (voir page 36), blessures (voir pages 122-123), affections sacro-iliaques (voir pages 124-127), syndrome du piriforme (voir pages 128-129) et problèmes spécifiques à la grossesse (voir pages 130-133). La liste est longue, mais il existe des traitements efficaces pour la plupart de ces problèmes.

Des muscles raides (voir pages 112-115), qu'il s'agisse de ceux du dos ou des hanches, des ischio-jambiers (muscles de la partie postérieure des cuisses) ou des muscles profonds attachés à vos vertèbres, sont des muscles vulnérables aux lésions. Un mode de vie sédentaire entraîne une perte de souplesse de ces muscles clés et augmente donc le risque de lésions. Le meilleur moyen de protéger votre colonne vertébrale de lésions potentielles est de prêter attention à votre posture (voir pages 148-151) et de faire de l'exercice tous les jours pour entretenir votre souplesse et garder un dos en bonne santé (voir pages 164-171).

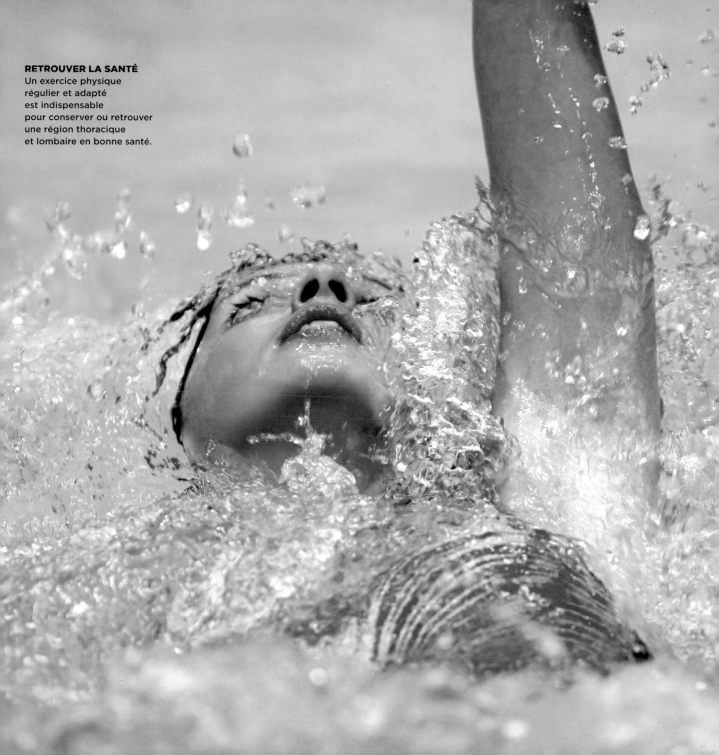

RETROUVER LA SANTÉ
Un exercice physique
régulier et adapté
est indispensable
pour conserver ou retrouver
une région thoracique
et lombaire en bonne santé.

Fonctionnement de la région thoracique

La colonne thoracique assure principalement la stabilité du corps. Les mouvements de flexion, d'extension et de torsion qu'elle autorise sont assez limités, mais la région thoracique joue un rôle vital dans votre respiration et protège votre cœur, vos poumons et les autres organes contenus dans votre cavité thoracique.

La colonne thoracique comprend 12 vertèbres thoraciques qui jouent un rôle important dans le maintien de la station debout. Mais elle assure cette stabilité au prix d'une moindre flexibilité que les colonnes cervicale et lombaire. Si vos vertèbres thoraciques limitent vos mouvements, c'est essentiellement parce qu'elles sont rattachées à vos côtes et à votre sternum.

L'extrémité de chaque côte est articulée en arrière avec la vertèbre correspondante. Les sept premières côtes sont aussi articulées en avant avec le sternum. Chacune des trois

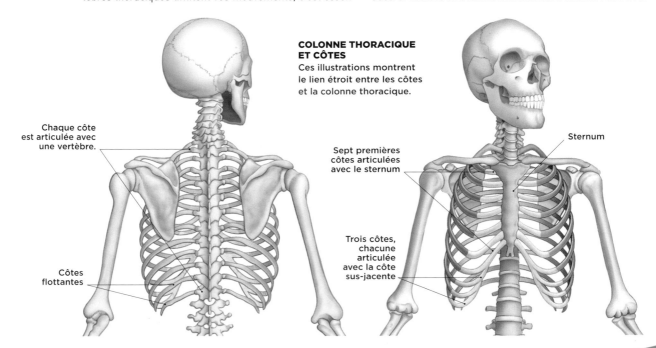

COLONNE THORACIQUE ET CÔTES
Ces illustrations montrent le lien étroit entre les côtes et la colonne thoracique.

Chaque côte est articulée avec une vertèbre.

Côtes flottantes

Sept premières côtes articulées avec le sternum

Sternum

Trois côtes, chacune articulée avec la côte sus-jacente

suivantes s'articule avec la côte sus-jacente ; les deux dernières, les côtes flottantes, ne sont pas articulées avec le sternum, mais seulement avec les vertèbres.

Ce qui signifie que la colonne thoracique inférieure est capable d'une mobilité beaucoup plus importante que la colonne thoracique supérieure. D'ailleurs, l'amplitude des mouvements latéraux de la colonne est seulement de 4 degrés en haut de la colonne thoracique, alors qu'elle est d'environ 20 degrés au niveau de la colonne lombaire.

Si la région thoracique manque de mobilité, c'est parce qu'elle doit être stable pour protéger vos organes internes. Mais des mouvements dans certaines directions sont nécessaires à l'élévation et à l'abaissement de vos côtes lorsque vous respirez.

Quels sont les problèmes potentiels ? Les lésions, notamment les fractures vertébrales ou costales (voir pages 120-121), et les pathologies du dos (voir le chapitre 2, pages 46-69) sont à l'origine des affections les plus graves de la région thoracique. Mais une autre cause, moins connue, est une respiration incorrecte.

Si vous respirez essentiellement avec les muscles du thorax, non seulement votre respiration sera inefficace, mais vous exercerez une pression supplémentaire sur votre colonne thoracique, ainsi que sur les muscles et les ligaments qui la soutiennent. Les muscles scalènes, qui s'étendent du rachis cervical aux deux premières côtes, sont particulièrement vulnérables à ce type de pression.

Votre respiration risque de provoquer des tensions dans votre colonne thoracique si vous subissez un stress physique et émotionnel. Vous respirez alors plus rapidement, plus superficiellement, et oubliez de mobiliser votre diaphragme pour respirer plus efficacement. Résultat : vos muscles scalènes se raidissent, ce qui peut entraîner des douleurs cervicales et se répercuter sur votre posture générale. Mais une mauvaise posture (voir pages 148-151) peut également engendrer une respiration incorrecte et induire des tensions dans les muscles scalènes.

Comment respirez-vous ? ▸▸

Testez votre respiration en observant votre abdomen pendant que vous respirez. Se gonfle-t-il à l'inspiration ? Si ce n'est pas le cas, vous ne mobilisez pas totalement votre diaphragme en respirant et exercez sans doute une pression sur certaines parties de votre colonne vertébrale. Alors, un bon conseil : pratiquez la respiration abdominale (voir pages 136-137).

Apprendre et pratiquer la respiration abdominale permet d'éviter les problèmes dorsaux causés par une respiration incorrecte. Vous pouvez prendre davantage conscience de votre respiration et l'améliorer en intégrant l'exercice de respiration abdominale (voir pages 136-137) dans votre vie quotidienne. Et veillez à prêter attention à votre respiration chaque fois que vous êtes stressé.

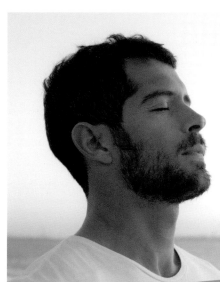

UNE BONNE RESPIRATION
De temps en temps, faites l'effort de mobiliser la totalité de votre diaphragme en respirant – les muscles de votre dos, mais aussi votre esprit seront plus détendus.

Fonctionnement de la région lombaire

Tandis que la région thoracique maintient la stabilité de la colonne mais limite sa mobilité, la région lombaire – c'est-à-dire la colonne lombo-sacrée et le coccyx – permet au corps de se mouvoir dans toutes les directions. À condition que le bassin et les muscles qui s'y rattachent soient, eux aussi, mobilisés.

Votre colonne lombaire et votre bassin sont inextricablement liés lorsqu'il s'agit de mouvoir votre dos, ce qui signifie que des problèmes dans une région peuvent induire ou être induits par des problèmes dans l'autre.

Le centre de gravité de votre corps est situé devant votre colonne lombaire, à peu près au niveau de votre nombril. Les muscles de votre colonne doivent donc travailler continuellement pour contrebalancer la pression exercée vers l'avant et aligner votre centre de gravité plus près de votre colonne. Ce travail est assuré par les muscles spinaux (voir page 114), situés de part et d'autre de la colonne. Mais dans la région lombaire, les spinaux réclament une aide supplémentaire pour porter le poids du corps, contrebalancer les forces (voir pages 23-24) et, en même temps, faciliter et contrôler les mouvements de flexion, d'extension et de rotation de la colonne.

La colonne lombaire est conçue pour résoudre ces problèmes. Elle possède les plus grosses vertèbres et une courbure

CENTRE DE GRAVITÉ
Les muscles de la colonne permettent de maintenir une bonne répartition du poids du corps autour de son centre de gravité.

Centre de gravité

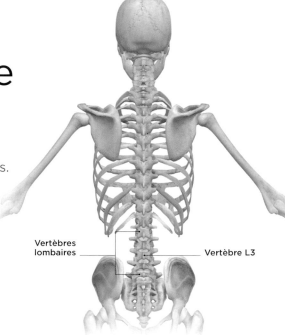

Vertèbres lombaires

Vertèbre L3

VERTÈBRES LOMBAIRES
Les cinq vertèbres lombaires supportent l'essentiel du poids du corps : la vertèbre L3 (voir *Comparaison des charges*, page ci-contre), au centre de la région lombaire, est la plus sollicitée.

naturelle (voir *La position neutre*, page 25) qui lui assure un alignement idéal avec le bassin.

De plus, des muscles puissants participant au maintien de la stabilité s'insèrent entre les vertèbres lombaires et les hanches, notamment le psoas iliaque (voir page 19) et le carré des lombes (voir pages 114-115). Ces deux muscles contribuent à la flexion et à l'extension, tandis que les spinaux assurent principalement la rotation.

Quels sont les problèmes potentiels ? Les problèmes lombaires les plus courants sont dus à des lésions des

Comparaison des charges ▶▶

La pression exercée sur votre colonne lombaire augmente considérablement lorsque vous passez de la station debout à la position assise, et de la station debout penchée en avant à la position assise penchée en avant – dans cette dernière position, la pression exercée sur le bas du dos est deux fois plus élevée que dans la position debout. Ce tableau montre les différences de charge exercées sur la vertèbre L3 selon la posture adoptée.

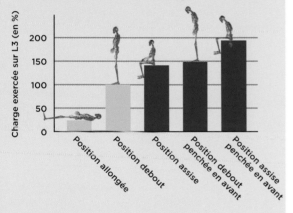

PROTÉGEZ VOTRE COLONNE LOMBAIRE
La position neutre favorise une tension minimale et permet de réduire considérablement la charge exercée sur la région lombaire.

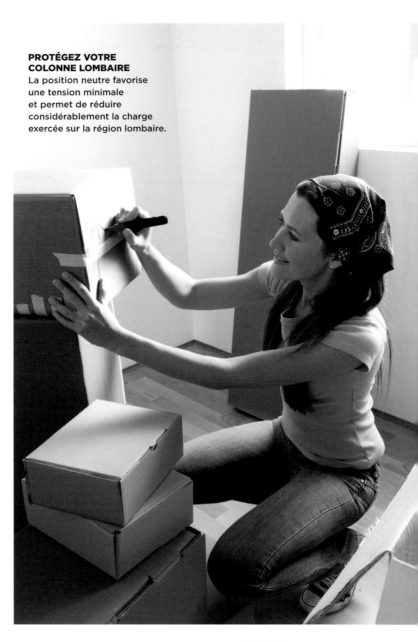

tissus mous (voir pages 110-115), notamment des muscles et des ligaments.

La pression exercée sur votre colonne lombaire varie selon votre posture (voir encadré ci-dessus) et tout mouvement – soulever une charge, par exemple – devient dangereux si vous êtes dans une posture à risque. De plus, si vous soulevez quelque chose loin de vous et en étant penché en avant, la pression sur votre colonne et, par conséquent, le risque de blessure, augmentent considérablement. Alors, soulevez toujours des charges en les maintenant près de votre corps, le dos bien droit et votre colonne lombaire en position neutre (voir page 153). Et pratiquez quotidiennement les exercices thoraciques et lombaires (voir pages 134-137).

Lésions des tissus mous

Selon les estimations, 80 % des Français souffrent ou souffriront du mal de dos durant leur vie, et le plus souvent au niveau lombaire. Cette région supporte, en effet, l'essentiel du poids du corps. Dans 97 % des cas, les douleurs sont dues à des lésions des tissus mous.

Dans les deux tiers des cas, vous ignorez l'origine de votre problème. Heureusement, la majorité des atteintes des tissus mous sont dues à des lésions sans gravité et disparaissent d'elles-mêmes en quelques semaines.

Que sont les tissus mous ? Globalement, tout ce qui n'est pas osseux. À savoir les ligaments, les disques intervertébraux (voir page 16), les muscles (voir pages 18-19), les tendons et les tissus conjonctifs.

Les causes de lésions des tissus mous sont variées : mauvaise posture, port de charges incorrect, mouvements brusques – notamment torsions et port de charges lourdes –, choc soudain – notamment lors d'un accident de voiture sans gravité ou d'un accident de sport –, ou contrainte externe qui aggrave les effets d'un processus pathologique sous-jacent tel que l'arthrose (voir pages 58-61). Un déséquilibre musculaire est souvent à l'origine des lésions des tissus mous : certains muscles se sont raccourcis et raidis, alors que d'autres se sont distendus et affaiblis. Ce déséquilibre musculaire est dû la plupart du temps à un mode de vie sédentaire.

Douleurs aiguës ou chroniques ? Les douleurs lombaires qui surviennent brutalement sont dites *aiguës* et nécessitent des mesures immédiates (voir pages 38-39). Il peut s'agir d'une douleur sourde ou, au contraire, si intense que vous êtes incapable de bouger. Mais, en général, les douleurs lombaires aiguës disparaissent en trois à six semaines et réclament pour seul traitement de la glace, des analgésiques, de la kinésithérapie (voir pages 178-181) et « la poursuite d'une vie normale », comme le recommandent les professionnels de santé. Finie l'époque où les médecins vous préconisaient de garder le lit plusieurs jours !

C'est seulement en présence d'autres symptômes – par exemple, une douleur névralgique le long du membre inférieur (voir *Sciatique*, pages 118-119), un engourdissement, des troubles urinaires, des troubles du transit ou une aggravation de la douleur – que votre médecin pourra vous prescrire des examens complémentaires.

Les douleurs lombaires dites « chroniques », c'est-à-dire persistantes, durent plus de six à huit semaines. La douleur peut être continuelle, mais le plus souvent elle fluctue – de légère à modérée, elle peut devenir sévère par moments (voir pages 40-41).

Le traitement initial d'une douleur chronique est souvent identique à celui d'une douleur aiguë, et l'on vous conseillera de rester aussi actif que possible avec l'aide d'antalgiques et d'AINS (voir pages 204-206).

Si votre problème persiste, votre médecin pourra vous envoyer chez un kinésithérapeute (voir pages 178-181) qui vous préparera un programme d'exercices personnalisé destiné à mobiliser vos articulations. Certaines personnes atteintes de douleurs lombaires chroniques sont soulagées par la thérapie comportementale et cognitive (TCC) – une technique qui vise à soulager la douleur en modifiant votre façon de l'appréhender et de vous comporter vis-à-vis d'elle. D'autres réagissent favorablement à l'ostéopathie (voir pages 182-183), la chiropraxie (voir pages 184-185), l'acupuncture (voir pages 198-199), le shiatsu (voir pages 200-201) ou la TENS (voir pages 202-203). Demandez conseil à votre médecin.

Quant à la prévention des douleurs lombaires, rien de tel que de rester actif et d'entretenir la force et la souplesse de l'ensemble du corps, que ce soit par le Pilates (voir pages 192-193), le yoga (voir pages 196-197), la marche ou la course. Veillez également à conserver une posture correcte (voir pages 148-151) – la technique Alexander (voir pages 188-191) peut vous y aider – et à prendre des précautions lorsque vous soulevez des charges (voir pages 152-153).

Quels sont les problèmes potentiels ? Nous allons examiner les tissus mous depuis l'extérieur (lésions superficielles) vers l'intérieur (lésions plus profondes).

Inflammation des fascias Les fascias sont des membranes conjonctives qui séparent et enveloppent toutes les structures anatomiques du corps. Les fascias qui entourent les muscles lombaires peuvent être particulièrement sujets aux inflammations. S'ils durcissent, ils peuvent entraîner une raideur du dos. Si vous voulez conserver des fascias en bonne santé, faites de l'exercice régulièrement, avec des mouvements adaptés, en veillant à étirer les muscles contractés et à renforcer les muscles affaiblis. La technique du relâchement myofascial (voir page 187) traite les atteintes des fascias.

Ligaments Les puissantes bandes fibreuses que représentent les ligaments maintiennent en place vos vertèbres, assurent vos mouvements articulaires, stabilisent votre colonne et protègent vos disques des pressions excessives. Un ligament qui subit une élongation ou une déchirure provoque une douleur sourde et persistante. En cas d'anomalie de la courbure vertébrale (voir pages 52-57), un ligament peut être distendu et son opposé rétracté. Et comme les ligaments ne sont pas très irrigués, ils guérissent lentement – plus lentement qu'un os fracturé, par exemple.

Si vous souffrez de lésions ligamentaires, il vous faudra sans doute des antalgiques (voir pages 204-205) et de la kinésithérapie (voir pages 178-181). Mais le mieux est de les prévenir en surveillant votre posture.

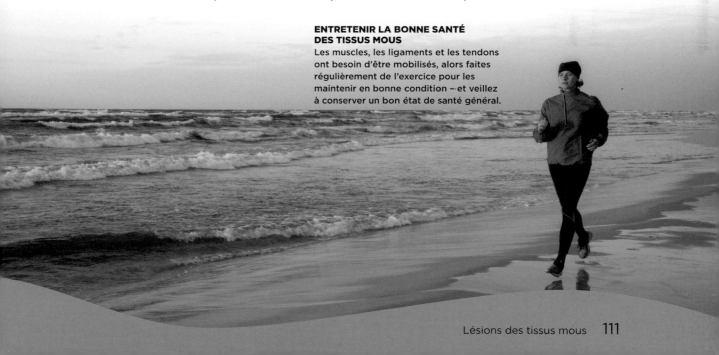

ENTRETENIR LA BONNE SANTÉ DES TISSUS MOUS
Les muscles, les ligaments et les tendons ont besoin d'être mobilisés, alors faites régulièrement de l'exercice pour les maintenir en bonne condition – et veillez à conserver un bon état de santé général.

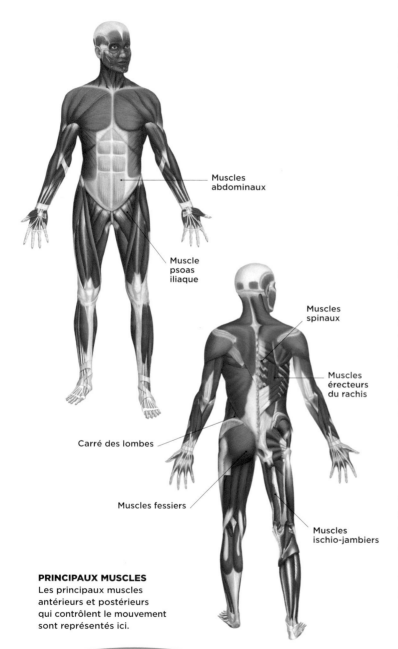

Muscles
abdominaux

Muscle
psoas
iliaque

Muscles
spinaux

Muscles
érecteurs
du rachis

Carré des lombes

Muscles fessiers

Muscles
ischio-jambiers

PRINCIPAUX MUSCLES
Les principaux muscles
antérieurs et postérieurs
qui contrôlent le mouvement
sont représentés ici.

Disques intervertébraux Ces disques (voir page 16) sont intercalés entre les vertèbres pour jouer le rôle d'amortisseurs : ils absorbent l'essentiel des pressions exercées sur la colonne par la marche, la course, le saut et la position assise. Une juste dose de mouvement est indispensable pour leur permettre de rester hydratés et donc bien gonflés. Trop sollicités, ils risquent des lésions ; trop peu sollicités, ils s'aplatissent et se déshydratent.

Malheureusement, les disques intervertébraux se déshydratent avec l'âge et absorbent moins efficacement les chocs des activités quotidiennes. Un disque amenuisé favorise le tassement des vertèbres (ce qui explique pourquoi nous rapetissons en vieillissant) en comprimant les facettes articulaires (voir page 17), et réduit les trous de conjugaison. Ce qui entraîne de l'arthrose, des nerfs rachidiens coincés et des ligaments relâchés.

Un repos suffisant maintient l'hydratation des disques intervertébraux – lorsque vous dormez, vos disques se regonflent en absorbant l'eau des tissus adjacents. La position assise ou debout les écrase, mais une mobilité normale leur permet d'absorber liquides et nutriments. En revanche, un étirement excessif – soulever une charge ou effectuer une torsion – les abîme et peut provoquer un bombement discal ou, plus grave, une hernie discale (voir page 116). Vous devez trouver le juste milieu entre mouvement et repos réparateur.

MUSCLES

Des muscles raidis et raccourcis ou, au contraire, distendus et affaiblis en raison d'un mode de vie sédentaire, se cachent souvent derrière la plupart des problèmes de dos. La position assise, par exemple, raccourcit certains muscles, en allonge d'autres à l'excès, et affaiblit la majorité d'entre eux. Et des muscles qui ont perdu leur souplesse exercent une contrainte supplémentaire sur les autres muscles, mais aussi sur les ligaments, les fascias et les articulations. Examinons les muscles souvent en cause dans les problèmes lombaires.

Muscles ischio-jambiers Lorsqu'ils sont raidis, ces trois grands muscles à l'arrière de la cuisse peuvent entraîner des douleurs lombaires. Ils sont souvent rétractés à la suite d'une position assise prolongée. Le problème peut apparaître dès l'enfance et perdurer tout au long de la vie en raison d'une trop grande sédentarité. En position assise, vos ischio-jambiers sont inactifs et raccourcis. Au fil du temps, vous avez l'impression que c'est leur état «normal».

Des ischio-jambiers raccourcis induisent une rétroversion de la hanche et du bassin, d'où un aplatissement de la courbure lombaire, une mauvaise posture et des problèmes de dos. Ils empêchent également une flexion complète de la hanche lorsque vous vous penchez en avant, ce qui sollicite exagérément vos lombaires.

Pour tester la souplesse de vos muscles ischio-jambiers, allongez-vous au sol sur le dos et fléchissez vos genoux à angle droit. Puis tendez et levez une jambe le plus haut possible. Si votre jambe forme un angle de moins de 80 degrés avec le sol, vos ischio-jambiers sont raides. Pratiquez les étirements proposés aux pages 164-165 et 195.

Muscle psoas-iliaque Ce muscle abdominal s'étend des vertèbres lombaires à la tête du fémur (voir page 19) et contribue à stabiliser la colonne lombaire. Là encore, une position assise prolongée entraîne son raccourcissement, ce qui comprime les vertèbres lombaires, les rendant plus vulnérables aux lésions et à l'arthrose. Un psoas trop raide limite également les mouvements des muscles fessiers (voir ci-dessous),

Testez la souplesse de vos fléchisseurs de la hanche »

Ce test, que vous pouvez faire chez vous, est destiné à tester la souplesse de votre psoas iliaque et des autres muscles fléchisseurs de la hanche (voir page 18). S'il révèle que vos muscles sont trop raides, pratiquez régulièrement des exercices d'étirement (voir pages 164-167). Veillez à tester vos deux hanches.

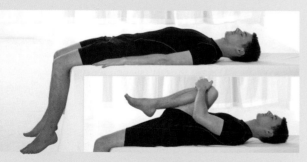

Le test
Allongez-vous sur une table, la colonne lombaire bien à plat et les jambes pendantes. Ramenez une jambe vers la poitrine. Observez la position de l'autre jambe.

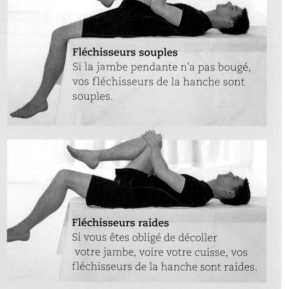

Fléchisseurs souples
Si la jambe pendante n'a pas bougé, vos fléchisseurs de la hanche sont souples.

Fléchisseurs raides
Si vous êtes obligé de décoller votre jambe, voire votre cuisse, vos fléchisseurs de la hanche sont raides.

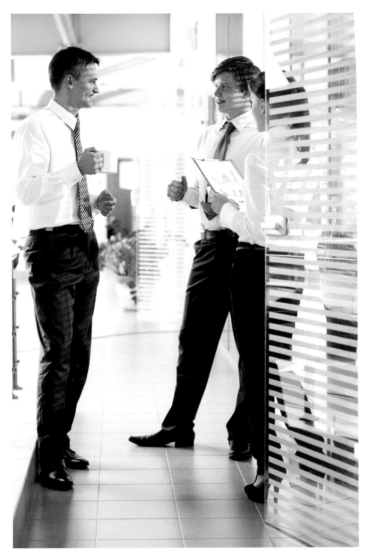

Essayez de trouver des raisons de vous lever de votre chaise – par exemple, allez discuter dans le couloir avec vos collègues au lieu de leur parler au téléphone.

ce qui oblige les autres muscles à travailler trop pour compenser. Et des muscles du dos trop raides et trop sollicités sont des muscles douloureux.

Pour éviter un raccourcissement du muscle psoas-iliaque, asseyez-vous le dos et les jambes à angle droit (voir page 156) et ne ramenez pas vos pieds sous le siège. Levez-vous et marchez fréquemment, renforcez vos muscles fessiers (voir page ci-contre) et étirez vos muscles du dos et de la hanche (voir pages 164-165). Mais commencez par tester la souplesse de vos fléchisseurs de la hanche (voir page 113).

Muscles spinaux Les muscles spinaux sont les muscles profonds (voir page 19) des gouttières vertébrales ; chacun couvre de deux à quatre vertèbres. Leur rôle majeur consiste à contrôler les mouvements de la colonne vertébrale. Ils lui permettent une rotation et une extension. Ils contribuent aussi au maintien d'une posture correcte – une position neutre (voir page 25). Des études montrent que les spinaux se contractent avant votre mouvement pour protéger et stabiliser votre colonne – par exemple, si vous vous penchez pour ramasser un livre au sol, vos spinaux se contractent légèrement avant votre flexion pour prévenir toute lésion.

Beaucoup de personnes se plaignant de douleurs lombaires ont des muscles spinaux affaiblis et insuffisamment sollicités, qui ne se contractent pas correctement avant et pendant le mouvement. La conséquence, ce sont des articulations intervertébrales moins stables et moins soutenues, ainsi qu'une augmentation du risque de lésion. Pour travailler vos spinaux, testez les exercices de renforcement du dos à partir de la page 169.

Carré des lombes Il s'agit de deux muscles profonds qui s'étendent de la douzième paire de côtes à la crête iliaque.

Ils permettent la flexion latérale de la colonne lombaire, la flexion des hanches et la stabilisation du bas du dos. Travaillant par paire, ils assurent l'extension de la région lombaire et sont sollicités quand vous expirez avec force (lors d'une toux ou d'un éternuement). Enfin, ils aident votre diaphragme à gérer la respiration générale.

Le carré des lombes est facilement lésé par un port de charges incorrect – notamment par une flexion et une torsion simultanées, lorsque vous transférez vos courses de votre caddie au coffre de votre voiture par exemple. Un spasme musculaire ou une atteinte des fibres musculaires peuvent provoquer une douleur de dos aiguë rendant difficiles la station verticale et la marche. La douleur, souvent unilatérale, peut irradier dans les muscles fessiers. Pour entretenir votre carré des lombes, pratiquez les exercices du *Chien tête en bas* et de l'*Étirement et enroulement du dos* aux pages 170 et 171.

Muscles abdominaux Les muscles abdominaux (voir page 19) sont situés à l'avant de la colonne. Le grand droit de l'abdomen, le plus superficiel, donne à l'abdomen son aspect «tablette de chocolat» caractéristique lorsqu'il est bien développé. Les abdominaux plus profonds soutiennent la colonne et maintiennent la posture. La position assise, en particulier le dos voûté, raccourcit et affaiblit les abdominaux, ce qui aplatit la courbure lombaire et exerce une contrainte sur les articulations vertébrales et les disques intervertébraux. Des abdominaux insuffisamment entraînés soutiennent mal la colonne lorsque vous vous penchez en avant ou soulevez des charges, ce qui met sous tension d'autres muscles, articulations et ligaments, et entraîne des douleurs de dos. Et comme des abdominaux raccourcis sollicitent exagérément les muscles extenseurs de la colonne, vous avez tendance à vous tenir le dos voûté. Pour renforcer vos abdominaux, testez les exercices des pages 170 et 194.

Muscles érecteurs du rachis Les trois muscles séparés qui constituent les érecteurs du rachis (voir page 18) sont particulièrement épais au niveau de la colonne lombaire et de la crête iliaque, et particulièrement fins au niveau des cervicales. Ils soutiennent la partie postérieure de la colonne vertébrale et lui permettent des mouvements d'extension (inclinaison en arrière) et de rotation. Mais un mode de vie sédentaire les sollicite exagérément, ce qui les empêche de soutenir correctement votre rachis et vous confine dans une posture voûtée.

Par ailleurs, des ports de charges répétés les épuisent rapidement et augmentent la pression exercée sur la colonne lombaire, ce qui raidit les muscles spinaux et le carré des lombes tout en entraînant une compression des disques intervertébraux et des facettes articulaires. Pour éviter ces problèmes, testez les exercices de renforcement musculaire des pages 169-170.

Muscles fessiers Les trois muscles de la fesse sont les muscles fessiers (voir page 18). Malheureusement, ils ne travaillent pas en position assise et, du coup, s'affaiblissent. Ce qui signifie que les muscles extenseurs de la colonne (muscles érecteurs du rachis, muscles spinaux et carré des lombes) doivent travailler deux fois plus pour compenser, ce qui les rend plus vulnérables aux lésions et fragilise les disques intervertébraux.

Des muscles fessiers insuffisamment développés peuvent aussi entraîner des douleurs dans les muscles ischio-jambiers parce que le grand fessier, le plus charnu des trois, contrôle la rotation et la coordination de vos hanches lorsque vous marchez ou courez. Si le grand fessier est affaibli, vos ischio-jambiers compensent, se raidissent et, dans le pire des cas, subissent une déchirure musculaire douloureuse.

Si vos muscles fessiers ne sont pas assez forts, marcher et monter les escaliers ne suffit pas à les renforcer. Pratiquez donc les exercices suivants : *La flèche* (voir page 71), *Décollement des fesses* (voir page 168) et *Étirement et enroulement* (voir page 171). L'autre solution consiste à se mettre au jogging, au crawl ou à la danse.

Compression des racines nerveuses

Les affections les plus diverses peuvent comprimer une ou plusieurs racines nerveuses rachidiennes au niveau des colonnes thoracique et lombaire. Et, selon la cause, la gravité des symptômes (ou *radiculopathies*) peut varier. La compression des racines nerveuses au niveau des cervicales est traitée aux pages 82-85.

Symptômes Une compression des racines nerveuses entraîne souvent une «douleur radiculaire» – à savoir une douleur qui semble éloignée de la source du problème. Pourquoi? Parce que les nerfs rachidiens relient votre cerveau et vos tissus périphériques : s'ils sont comprimés ou lésés, vous allez ressentir une douleur dans les zones qu'ils innervent (voir page 21).

Les symptômes d'une compression radiculaire dans les colonnes thoracique et lombaire sont variables : ils peuvent aller d'une douleur et d'un engourdissement dans le dos à une douleur névralgique (voir *Sciatique,* pages 118-119). Se pencher en avant ou rester assis tend à soulager la douleur liée à la sténose du canal lombaire (voir ci-dessous), parce que cette position fléchie élargit l'espace à travers lequel passe la moelle épinière ou la queue-de-cheval (voir page 21), ce faisceau de fibres nerveuses situé à l'extrémité de la moelle épinière. Les symptômes peuvent être absents si l'affection est récente. Dans d'autres cas, la douleur peut être immédiate.

Causes Elles sont multiples :

Sténose du canal lombaire Il s'agit d'un rétrécissement du canal lombaire et des trous de conjugaison à travers lesquels chemine la moelle épinière et sortent les racines nerveuses rachidiennes. Ce syndrome peut entraîner de nombreux troubles radiculaires au niveau lombaire. La partie inférieure de la région lombaire est plus souvent affectée que sa partie supérieure.

En général, la sténose du canal lombaire résulte du processus de vieillissement ; l'arthrose (voir pages 58-61) s'installe et les disques intervertébraux se déshydratent et se tassent. Le développement d'excroissances osseuses appelées ostéophytes en bordure du canal et des trous de conjugaison peut aussi entraîner une compression radiculaire.

Parmi les autres causes de sténose du canal lombaire citons la hernie discale, l'inflammation des facettes articulaires, le glissement d'une vertèbre vers l'avant (voir *Spondylolisthésis*, page 93), un traumatisme (accident de voiture ou chute d'une échelle par exemple), la scoliose (voir pages 54-55), une maladie des os, une tumeur du rachis (voir pages 50-51) ou un canal lombaire congénitalement étroit.

Bombement discal et hernie discale Des mouvements mal conduits, par exemple se pencher en avant sans fléchir les jambes pour ramasser un objet, peuvent léser les anneaux fibreux les plus proches du noyau central de vos disques intervertébraux (voir page 16). La lésion peut s'étendre vers les anneaux périphériques, laissant le noyau pulpeux glisser vers le canal. Si les anneaux périphériques restent intacts, le noyau pulpeux forme un bombement susceptible de comprimer soit le centre du canal lombaire, soit les trous de conjugaison d'où sortent les nerfs – et un nerf comprimé peut déclencher une sciatique (voir pages 118-119). Si l'ensemble des anneaux sont lésés et laissent s'échapper le noyau pulpeux, ils se rompent et le disque glisse vers le canal lombaire : c'est ce qu'on appelle la hernie discale.

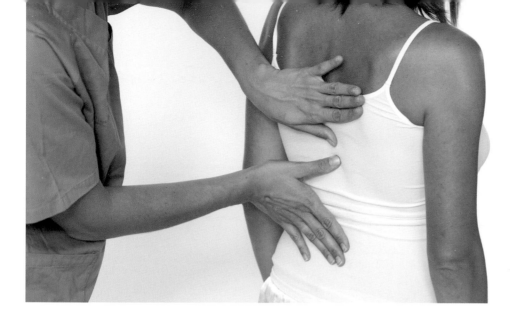

Lésions des facettes articulaires Les facettes articulaires sont de minuscules articulations (voir page 17) situées sur la face postérieure des vertèbres (voir page 24). C'est à leur niveau que les parties supérieure et inférieure de deux vertèbres situées l'une au-dessus de l'autre se rejoignent. Mais si la colonne lombaire perd sa stabilité, par exemple à la suite d'un port de charges incorrect, le tissu fibreux entourant les facettes articulaires peut s'épaissir pour protéger cette région et lui permettre de retrouver son équilibre. D'où le risque de compression des nerfs rachidiens et de développement d'excroissances osseuses appelées *ostéophytes* qui, elles aussi, compriment les nerfs (voir *Arthrose*, pages 58-61).

Diagnostic Si vous avez mal au dos, parlez-en à votre médecin. Et n'attendez surtout pas si vos douleurs s'accompagnent d'incontinence, d'engourdissements importants le long des membres inférieurs, de faiblesse musculaire, de pertes d'équilibre ou de paralysie. En vous examinant et en vous écoutant décrire vos symptômes, votre médecin va probablement pouvoir poser un diagnostic clinique. Une radio, un scanner ou une IRM de la colonne vertébrale pourront révéler l'origine exacte du problème (voir *Le diagnostic du spécialiste*, pages 42-45).

Traitement Dans bien des cas, l'inflammation des racines nerveuses rachidiennes disparaît sans traitement. Si ce n'est pas le cas, votre médecin va considérer les possibilités de traitement suivantes :

■ **Kinésithérapie** Le kinésithérapeute vous propose un programme de rééducation personnalisé comportant des exercices d'étirement et de renforcement musculaires (voir pages 178-181), ainsi que des exercices de rééquilibrage postural. Des massages et l'application de chaud ou de froid soulagent la douleur.
■ **Médicaments** Les AINS, les antalgiques et les injections de cortisone (voir pages 204-206) peuvent être utiles.
■ **TCC (thérapie comportementale et cognitive)** Une technique qui peut vous aider à appréhender vos douleurs chroniques et à mieux les gérer.
■ **Chirurgie** La chirurgie peut être envisagée pour soulager la pression exercée sur la moelle épinière et/ou les racines nerveuses (voir pages 210-213).

Sciatique

La sciatique n'est pas une maladie, mais un syndrome, c'est-à-dire un ensemble de symptômes qui peuvent être extrêmement douloureux. La douleur, souvent ressentie loin de l'origine du problème, est irradiante et parfois si sévère qu'elle en devient handicapante. Heureusement, il existe différents traitements et des mesures d'automédication capables de la soulager.

Symptômes La vraie sciatique est une douleur qui descend le long de la face postérieure de la cuisse, puis de la jambe, et qui peut atteindre le pied. Elle touche un seul membre inférieur. La douleur est souvent décrite comme « cuisante », « engourdie » ou « lancinante ». Sévère, elle peut vous empêcher de marcher et de vaquer à vos occupations quotidiennes. Dans certains cas, vous avez également mal dans le bas du dos.

Causes La sciatique est l'une des douleurs radiculaires (voir pages 116-117) les plus fréquentes au niveau des lombes. Chaque année, 3 ou 4 % des Américains souffrent de sciatique. Elle est due à une compression des racines nerveuses qui sortent du canal rachidien et se rejoignent pour former le nerf sciatique – le plus épais et le plus long du corps. La douleur peut aussi être ressentie le long des branches du nerf sciatique dans la jambe. La compression radiculaire peut être due à une hernie discale (voir page 116), au syndrome du piriforme (voir pages 128-129) ou à une sténose du canal lombaire (voir page 116).

Prévention Le seul moyen de prévenir la sciatique est de réduire la probabilité de survenue des affections susceptibles de la provoquer (voir ci-dessus).

Diagnostic Vous allez impérativement devoir consulter votre médecin si vous souffrez d'une sciatique. Essayez de

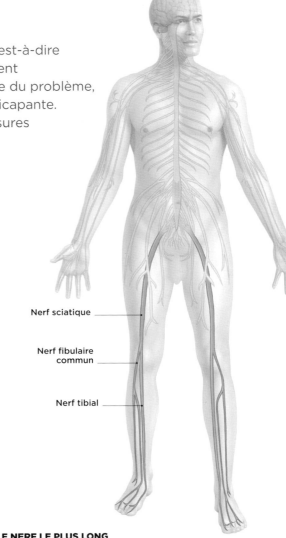

Nerf sciatique

Nerf fibulaire commun

Nerf tibial

LE NERF LE PLUS LONG
Les racines du nerf sciatique partent de la colonne lombaire, puis se rejoignent dans le bassin pour descendre le long de la face postérieure de la cuisse. Ses branches descendent le long de la face postérieure du mollet jusqu'au pied.

vous rappeler ce que vous faisiez avant l'apparition de la douleur, et notez les positions qui vous soulagent et celles qui aggravent votre douleur.

Votre médecin va vous examiner et, en fonction de l'origine et de la description de vos symptômes, il décidera probablement de vous faire passer des examens complémentaires (voir *Le diagnostic du spécialiste*, pages 42-45).

Traitement Dans la majorité des cas, une crise de sciatique se règle toute seule en quelques semaines. Votre médecin va certainement vous prescrire des antalgiques (voir pages 204-205). La plupart des spécialistes encouragent leurs patients à rester actifs, sans effort excessif bien sûr, et leur déconseillent de garder le lit. Les traitements ultérieurs dépendront de l'origine du problème mais, en général, la sciatique disparaît d'elle-même.

Si les symptômes persistent, vous pouvez recourir à l'automédication pour vous soulager. Voici ce qu'il faut faire et ne pas faire au cours des 24 premières heures :

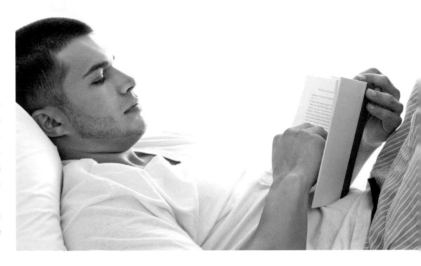

À faire

■ Même si vous avez mal dans la jambe, appliquez de la glace dans le creux de vos reins – probablement l'origine du problème. Un sac de petits pois congelés est l'idéal, mais intercalez une serviette pour éviter de vous brûler la peau.

■ Si la glace ne vous soulage pas, appliquez une bouillotte, une couverture chauffante ou un patch chauffant (voir page 214).

■ Prenez un antalgique conseillé par votre médecin – de préférence à effet anti-inflammatoire (voir pages 204-205).

■ Si vous avez très mal dans votre lit, essayez de placer un coussin sous vos genoux. Et si vous vous tournez sur le côté, placez le coussin entre vos genoux.

■ Notez les positions les plus confortables et les positions les plus douloureuses et laissez l'aversion naturelle de votre corps pour la douleur vous dicter la meilleure position à adopter.

■ Distrayez-vous, par exemple avec un bon livre, et ne vous préoccupez pas de ce que vous devriez être en train de faire au lieu de vous reposer. Le stress engendré par l'inquiétude risque de raidir vos muscles et d'aggraver la douleur.

■ Appelez votre médecin si vos symptômes ne s'améliorent pas au bout de 24 heures.

À ne pas faire

■ Ignorer la douleur : elle peut signaler l'existence d'une lésion.

■ Vous pencher, soulever des charges ou effectuer des mouvements de torsion.

■ Laisser une personne non qualifiée vous manipuler le dos – en revanche, n'importe qui peut vous faire un massage doux en contournant l'épine dorsale.

REPOS MODÉRÉ
Parfois, votre dos a juste besoin d'un peu de repos. Mais attention, l'immobilisation prolongée risque d'aggraver votre sciatique.

Lésions costales

Vos côtes ne s'articulent pas seulement en avant avec le sternum,
mais aussi en arrière avec vos vertèbres thoraciques. C'est pourquoi
de nombreux problèmes costaux affectent aussi le dos. Malheureusement,
la cause précise est généralement difficile à diagnostiquer, la douleur
pouvant avoir de multiples origines.

Symptômes Les lésions costales engendrent deux types de
douleurs : une douleur localisée ou diffuse dans une zone du
thorax, et une douleur ressentie lors de la respiration profonde, de la toux, d'un éternuement ou en riant. Les causes
de ce mal peuvent être multiples – entorses, fractures, etc.

Mais d'autres affections peuvent provoquer des douleurs
similaires.

Causes Les problèmes costaux à l'origine de douleurs dans
le dos se divisent en deux groupes :

Lésions des articulations costo-vertébrales Chaque côte
est rattachée à une vertèbre (voir illustration ci-contre)
par une articulation appelée *articulation costo-vertébrale*,
laquelle est revêtue de cartilage et réunie par des ligaments.
Les causes des lésions des articulations costo-vertébrales
les plus fréquentes sont :

- **Des déséquilibres musculaires** – les muscles thoraciques
  sont raidis et des muscles du dos, affaiblis.
- **Travailler les bras au-dessus de la tête** – accrocher des
  rideaux, peindre un plafond, ranger des objets sur une
  étagère haute, etc.
- **Une mauvaise posture** – devant l'écran (voir page 156) ou
  en voiture (voir page 157).
- **Une maladie** – bronchite, asthme ou autres affections
  avec toux et éternuements fréquents.
- **Une mauvaise position la nuit** – dormir sur un matelas
  trop mou ou s'endormir dans un fauteuil, par exemple.

Lésions ligamentaires Des ligaments entourent et relient
les articulations costo-vertébrales à l'arrière, côté rachis,
et les articulations costo-chondrales à l'avant, côté sternum

**ARTICULATION
DES CÔTES**
Chaque côte est rattachée
en arrière à la colonne
vertébrale par une articulation
appelée articulation
costo-vertébrale.

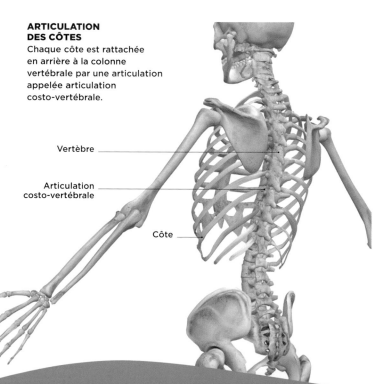

Vertèbre

Articulation
costo-vertébrale

Côte

(voir page 106). Les ligaments et le cartilage autour de ces articulations peuvent subir des lésions – élongations ou déchirures soudaines, ce qui fatigue les muscles adjacents. Les causes possibles incluent :

- **Un traumatisme thoracique** – lors d'une chute ou d'un accident de voiture. Ces traumatismes sont souvent associés à des fractures costales (voir encadré ci-contre).
- **Des mouvements excessifs** – des flexions, des extensions ou des torsions.
- **Une pratique sportive** – surtout si vous n'êtes pas en bonne condition physique. Les sports de contact tels le football et le hockey sur glace sont des sports à risque dans ce domaine.
- **Une chute** – dans le cadre d'un accident domestique, d'un accident du travail ou d'une pratique sportive (ski, gymnastique, équitation).
- **Le port de charges lourdes** – pendant une période prolongée.

Diagnostic D'abord, votre médecin va vouloir éliminer un bombement discal ou une hernie discale au niveau cervical ou thoracique, car la douleur provoquée par ces affections peut ressembler à celle due à un problème costal. Puis, il va toucher et manipuler les articulations et les ligaments en cause avant de poser son diagnostic. S'il suspecte une fracture costale (voir encadré ci-contre), il va vous faire passer une radio pour confirmer son diagnostic ; s'il suspecte des problèmes multiples, il va vous prescrire un scanner ou une IRM.

Certaines maladies peuvent entraîner des douleurs semblables à celles liées à une lésion costale et doivent être éliminées par le médecin, dont la pleurésie (inflammation de la plèvre), la bronchite chronique, la pneumonie, la tuberculose, le cancer des poumons et l'angine.

Traitement En cas de lésions des articulations costovertébrales et de lésions ligamentaires, le premier geste consiste à prendre des antalgiques – AINS ou paracétamol

Fractures costales ▸▸

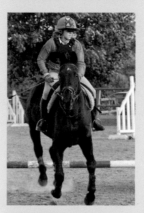

PROTÉGEZ VOS CÔTES
Lorsque vous pratiquez un sport à risque, prévenez les lésions costales en portant l'équipement adapté.

Les fractures costales simples peuvent être dues à un traumatisme thoracique tel un accident de voiture mais les personnes âgées se fracturent parfois une côte en tombant, notamment si leurs os sont fragilisés par l'ostéoporose (voir pages 68-71). Les personnes plus jeunes se font des fractures plutôt dans le cadre d'activités sportives – football, équitation, etc. – ou d'accidents. Les jeunes enfants sont moins sujets aux fractures costales, leurs côtes étant plus élastiques, donc plus résistantes aux chocs.

En général, les fractures costales sont localisées soit au point d'impact, soit à l'endroit où la côte s'articule à une vertèbre – son point faible. Une fracture costale simple n'est pas dangereuse en soi et la pose d'un plâtre étant impossible sur une côte, le seul traitement est médicamenteux avec des antalgiques (voir pages 204-207). Mais elle peut être compliquée si la côte fracturée endommage un organe interne – le plus souvent le poumon –, auquel cas il faut recourir à la chirurgie. C'est pourquoi vous devez consulter immédiatement votre médecin si vous pensez vous être cassé une côte.

(voir pages 204-206). Ensuite, la kinésithérapie (voir pages 178-181) et le massage (voir pages 186-187) sont souvent envisagés pour réduire l'inflammation, améliorer la mobilité articulaire et relâcher les tensions musculaires. Un kinésithérapeute va également corriger votre posture et vos déséquilibres musculaires, ainsi que vous apprendre à soulever des charges et à respirer correctement.

Fractures et contusions

Les lésions vertébrales sont généralement bénignes et se traitent efficacement, même si dans certains cas, heureusement assez rares, elles peuvent être extrêmement graves, voire fatales. En Europe, on estime à 200 000 le nombre de personnes souffrant d'une lésion de la moelle épinière attribuée à une lésion vertébrale.

Causes En général, les lésions vertébrales résultent d'une chute, d'un accident de voiture, d'un accident de sport ou d'un acte de violence. La moitié d'entre elles concerne les colonnes thoracique et lombaire, surtout chez les hommes, tandis que la colonne coccygienne est plus souvent touchée chez les femmes. La colonne sacrée (voir page 14) peut également subir des lésions vertébrales.

Bien des blessures ne provoquent que des contusions douloureuses, mais les plus graves peuvent entraîner une fracture. On distingue quatre types de fractures vertébrales : la *fracture par tassement*, où la partie antérieure de la vertèbre se casse et s'affaisse alors que la partie postérieure reste stable ; la *fracture par éclatement*, où le mur postérieur du corps vertébral se casse ; la *fracture par extension*, où deux vertèbres se disloquent et, plus rarement, la *fracture par rotation*, où une vertèbre se déplace latéralement par rapport à la vertèbre du dessus ou du dessous. C'est la fracture par rotation qui est la plus susceptible de provoquer de graves lésions de la moelle épinière.

Diagnostic Si vous suspectez une lésion vertébrale – notamment si vous souffrez d'un mal de dos terrible, si vous avez perdu connaissance quelques instants ou si vous ne sentez plus la partie inférieure ou d'autres parties de votre corps –, restez immobile et ne laissez absolument personne vous manipuler. Appelez – ou demandez à quelqu'un – d'appeler une ambulance qui vous transportera aux urgences où des médecins vous examineront, vous interrogeront sur votre état de santé et vous demanderont comment vous vous êtes blessé. Vous passerez certainement un examen neurologique pour tester vos réflexes, votre sensibilité et votre mobilité ainsi que les incontournables radios, scanners et IRM.

Traitement Les lésions graves réclament généralement une intervention chirurgicale (voir pages 210-213), mais les plus bénignes sont traitées avec des antalgiques et des anti-inflammatoires (voir pages 204-207), ainsi qu'avec des séances de kinésithérapie (voir pages 178-181) incluant des exercices personnalisés et un programme de rééducation. Le port d'un corset est souvent nécessaire pendant plusieurs semaines en cas de fracture vertébrale. Demandez l'avis de votre médecin avant d'essayer des thérapies telles que l'ostéopathie (voir pages 182-183) ou la chiropraxie (voir pages 184-185) au cours de votre rééducation.

LÉSIONS COCCYGIENNES

Votre coccyx comprend les quatre ou cinq dernières vertèbres (voir page 14) – la variation du nombre s'explique par la soudure de certaines. Les vertèbres coccygiennes varient d'une personne à l'autre dans leur forme et leur taille, même si toutes sont pleines, la moelle épinière ne circulant pas à travers.

Le coccyx est plus fragile chez la femme – ses hanches plus larges le protègent moins ; d'ailleurs, le coccyx est parfois traumatisé durant l'accouchement. Sinon, la plupart des

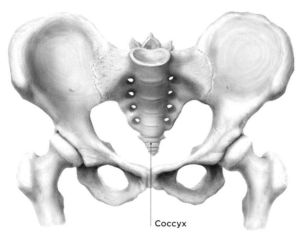

Coccyx

pendant un certain temps – si vous êtes obligé de vous asseoir, utilisez un coussin avec un trou au centre pour diminuer la pression.

Normalement, les lésions coccygiennes disparaissent au bout de quelques semaines. Mais, dans certains cas, une douleur très vive peut persister (*coccydynie*) et une IRM peut être nécessaire pour connaître la cause du problème. Des injections à visée antalgique et, rarement, une intervention chirurgicale sont conseillées pour les coccydynies persistantes.

PRESSION SUR LE COCCYX
La pratique prolongée du vélo est une cause majeure de lésion au coccyx. Choisissez soigneusement votre selle pour réduire le risque.

lésions coccygiennes résultent d'une chute, d'un coup lors de la pratique d'un sport de contact, d'une friction liée à la pratique du vélo ou, moins couramment, du développement d'ostéophytes (voir page 59), de lésions d'autres parties de la colonne et d'infections.

Heureusement, la moelle épinière ne traversant pas le coccyx, une lésion coccygienne ne risque pas de l'endommager.

Symptômes Les symptômes varient, mais incluent souvent une douleur, une hypersensibilité, une contusion, une gêne en position assise, une douleur à la défécation et, chez la femme, un inconfort durant les rapports sexuels.

Diagnostic Un examen rectal est généralement pratiqué et une radio peut être prise pour confirmer le diagnostic.

Traitement Le traitement consiste en la prise d'analgésiques (voir pages 204-205), l'application de glace pour réduire la contusion et le renoncement à la position assise

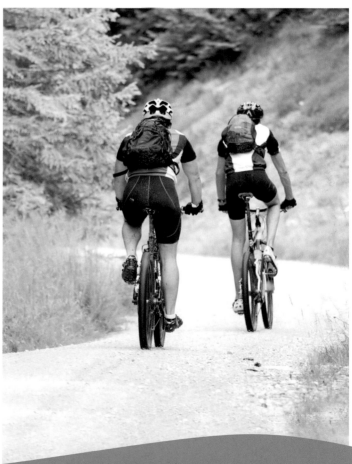

Affections sacro-iliaques

Les articulations sacro-iliaques, situées de chaque côté de l'épine dorsale en bas du dos, supportent l'essentiel du poids du haut du corps, et le transfèrent de façon égale aux membres inférieurs et aux pieds. Malheureusement, les problèmes sacro-iliaques sont assez courants.

Les articulations sacro-iliaques (*SI*) font partie intégrante du bassin. Comme leur nom l'indique, elles relient les os iliaques du bassin au sacrum, une pièce osseuse constituée de cinq vertèbres soudées au bout de la colonne. Heureusement, au vu de leur position clé, ces articulations sont protégées par de solides ligaments qui assurent la stabilité de l'ensemble. Ces deux petites articulations en forme de L seraient responsables de plus de 20 % des douleurs lombaires. Des lésions, des déséquilibres musculaires, des affections générales telle l'arthrose et des modifications hormonales liées à la grossesse peuvent vous prédisposer à des problèmes sacro-iliaques.

Symptômes En cas d'atteinte de l'articulation sacro-iliaque, le principal symptôme est la douleur – généralement dans le bas du dos et l'arrière des hanches, mais parfois dans la cuisse et l'aine. La souffrance s'intensifie souvent avec la station debout et la marche, et s'améliore en position allongée. Vous pouvez avoir mal dans une fesse, notamment en vous tournant dans votre lit, et dans la journée, vous pouvez trouver plus confortable de vous asseoir sur une fesse que sur l'autre. Certaines personnes se sentent aussi plus vulnérables aux chutes, en partie parce qu'elles ont l'impression que leurs hanches sont instables. Enfin, il peut y avoir une sciatique modérée (voir pages 118-119).

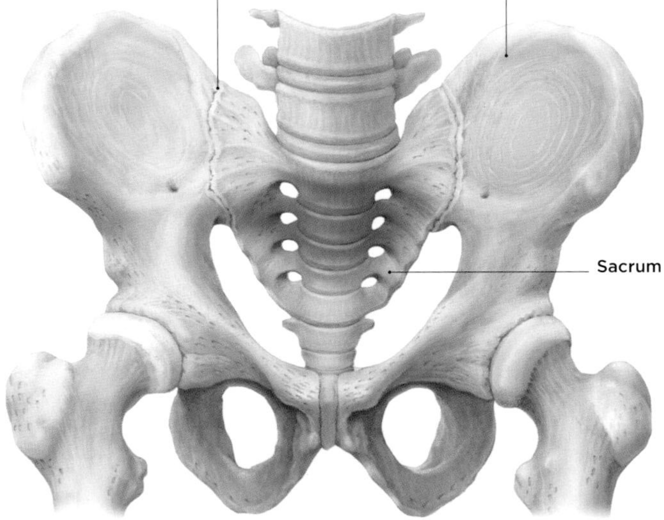

Articulation sacro-iliaque

Ilion

Sacrum

ARTICULATIONS SACRO-ILIAQUES
Ces articulations situées de chaque côté de la colonne vertébrale relient le sacrum au bassin. Leur mobilité est très limitée, mais elles peuvent devenir douloureuses et enflammées à la suite d'une lésion ou d'une maladie.

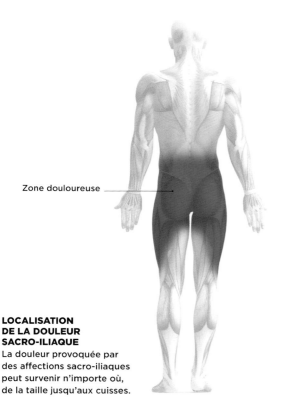

Zone douloureuse

**LOCALISATION
DE LA DOULEUR
SACRO-ILIAQUE**
La douleur provoquée par
des affections sacro-iliaques
peut survenir n'importe où,
de la taille jusqu'aux cuisses.

Aussi courant qu'un simple rhume? »

Selon les estimations, vous avez 95 % de chance de souffrir de douleurs dans le bas du dos au cours de votre vie – une incidence équivalente à celle d'un simple rhume. Et des études montrent qu'entre 13 et 30 % des douleurs de dos sont dues à des problèmes sacro-iliaques.

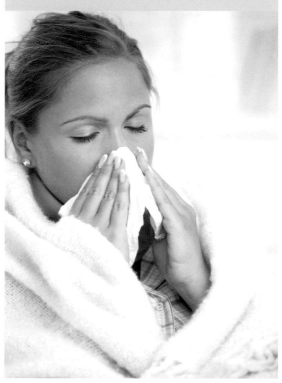

Causes Des problèmes peuvent survenir avec l'usure du cartilage articulaire, et ce pour de multiples raisons. La blessure est la cause la plus fréquente, surtout lorsque la douleur survient rapidement, mais l'arthrose (voir pages 58-61) est souvent la principale coupable.

Parmi les autres affections possibles de la région sacro-iliaque, notons la polyarthrite rhumatoïde (voir pages 62-65) ; la spondylarthrite ankylosante (voir pages 66-67) ; la grossesse – les hormones sécrétées durant cette période relâchent les ligaments et augmentent donc exagérément la mobilité articulaire ; le psoriasis ; la goutte (dépôts d'acide urique dans les articulations) ; une démarche déséquilibrée, parfois due à une jambe plus longue que l'autre ; des douleurs dans d'autres articulations.

Une compression des racines nerveuses (voir pages 116-117) peut engendrer une douleur similaire à celle d'une affection sacro-iliaque, mais les causes en sont différentes.

Prévention Les articulations sacro-iliaques jouant un rôle mineur dans le mouvement et la posture, vous ne pouvez pas faire grand-chose pour leur éviter des problèmes potentiels. Cependant, il est toujours bon de prendre soin de la santé générale de son dos, notamment de surveiller sa posture (voir pages 148-151) et son poids (voir pages 158-161).

Diagnostic Votre médecin va d'abord vouloir déterminer si votre douleur est due à une pathologie sous-jacente parmi celles énumérées précédemment. Si les examens sanguins et radiologiques ne montrent rien, il va suspecter une

SYMPTÔME CLÉ
Dans bien des cas, la localisation de la douleur à un endroit précis ou le mouvement qui la provoque peuvent indiquer l'origine du problème.

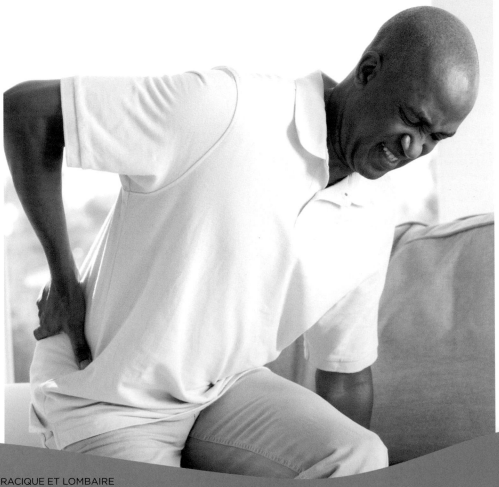

différence de longueur de vos membres inférieurs et vérifier l'inclinaison de votre bassin. Il va sans doute palper vos articulations sacro-iliaques, même si vous êtes la personne la mieux placée pour lui indiquer précisément l'endroit de la douleur avec votre pouce.

Ensuite, vous n'allez probablement pas échapper aux « tests de provocation de la douleur » : votre médecin va vous mettre dans différentes positions et exercer des pressions sur vos membres inférieurs pour évaluer vos réactions. Dans le test de Gaenslen, vous fléchissez un genou sur la poitrine tandis que le médecin appuie sur l'autre jambe allongée. Dans le test de FABRE (flexion, abduction, rotation externe) ou de Patrick, vous fléchissez un genou et placez le talon sur le genou opposé, puis le médecin appuie sur le genou fléchi.

Le problème, c'est que des études montrent qu'aucun de ces tests n'est fiable à 100 % pour diagnostiquer une affection sacro-iliaque. L'expérience et l'instinct du médecin sont donc essentiels pour orienter le diagnostic.

Si votre médecin suspecte un problème sacro-iliaque, il peut vous proposer des injections anesthésiantes dans l'articulation qui, si elles soulagent vos symptômes, confirmeront le diagnostic d'une affection sacro-iliaque.

Traitement De nombreux traitements existent, mais la meilleure approche dépend avant tout de trois facteurs : si le problème est aigu, c'est-à-dire d'apparition brutale, comme après un accident ou une blessure sportive ; s'il est chronique, c'est-à-dire se développe lentement et dure depuis plus de trois mois ; ou s'il est dû à une pathologie sous-jacente.

Mais, dans tous les cas, votre médecin va certainement vous prescrire de la kinésithérapie (voir pages 178-181) avec exercices d'étirement (voir pages 140-141), massage, cryothérapie, thermothérapie et ultrasons. Il vous conseillera aussi le port d'un corset ou d'une ceinture de soutien, et

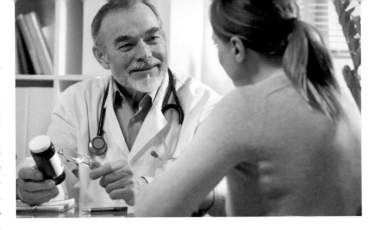

si vous avez une jambe plus longue que l'autre, des semelles orthopédiques et des exercices spéciaux. Un kinésithérapeute vous élaborera un programme personnalisé.

Les médicaments sont également importants. Les AINS, le paracétamol et les myorelaxants (voir pages 204-207) peuvent notablement soulager la douleur, et laisser aux articulations le temps de s'améliorer naturellement avec les séances de kinésithérapie. D'autres thérapies complémentaires peuvent aussi être utiles (voir *Solutions*, pages 176-177). N'oubliez pas de toujours demander l'avis de votre médecin.

Si le problème est devenu chronique, des injections d'anesthésiants et de corticostéroïdes seront probablement nécessaires. Et, en dernier recours, une intervention chirurgicale pour souder les articulations pourra être pratiquée si les autres traitements ont échoué.

Conseils pour aller mieux Une fois la crise passée, concentrez-vous sur la rééducation. Votre kinésithérapeute établira pour vous un programme d'exercices à pratiquer plusieurs fois par semaine. Appliquez-vous à le suivre, et, surtout, évitez toutes les activités qui risquent d'aggraver votre problème.

MÉDICAMENTS
Le traitement médicamenteux est nécessaire pour soulager la douleur dans les affections sacro-iliaques et vous permettre de reprendre une activité normale.

Syndrome du piriforme

Le syndrome du piriforme reproduit les symptômes d'autres affections. Certains spécialistes pensent donc qu'il devrait porter le nom de ces affections, tandis que d'autres penchent en faveur du maintien de son appellation actuelle. Toujours est-il qu'il existe de nombreux traitements pour le soulager.

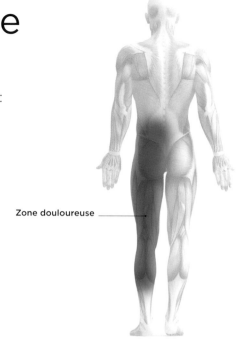

Zone douloureuse

Le muscle piriforme est un petit muscle aplati, de forme pyramidale, qui s'étend de la face antérieure du sacrum (voir page 15) au bord supérieur du grand trochanter. Il est rotateur externe et, dans certaines positions, abducteur de la hanche.

Normalement, le nerf sciatique (voir page 118), qui descend du plexus lombo-sacré jusqu'au pied, passe sous le piriforme. Mais chez 15 à 20 % des individus, il passe à travers le piriforme, ce qui augmente son risque de compression par spasme ou blessure musculaire (qui est la cause estimée du syndrome dans 50 % des cas). Bien sûr, le nerf peut être comprimé même s'il ne traverse pas le piriforme.

Selon les estimations, le syndrome du piriforme affecte six fois plus de femmes que d'hommes, pour des raisons encore largement inexpliquées.

Symptômes Les symptômes du syndrome du piriforme sont identiques à ceux de la sciatique (voir page 92) : une douleur vive qui suit le trajet du nerf sciatique à l'arrière du membre inférieur et se localise essentiellement dans la fesse, parfois dans le bas du dos. Dans certains cas, on constate aussi une moindre mobilité de l'articulation de la hanche.

Causes Une lésion, un traumatisme et des spasmes musculaires liés à une posture incorrecte (voir pages 148-151) peuvent être responsables de ce syndrome. Et si votre nerf sciatique passe à travers votre piriforme, vous risquez davantage d'être atteint de ce syndrome.

OÙ AVEZ-VOUS MAL ?
Dans le syndrome du piriforme, la douleur est généralement concentrée dans la région de la hanche ou de la fesse, mais peut être ressentie dans le bas du dos ou le mollet.

Prévention Adopter et conserver une posture correcte (voir pages 148-151) constitue la seule mesure préventive, bien qu'inefficace si le problème est dû à une lésion musculaire ou une anomalie anatomique.

Diagnostic Vu les nombreux débats autour de l'existence du syndrome du piriforme, le diagnostic est problématique et ne peut être confirmé par des tests. Néanmoins, votre médecin va certainement vous faire passer des radios et, si nécessaire, une IRM, dans le but d'éliminer d'autres affections possibles. Mais, les examens radiologiques ne sont pas toujours probants et le diagnostic repose souvent sur vos symptômes et le rejet d'une autre origine possible.

Traitement La kinésithérapie (voir pages 178-181) intégrant un programme d'exercices personnalisé, dont l'exercice proposé ci-dessous, constitue le principal traitement. Les anti-inflammatoires (voir pages 205-206), la thérapie par ultrasons (voir page 180) et le massage (voir pages 186-187) peuvent soulager la douleur. Il est également conseillé d'éviter les activités susceptibles d'avoir déclenché une lésion musculaire. Quant à l'ostéopathie (voir pages 182-183) et à la chiropraxie (voir pages 184-185), elles sont efficaces chez certaines personnes.

Une intervention chirurgicale visant à réorganiser les fibres du piriforme pour les empêcher de comprimer le nerf sciatique n'est à envisager qu'après l'échec des autres traitements.

Existe-t-il vraiment? ▸▸

La question n'a pas été tranchée. Le diagnostic du syndrome du piriforme reste controversé depuis sa première description en 1928. Les tests vous diront que vous souffrez peut-être de ce syndrome, mais seront inaptes à vous le confirmer. Toutefois, les arguments – à défaut de preuves – en faveur du syndrome du piriforme convainquent de nombreux médecins qu'il s'agit d'un problème bien réel.

Exercice pour le syndrome du piriforme ▸▸

Étirement du muscle piriforme
Allongez-vous sur le dos, les genoux fléchis à angle droit. Si la douleur est du côté droit, placez votre cheville droite juste au-dessus de votre genou gauche (si la douleur est du côté gauche, inversez). Lisez attentivement les mises en garde page 10 avant de commencer.

Fléchissez le genou droit vers la poitrine. Avec votre main gauche, poussez votre genou droit vers la gauche. Avec votre main droite placée juste au-dessus de la cheville, tirez votre cheville droite vers la droite. Gardez la position 10 secondes, mais ne forcez surtout pas. Répétez l'exercice plusieurs fois par jour. Avec la pratique, vous essaierez de maintenir la position pendant 1 minute.

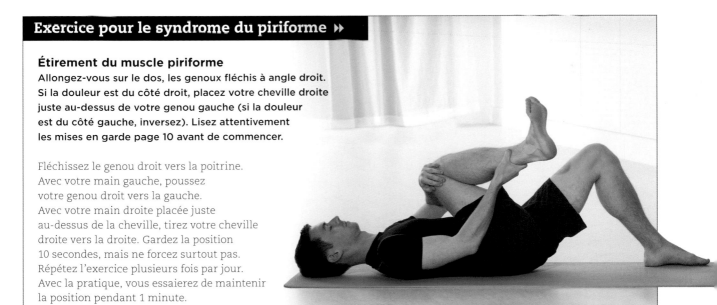

Si vous êtes enceinte

Entre 50 et 75 % des femmes ont mal au dos durant leur grossesse – notamment dans le bas du dos. Ceci n'a rien d'étonnant au vu du poids pris, de la modification de la posture et de la démarche, et des effets de la relaxine – une hormone qui détend les muscles et les ligaments en prévision de l'accouchement. Mais, il est possible d'agir pour prévenir ou soulager les maux de dos.

Deux grands types de douleurs de dos surviennent au cours de la grossesse. D'abord, quand vos muscles, ligaments, disques intervertébraux ou articulations subissent des tensions à la suite d'une mauvaise posture ou d'un port de charge incorrect, surtout si vos muscles et ligaments étaient déjà affaiblis, raidis ou déséquilibrés au départ. Ensuite, quand vos articulations pelviennes souffrent de ce qu'on appelle les *douleurs de la ceinture pelvienne*.

Moins souvent, les maux de dos pendant la grossesse peuvent révéler une pathologie sous-jacente. Consultez votre médecin si vos douleurs s'intensifient ou deviennent permanentes, surtout si elles s'accompagnent d'un écoulement vaginal. Et rappelez-vous qu'une douleur sourde peut signaler le début du travail – auquel cas demandez de l'aide immédiatement !

Douleurs de dos d'origine posturale Votre posture et la pression exercée sur vos muscles posturaux changent considérablement durant la grossesse, au fur et à mesure que vous prenez du poids. Le poids du fœtus et votre poitrine généreuse déplacent vers l'avant votre centre de gravité. Alors pour garder votre équilibre, les muscles de votre dos doivent travailler deux fois plus. Résultat : votre bassin tend à basculer en avant, exagérant votre courbure lombaire (voir aussi *Hyperlordose*, page 56). Ce poids supplémentaire et le déplacement du centre de gravité du corps sollicitent exagérément les muscles du dos, les articulations et les disques intervertébraux. Et vos muscles abdominaux distendus ont du mal à soutenir comme il le faudrait votre colonne.

Que faire ? Vous pouvez prévenir les douleurs de dos d'origine posturale de multiples manières.

À faire

- Conservez une bonne posture (voir pages 148-151) et pratiquez régulièrement des bascules du bassin (voir pages 134-135).
- Soulevez correctement les objets (voir pages 152-157).
- Pratiquez des exercices de renforcement des abdominaux, du dos et des muscles pelviens.

NOUVEAU CENTRE DE GRAVITÉ
Les maux de dos durant la grossesse résultent souvent du déplacement du centre de gravité vers l'avant à mesure que le fœtus se développe.

La sciatique pendant la grossesse ▸▸

Il fut un temps où l'on croyait que la sciatique (voir pages 118-119) durant la grossesse était due à la pression du fœtus sur les nerfs rachidiens, mais l'on pense aujourd'hui que les femmes enceintes peuvent avoir une sciatique pour les mêmes raisons que n'importe qui. Alors consultez votre médecin si vous souffrez d'une sciatique qui vous gêne.

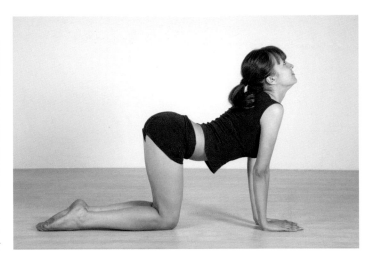

- Dormez bien, surtout à un stade de grossesse avancée. Dormez sur le côté avec un ou deux genoux fléchis. Ajoutez un oreiller sous l'abdomen et entre les genoux – ou achetez-vous un oreiller de grossesse.
- Portez des chaussures adaptées – plates ou à petits talons, qui respectent la voûte plantaire. Les talons hauts exagèrent encore la courbure lombaire.
- Évitez de rester trop longtemps debout ou dans la même position pour ne pas tirer exagérément sur vos muscles et ligaments.
- Achetez une ceinture de grossesse ou portez des culottes de grossesse avec une ceinture basse qui soutient correctement.
- Utilisez la chaleur, le froid et les massages. La chaleur sur le bas du dos contribue à détendre les muscles. Essayez les bains chauds, les douches chaudes ou les patchs chauffants, ou alternez froid et chaleur.
- Testez la position du chat (voir ci-contre) pour soulager vos tensions ou douleurs de dos. Le dos à peu près plat, inspirez et, en expirant, contractez les muscles de votre plancher pelvien. (Voir aussi *Renforcer le plancher pelvien*, page 132).

À ne pas faire

- Ne restez pas assise les jambes croisées, ce qui risque de rompre l'alignement de vos articulations pelviennes.

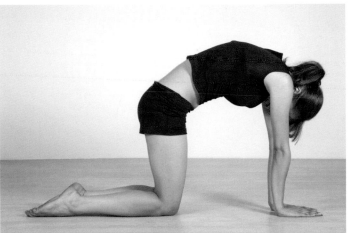

ÉTIREMENT DU CHAT
Voici un exercice de yoga simple et sans danger pour soulager les maux de dos durant la grossesse. Posez vos genoux et vos mains au sol, levez la tête et cambrez le dos. Puis, baissez la tête et «faites le dos rond». Répétez 3 fois.

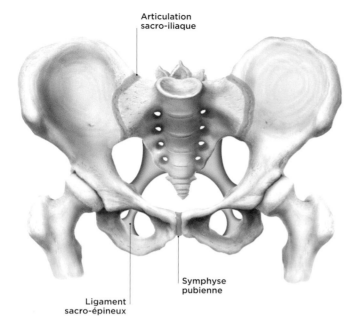

Articulation
sacro-iliaque

Symphyse
pubienne

Ligament
sacro-épineux

UN BASSIN PLUS SOUPLE
Normalement rigide, le bassin devient
plus souple durant la grossesse sous l'action
de la relaxine, une hormone qui assouplit
les ligaments de la région pelvienne.

Renforcer le plancher pelvien ▸▸

Les exercices de Kegel renforcent les muscles du plancher pelvien qui soutiennent l'utérus, les intestins et la vessie. Des muscles pelviens solides stabilisent le bassin, ce qui soulage les douleurs du bas du dos et de la ceinture pelvienne. Ils contribuent aussi à prévenir l'incontinence d'effort qui peut survenir après l'accouchement.

■ Identifiez vos muscles du plancher pelvien en essayant de stopper l'émission d'urine quand vous urinez. Si vous en êtes capable, c'est que vous sollicitez ces muscles.

■ Serrez régulièrement ces muscles au cours de la journée. Maintenez-les contractés pendant 10 secondes, puis relâchez-les. Répétez 5 fois de suite. Pratiquez cet exercice 5 fois par jour.

■ Profitez de certains temps morts ou positions immobiles pour pratiquer les exercices – en attendant les transports en commun, quand vous êtes passager en voiture, quand vous faites la queue ou quand vous regardez la télé.

Douleurs de la ceinture pelvienne Également appelées *diastasis de la symphyse pubienne* (DSP), les douleurs de la ceinture pelvienne sont fréquentes durant la grossesse et la période postnatale. Elles sont dues aux effets de la relaxine. Normalement, les articulations sacro-iliaques (voir pages 124-127) sont peu mobiles durant les activités quotidiennes où les muscles « verrouillent » le bassin pour lui assurer cohérence et stabilité. Mais chez certaines femmes enceintes, le bassin n'est pas verrouillé, laissant les surfaces articulaires frotter l'une contre l'autre et engendrer gonflement, inflammation et douleur.

Les symptômes sont une douleur dans le bas-ventre, au-dessus de la symphyse pubienne – l'articulation qui unit en avant les deux os iliaques. Sous l'effet de la relaxine, cette articulation s'assouplit et s'ouvre pour permettre l'accouchement. De nombreuses femmes enceintes ont également mal à l'arrière du bassin, souvent dans les fessiers. La douleur n'est que d'un côté, ou va et vient entre les deux côtés.

Les douleurs qui surviennent en marchant, en montant les escaliers, en passant de la position assise à la station debout, en se tournant dans le lit, en sortant de la voiture, en écartant les jambes ou en se tenant sur un pied pour s'habiller ou entrer dans la baignoire sont fréquentes. On note une aggravation des douleurs la nuit, surtout après une journée active.

Que faire ? Suivez les recommandations des pages 130-131, mais aussi les suivantes :

- Demandez à votre médecin si la kinésithérapie (voir pages 178-181) ou une autre thérapie (voir *Solutions*, pages 176-177) vous aiderait, et s'il peut vous recommander un praticien qualifié. Il est essentiel que le praticien soit expérimenté et spécialisé dans les troubles féminins, notamment ceux liés à la grossesse.
- Évitez de vous affaler dans votre fauteuil, votre canapé ou votre baignoire.
- Ne portez aucune charge lourde et évitez de pousser un caddie trop lourd ou une poussette.
- Reposez-vous – l'intensité de vos douleurs peut être directement liée à votre degré d'activité, alors reposez-vous au moins 10 minutes toutes les heures.
- Asseyez-vous pour vous habiller et faire du repassage, ou d'autres tâches ménagères.
- Lorsque vous vous retournez dans votre lit ou vous levez le matin, imaginez que vos genoux sont collés et bougez vos deux jambes comme si vous n'en aviez qu'une seule.

Après l'accouchement Vos douleurs de dos peuvent persister après l'accouchement, notamment en portant votre bébé ou en l'allaitant. Mais vous pouvez les éviter, du moins en grande partie, en prenant des précautions de bon sens. Suivez les recommandations générales sur la meilleure façon de soulever et de porter une charge aux pages 152-155, ainsi que les conseils suivants, plus spécifiques :

- Suivez des cours de rééducation postnatale pour renforcer vos muscles abdominaux et pelviens – et, plus globalement, retrouver la forme.
- Surveillez votre posture (voir pages 148-151).
- Vérifiez que votre dos est bien soutenu, notamment si vous allaitez votre enfant.
- Soulevez votre enfant le dos bien droit en veillant à le serrer tout contre le centre de gravité de votre corps. Écartez

les pieds et avancez légèrement une jambe, puis soulevez votre bébé en contractant les muscles de vos jambes. Pour déposer votre bébé au sol, faites l'inverse. Pour vous entraîner, pratiquez *L'exercice du verre d'eau*, page 167.
- Lorsque vous installez votre bébé dans son siège auto, évitez de vous pencher. Placez-le sur un siège près de la portière en le tenant fermement, puis montez dans la voiture. Le plus simple est de plier les genoux et de les appuyer contre le bord de la portière.
- Portez votre bébé contre vous ou dans votre dos le plus souvent possible. Si vous le portez sur le côté, changez régulièrement de côté.

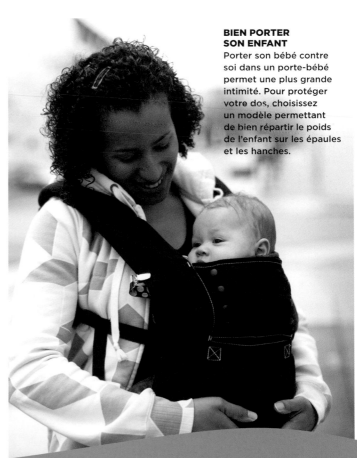

BIEN PORTER SON ENFANT
Porter son bébé contre soi dans un porte-bébé permet une plus grande intimité. Pour protéger votre dos, choisissez un modèle permettant de bien répartir le poids de l'enfant sur les épaules et les hanches.

Exercices pour le milieu et le bas du dos ▸▸

Pratiquez ces exercices pour soulager des douleurs peu intenses
provoquées par de petites tensions musculaires ou ligamentaires.
Faites chaque exercice l'un après l'autre et, pour finir, répétez la
bascule du bassin. Au préalable, lisez les mises en garde page 10.

Bascule du bassin (position allongée)

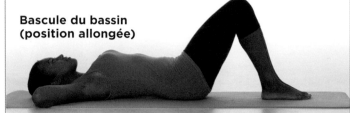

1 Allongez-vous sur le dos en position neutre
(voir page 25), les genoux fléchis à angle
droit. Placez vos mains derrière la tête
pour soutenir votre nuque ou mettez
un coussin sous votre tête.

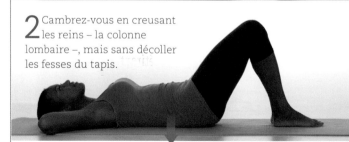

2 Cambrez-vous en creusant
les reins – la colonne
lombaire –, mais sans décoller
les fesses du tapis.

3 Puis essayez de coller vos reins contre
le tapis et d'aplatir votre colonne lombaire
au maximum. Répétez 10 fois sur un rythme
lent et mesuré. Terminez en position neutre.

Bascule du bassin (position assise)

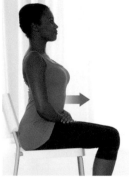
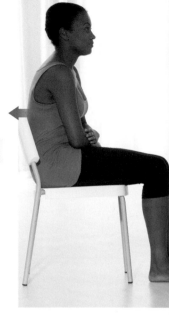

1 Asseyez-vous
sur une chaise dure
en position neutre
(voir la photo de
l'étape 3). Accentuez
votre cambrure
en éloignant le creux
de vos reins du dossier.

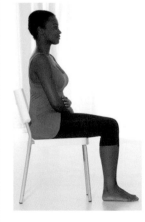

2 Puis voûtez
les épaules
et arrondissez le bas
du dos. Répétez
les étapes 1 et 2
sur un rythme lent
et mesuré.

3 Terminez
en vous cambrant
une nouvelle fois,
puis revenez
à la position neutre.

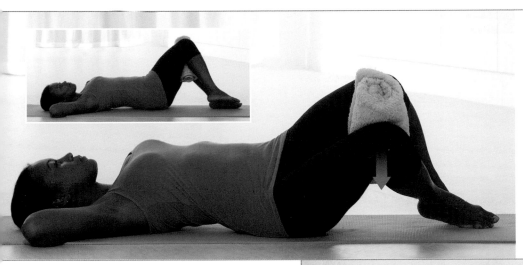

Bascule des genoux sur le côté

Allongez-vous sur le dos, les genoux fléchis à angle droit, et placez une serviette roulée entre vos genoux. Basculez vos genoux d'un côté, puis de l'autre, aussi loin que vous le pouvez sans aller jusqu'à la douleur. Répétez 10 fois.

Soulever le bassin

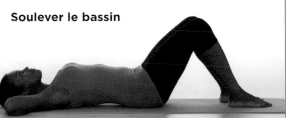

1 Allongez-vous sur le dos, les genoux fléchis à angle droit et les pieds écartés de la largeur des épaules.

2 Décollez vos fesses du tapis, maintenez la position 30 secondes, puis reposez le bassin. Répétez 5 fois.

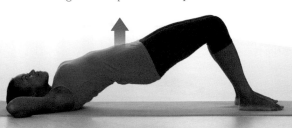

Enroulement/ déroulement

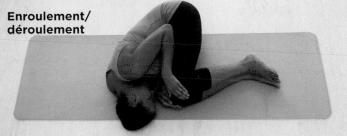

1 Allongez-vous sur le côté et enroulez-vous, comme le fœtus dans le ventre de sa mère. Gardez la position 30 secondes.

2 Puis, déroulez-vous en cambrant les reins et en étirant vos bras et vos jambes au maximum. Répétez 5 fois l'exercice.

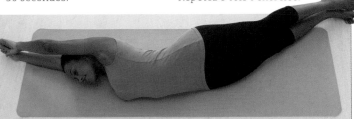

Exercices pour la colonne thoracique ▸▸

Ces exercices sont utiles
pour soulager les douleurs
du milieu du dos, notamment
entre les omoplates, et toute douleur
ressentie en respirant profondément.
Avant de les pratiquer, demandez
l'avis de votre médecin et lisez
les mises en garde page 10.

Respiration abdominale

1 Allongez-vous sur le dos,
les genoux fléchis à angle droit
et un coussin sous la tête pour
soutenir la nuque. Détendez-vous.
Posez vos mains en bas de votre
cage thoracique, vos doigts juste
en dessous du sternum.

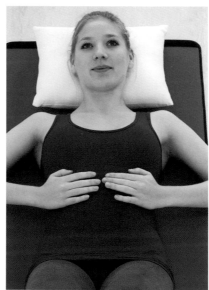

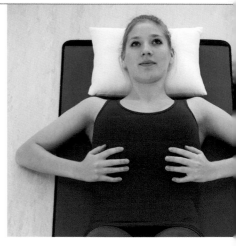

2 Inspirez profondément par le nez :
sentez vos doigts s'écarter et votre
cage thoracique se gonfler. Retenez votre
souffle quelques secondes, puis expirez
à fond. Répétez 3 fois. Reposez-vous,
puis répétez 2 fois l'exercice.

Torsion assise

1 Asseyez-vous
sur une chaise dure,
le dos bien droit.

2 Penchez-vous
en torsion pour
essayer de toucher le pied
droit de la chaise le plus
bas possible avec votre
main gauche. Gardez
10 secondes la position,
puis redressez-vous.

3 Répétez l'étape 2
de l'autre côté.

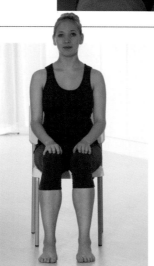

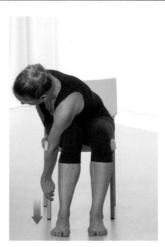

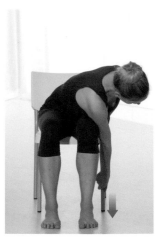

Exercice pour les omoplates

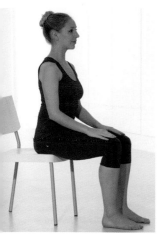

1 Asseyez-vous au bord d'une chaise dure, le dos bien droit.

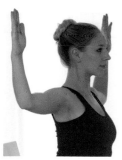

2 Fléchissez les bras sur le côté – bras et avant-bras doivent former un angle droit. Puis, poussez les coudes en arrière pour rapprocher vos omoplates. Gardez la position 10 secondes.

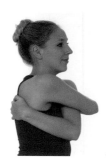

3 Ramenez vos bras en avant et « prenez-vous dans vos bras », ce qui écarte vos omoplates. Gardez 10 secondes cette position, puis relâchez. Répétez 5 fois.

Torsion latérale

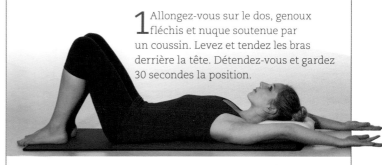

1 Allongez-vous sur le dos, genoux fléchis et nuque soutenue par un coussin. Levez et tendez les bras derrière la tête. Détendez-vous et gardez 30 secondes la position.

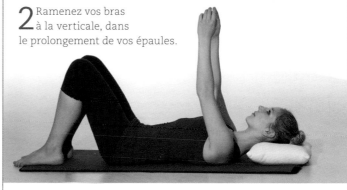

2 Ramenez vos bras à la verticale, dans le prolongement de vos épaules.

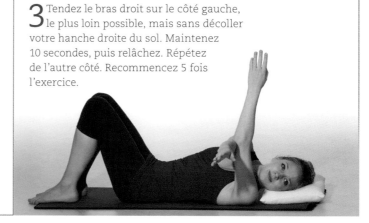

3 Tendez le bras droit sur le côté gauche, le plus loin possible, mais sans décoller votre hanche droite du sol. Maintenez 10 secondes, puis relâchez. Répétez de l'autre côté. Recommencez 5 fois l'exercice.

Exercices pour la sciatique et le syndrome du piriforme ▸▸

La sciatique et le syndrome du piriforme provoquent des douleurs similaires que ces exercices vous permettront de soulager. Ceux de la page 139 étirent spécifiquement le muscle piriforme. Lisez les mises en garde page 10 avant de commencer.

Soulagement de la sciatique

Allongez-vous sur le dos et posez vos jambes sur un tabouret ou une chaise – vos cuisses et vos jambes doivent former un angle droit. Détendez-vous.

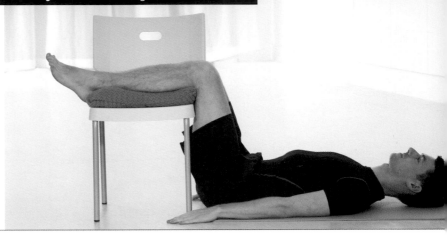

Exercice pour la sciatique aiguë

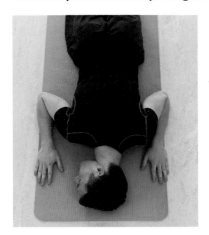

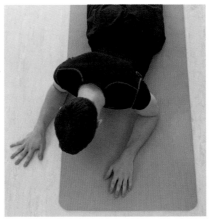

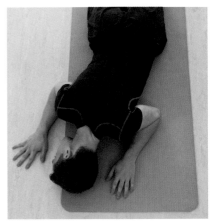

1 Allongez-vous sur le ventre, les bras fléchis et les mains près des épaules.

2 Soulevez le buste en prenant appui sur vos coudes. Détendez-vous. Observez si la douleur se déplace dans vos fessiers. Si ce n'est pas le cas, déplacez votre buste d'un côté, puis de l'autre.

3 Si vous trouvez une position qui déplace la douleur dans la fesse, gardez-la pendant 3 minutes. Répétez fréquemment, mais ne gardez jamais une position trop douloureuse.

Bascule du genou en diagonale

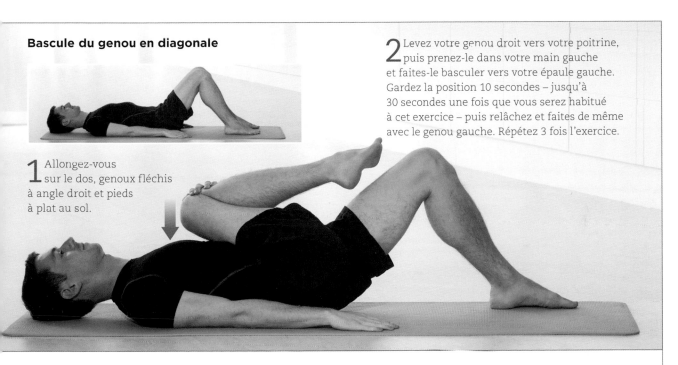

1 Allongez-vous sur le dos, genoux fléchis à angle droit et pieds à plat au sol.

2 Levez votre genou droit vers votre poitrine, puis prenez-le dans votre main gauche et faites-le basculer vers votre épaule gauche. Gardez la position 10 secondes – jusqu'à 30 secondes une fois que vous serez habitué à cet exercice – puis relâchez et faites de même avec le genou gauche. Répétez 3 fois l'exercice.

Étirement cheville sur genou

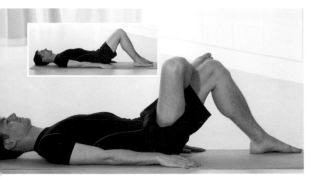

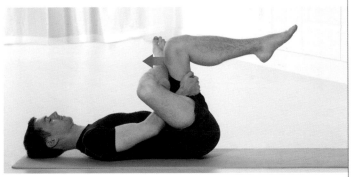

1 Allongez-vous sur le dos, genoux fléchis à angle droit et pieds à plat au sol. Posez votre cheville droite sur votre cuisse gauche, juste au-dessus du genou.

2 Ramenez votre jambe gauche vers votre poitrine 10 secondes durant – 30 secondes avec la pratique – puis relâchez et répétez avec la cheville gauche sur la cuisse droite. Répétez 3 fois l'exercice.

Exercices pour les articulations sacro-iliaques ▶▶

Ces exercices soulagent les douleurs sacro-iliaques.
Mais, n'oubliez pas de consulter d'abord votre
médecin pour connaître la cause de votre problème.
Sinon, vos douleurs risquent de réapparaître.
Lisez aussi les mises en garde page 10. Si c'est plus
confortable, posez un petit coussin sous votre nuque.

Serrer les genoux contre les poings

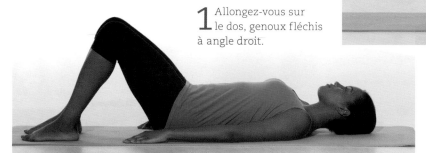

1 Allongez-vous sur
le dos, genoux fléchis
à angle droit.

2 Placez vos poings entre vos genoux
en gardant le dos bien à plat
sur le tapis et levez les pieds. Serrez
vos genoux contre vos poings pendant
10 secondes, puis relâchez. Répétez
5 fois.

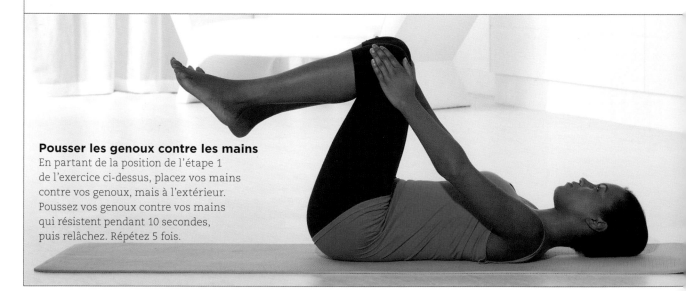

Pousser les genoux contre les mains
En partant de la position de l'étape 1
de l'exercice ci-dessus, placez vos mains
contre vos genoux, mais à l'extérieur.
Poussez vos genoux contre vos mains
qui résistent pendant 10 secondes,
puis relâchez. Répétez 5 fois.

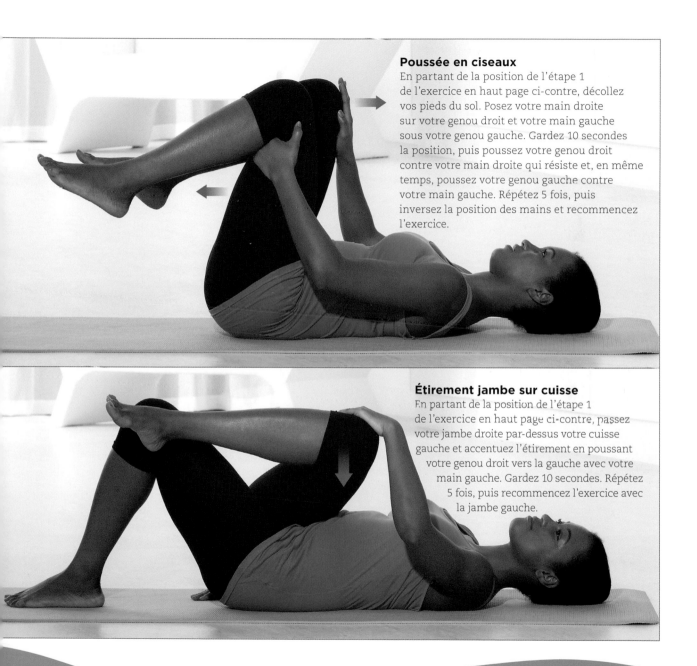

Poussée en ciseaux

En partant de la position de l'étape 1 de l'exercice en haut page ci-contre, décollez vos pieds du sol. Posez votre main droite sur votre genou droit et votre main gauche sous votre genou gauche. Gardez 10 secondes la position, puis poussez votre genou droit contre votre main droite qui résiste et, en même temps, poussez votre genou gauche contre votre main gauche. Répétez 5 fois, puis inversez la position des mains et recommencez l'exercice.

Étirement jambe sur cuisse

En partant de la position de l'étape 1 de l'exercice en haut page ci-contre, passez votre jambe droite par-dessus votre cuisse gauche et accentuez l'étirement en poussant votre genou droit vers la gauche avec votre main gauche. Gardez 10 secondes. Répétez 5 fois, puis recommencez l'exercice avec la jambe gauche.

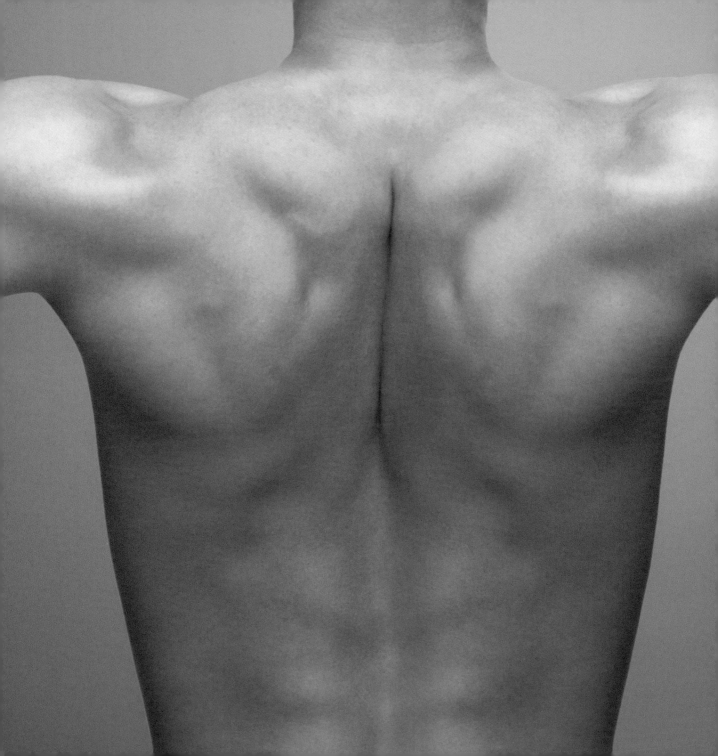

Chapitre 5

Un dos en bonne santé

Cette structure étonnante, avec sa mécanique complexe, doit être entretenue avec soin dès le plus jeune âge pour rester en bon état tout au long de votre vie. Ce chapitre vous donne de précieux conseils pour adopter une bonne posture et protéger votre dos dans vos activités quotidiennes. Il vous aidera également à garder un poids de forme et à gérer le stress – le surpoids et les tensions étant les ennemis du dos. Enfin, vous découvrirez toute une série d'exercices à pratiquer pour prévenir les douleurs dorsales.

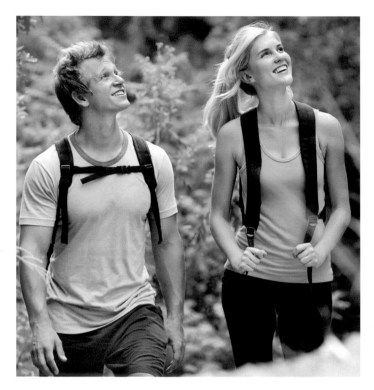

Natation Activité à faible impact, la natation allège la pression exercée sur les articulations vertébrales et les muscles spinaux, permet un bon travail cardiovasculaire, tonifie les muscles du dos et de l'abdomen et accroît la souplesse. Ce sport est particulièrement recommandé pendant la grossesse. Le crawl et le dos crawlé sont les meilleures nages parce qu'ils allongent les muscles et augmentent la souplesse ; ne faites pas de culbute à la fin de chaque longueur ; ne renversez pas votre cou trop loin en arrière quand vous respirez ; nagez doucement et sans à-coups pour éviter les tensions dans le cou et le bas du dos.

Yoga Le yoga (voir pages 196-197) favorise la bonne santé du dos en améliorant la souplesse, la force, l'endurance, l'équilibre et la posture, à condition qu'il s'agisse d'un yoga « doux », comme le hatha-yoga. Les yogas plus vigoureux tels l'ashtanga yoga ou le power yoga peuvent engendrer ou aggraver des problèmes de dos. Suivez votre propre rythme, ne forcez pas sur les étirements et veillez à choisir un bon professeur.

Pilates De plus en plus populaire, la méthode Pilates (voir pages 192-193) renforce les muscles posturaux profonds, qui assurent un bon alignement de la colonne vertébrale, et contribue à corriger les déséquilibres musculaires, diminuant ainsi l'usure des articulations vertébrales. Le Pilates améliore également la force et la souplesse musculaires, et invite à prendre conscience de ses mauvaises habitudes posturales.

Danse Cette activité excellente améliore la posture, l'équilibre et la coordination, entretient la solidité des os et augmente la force et la résistance musculaires. De plus, vous ne vous ennuyez pas ! Quel style de danse choisir ? Tout dépend de votre âge, de votre condition physique, de vos goûts et si vous souffrez déjà de problèmes de dos. Allez-y doucement au départ et augmentez le rythme au fur et à mesure que votre condition physique s'améliore.

Activités (plutôt) déconseillées Il serait peut-être exagéré de dire que toutes ces activités sont « mauvaises » pour

BIENFAITS DE LA MARCHE

La marche est un exercice idéal pour la santé du dos. Elle améliore la circulation sanguine, augmente la force et la souplesse des muscles du dos. Veillez simplement à porter vos affaires dans un sac à dos bien conçu qui répartit la charge sur vos deux épaules.

Activités fortement conseillées Les activités suivantes contribuent à prévenir les problèmes de dos en entretenant la souplesse de la colonne et en augmentant la force musculaire.

Marche La marche soulage les tensions musculaires, favorise une interaction continue entre les muscles, étire les tissus conjonctifs, améliore la circulation sanguine et augmente la capacité respiratoire. Veillez à marcher souplement, en vous tenant correctement, les épaules et le cou relâchés.

votre dos, car tout dépend de la façon dont vous les pratiquez. Néanmoins, la prudence s'impose.

- **Jogging** Le jogging est un excellent moyen de rester en forme et d'entretenir la solidité des os, mais c'est une activité à impact élevé, surtout si elle est pratiquée sur des surfaces dures : elle est susceptible d'exercer une pression importante sur les articulations vertébrales et le bas du dos. Pour réduire les risques de blessure, échauffez-vous d'abord (voir page 96). Commencez et finissez la séance en marchant. Courez d'abord lentement, puis augmentez peu à peu la vitesse. À la fin, étirez longuement votre colonne pour réduire la pression sur le bas du dos.

- **Golf** Parcourir un terrain de golf est un bon exercice, à condition de ne pas porter un étui de clubs trop lourd. Si c'est le cas, changez votre sac d'épaule entre chaque trou ou, mieux, utilisez un chariot de transport. Toujours est-il que le swing et la position voûtée ne sont pas bons pour le dos. Alors veillez à étirer votre dos après chaque coup.

- **Vélo** Le vélo est un bon exercice qui améliore la condition physique générale et renforce les muscles des jambes, des cuisses et des hanches. Mais, être penché sur le guidon d'un vélo de course est mauvais pour le dos. Cette position raccourcit les fléchisseurs de la hanche et exerce une forte pression sur le bas du dos et le cou. Si vous faites du vélo dans cette position, prenez le temps d'étirer vos fléchisseurs de la hanche et vos muscles du dos, ainsi que de renforcer vos fessiers et vos abdominaux. Les vélos de ville, à la position de conduite redressée et les vélos d'appartement munis d'un dossier sont bien meilleurs pour le dos.

Activités fortement déconseillées Ces activités comportent un risque pour votre dos si vous ne les pratiquez pas avec prudence.

- **Tennis, badminton** Tous ces sports de raquette ont leurs avantages et leurs inconvénients. Certes, ils améliorent

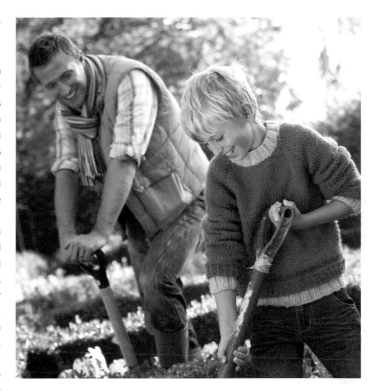

la condition physique, l'endurance et la solidité des os, mais ils impliquent des flexions, des extensions et des rotations, souvent sous tension. Ils développent aussi un côté du corps plus que l'autre, ce qui soumet la colonne à des tensions peu naturelles.

- **Jardinage** Le jardinage peut exercer des tensions considérables sur le dos. Pour les réduire, appliquez la règle du « peu et souvent ». Alternez travaux durs – bêcher et désherber vous obligent à vous pencher en avant – et travaux faciles. Et faites des pauses fréquentes pour vous reposer et étirer votre colonne vertébrale.

ATTENTION AU BÊCHAGE !
Le jardinage peut être un excellent moyen de faire de l'exercice au grand air. Mais, veillez à alterner des travaux exigeants, comme le bêchage, avec des pauses et des tâches moins rudes pour le dos, comme tailler les arbustes ou enlever les fleurs fanées.

Adopter la bonne posture

Qu'il s'agisse de marcher, de stationner debout ou de rester assis, adopter une posture qui limite au maximum les tensions sur votre colonne vertébrale ou d'autres structures de soutien est l'une des clés de la santé du dos. Au fil de ces pages, vous allez découvrir ce qu'est une bonne posture et comment l'améliorer et la conserver au quotidien.

Le Southern California Orthopedic Institute a proposé une excellente définition du mot « posture » : c'est « l'alignement et le positionnement du corps en considération de la force de gravité omniprésente. Que nous soyons debout, assis ou allongés, la gravité exerce sans cesse une force sur nos articulations, nos ligaments et nos muscles. Une bonne posture vise à répartir cette force dans l'ensemble de notre corps de manière à éviter qu'une de ses structures subisse une tension excessive. »

Nous avons tous en tête l'image d'un soldat en position de garde-à-vous : tête droite et immobile, épaules en arrière, ventre rentré et fesses serrées. Est-ce une bonne posture ? La réponse, définitivement, est non. Les différentes parties de son corps sont certainement dans une position correcte, mais l'ensemble est rigide et crispé, ce qui va à l'encontre de la règle d'or d'une bonne posture : relâchement et souplesse. Votre corps doit toujours être dans la position que les kinésithérapeutes appellent la « position neutre » (voir page 25).

Dans une posture correcte, les pressions sur les articulations sont naturelles et également réparties, et les muscles sont relâchés. Vue de dos, votre colonne vertébrale doit être bien droite ; vue de côté, elle doit avoir ses courbures naturelles. Tout écart par rapport à la normale signale une pression accrue et sans doute mal répartie sur certaines zones, une élongation ligamentaire ainsi qu'une contracture ou une élongation musculaires.

Pourquoi la posture est-elle si importante ? Si la pression sur les articulations doit être égale et naturelle, et si les muscles doivent être relâchés, c'est parce qu'il existe deux types de muscles : *phasiques* et *posturaux*. Les muscles phasiques sont constitués d'une proportion élevée de fibres à contraction rapide – celles qui agissent et réagissent le plus rapidement ; ils sont ceux que vous sollicitez pour effectuer un mouvement volontaire. Les muscles posturaux, constitués principalement de fibres à contraction lente, travaillent en continu pour assurer la station verticale et une posture correcte du corps. Si vous adoptez une mauvaise posture et si les différents éléments de votre corps ne sont pas positionnés correctement les uns par rapport aux autres, certains muscles posturaux seront raidis et raccourcis, alors que leurs antagonistes seront étirés à l'excès. Par conséquent, aucun des deux groupes ne fonctionnera efficacement et, avec le temps, les muscles trop étirés s'affaibliront, ce qui entraînera un défaut d'alignement postural et un risque accru de problèmes de dos. Par exemple, si votre colonne lombaire est trop creusée, vos abdominaux seront distendus tandis que leurs opposés seront tendus et raccourcis.

Prenez conscience de votre posture Pour prévenir ou traiter les problèmes de dos, il est nécessaire de savoir ce qu'est une bonne posture et de la ressentir dans son corps. Les informations et les illustrations des pages suivantes vous y aideront.

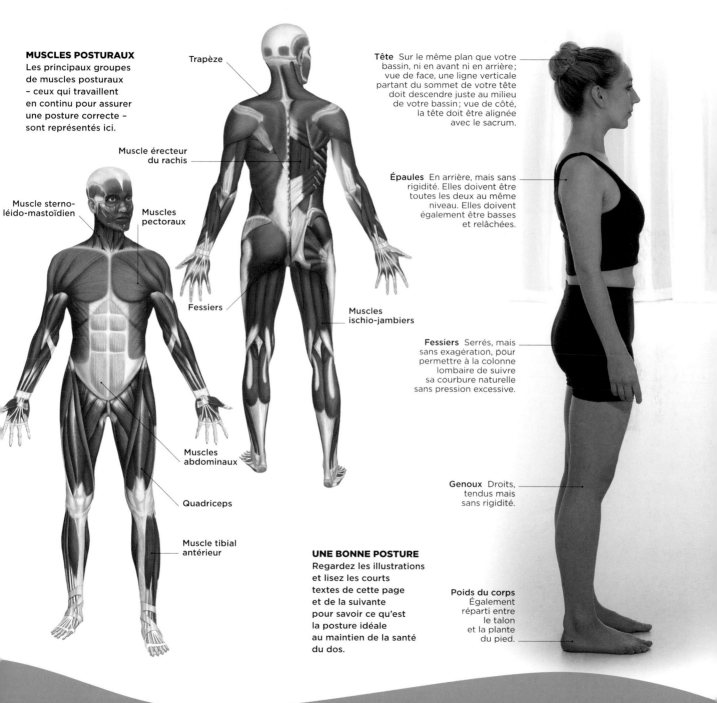

MUSCLES POSTURAUX

Les principaux groupes de muscles posturaux – ceux qui travaillent en continu pour assurer une posture correcte – sont représentés ici.

Trapèze

Muscle érecteur du rachis

Muscle sterno-léido-mastoïdien

Muscles pectoraux

Fessiers

Muscles ischio-jambiers

Muscles abdominaux

Quadriceps

Muscle tibial antérieur

Tête Sur le même plan que votre bassin, ni en avant ni en arrière ; vue de face, une ligne verticale partant du sommet de votre tête doit descendre juste au milieu de votre bassin ; vue de côté, la tête doit être alignée avec le sacrum.

Épaules En arrière, mais sans rigidité. Elles doivent être toutes les deux au même niveau. Elles doivent également être basses et relâchées.

Fessiers Serrés, mais sans exagération, pour permettre à la colonne lombaire de suivre sa courbure naturelle sans pression excessive.

Genoux Droits, tendus mais sans rigidité.

UNE BONNE POSTURE

Regardez les illustrations et lisez les courts textes de cette page et de la suivante pour savoir ce qu'est la posture idéale au maintien de la santé du dos.

Poids du corps Également réparti entre le talon et la plante du pied.

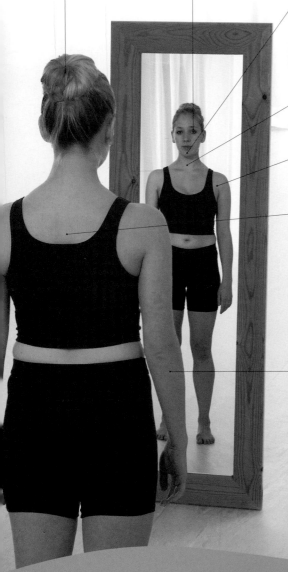

Le sommet de votre tête est son point le plus haut Allongez bien votre cou comme si vous vouliez que votre tête touche le plafond, mais sans tension.

Regardez droit devant vous Ni en haut ni en bas.

Gardez le menton droit Ni rentré ni pointé en avant.

Gardez le cou bien droit Ne l'inclinez ni d'un côté, ni de l'autre.

Gardez les épaules basses et bien droites Ni voûtées ni crispées.

Conservez les courbures naturelles de votre colonne vertébrale (voir page 14), en haut et en bas du dos Veillez à garder juste la tonicité musculaire qu'il faut pour maintenir les vertèbres en place et éviter une pression excessive sur les articulations et les ligaments.

Équilibrez votre corps Toute déviation de la colonne par rapport à la verticale peut exercer une pression excessive sur les muscles et les articulations. Alors, veillez à ce que votre corps soit dans un bon équilibre vertical : épaules et hanches sur la même ligne verticale, bras le long du corps et tête reposant confortablement sur le cou.

AJUSTEMENT DE LA POSTURE

Tenez-vous debout, en sous-vêtements, devant un miroir en pied. Si vous avez les cheveux longs, relevez-les de manière à voir vos épaules, votre cou et les lobes de vos oreilles.

Votre posture est-elle mauvaise pour votre dos ? La première étape consiste à vous observer en toute honnêteté. Tenez-vous debout devant un miroir et observez-vous d'un œil critique. Évaluez votre posture en fonction des recommandations ci-contre.

D'abord, veillez à ce que votre tête soit correctement positionnée (voir ci-contre). Puis posez-vous les questions suivantes :

■ **Votre tête penche-t-elle d'un côté ou de l'autre et vos épaules sont-elles de travers ?** Si c'est le cas, votre muscle trapèze (voir page 76) doit être trop tendu d'un côté et trop étiré de l'autre. Cela peut-être le signe d'une scoliose (voir pages 54-55) ou d'une déviation latérale de la colonne thoracique, mais il s'agit le plus souvent d'une sollicitation excessive des muscles d'un côté.

■ **Avez-vous la tête rentrée dans les épaules et les épaules tendues ?** Si oui, les muscles de votre cou doivent eux aussi être tendus, ce qui exerce une pression sur la colonne cervicale et les articulations de l'épaule, et déclenche généralement des céphalées de tension.

■ **Avez-vous les épaules voûtées et la poitrine rentrée ?** Si oui, vos paumes de mains sont certainement trop tournées vers l'arrière. Vos muscles thoraciques sont probablement raidis et vos muscles dorsaux étirés à l'excès. Les femmes trouveront que leurs seins ont tendance à tomber. Ce déséquilibre peut nuire à la respiration et réduire la capacité respiratoire.

■ **Vos pointes de hanches sont-elles de travers, c'est-à-dire trop en avant ou trop en arrière ?** Si c'est le cas malheureusement, vous avez probablement une scoliose (voir pages 54-55). Si vos pointes de hanches avancent trop, il s'agit sans doute d'une hyperlordose (voir pages 56-57) – une exagération de la courbure lombaire – qui raidit vos muscles du dos, diminue l'efficacité de vos abdominaux et fait ressortir exagérément vos fesses. Si vos pointes de hanches reculent trop, vous pouvez avoir le problème inverse et un dos excessivement plat ; dans ce cas, votre tête est en avant du bassin vue de profil et votre estomac saille en avant. Ces deux problèmes affectent la manière dont la colonne lombaire transfère le poids du corps et exercent une pression sur les articulations intervertébrales.

■ **Avez-vous les genoux en dedans ou en dehors ?** Vos genoux doivent être à la même hauteur et bien droits. S'ils sont en dehors, vous avez les jambes arquées ; s'ils sont en dedans, vous avez les genoux cagneux. Dans les deux cas, le transfert du poids du corps sur les jambes peut être perturbé et vous pouvez avoir des problèmes au niveau du bas du dos, des hanches, des genoux et de la voûte plantaire.

■ **Avez-vous les pieds en dehors ou en dedans ?** Les personnes qui ont les pieds en dehors souffrent souvent d'un affaissement de la voûte plantaire – les « pieds plats ». Mais que vous ayez les pieds en dehors ou en dedans, vous risquez d'avoir des problèmes au niveau du bas du dos, des genoux, des hanches ou des pieds, car le poids du corps n'est plus transféré correctement sur l'ensemble du pied quand vous êtes immobile debout ou marchez.

Gardez la tête bien droite ! Les positions de la tête et du cou sont les clés d'une bonne posture. Si vous avez la tête droite, vos épaules sont en place naturellement et vous avez une impression d'équilibre et d'harmonie. Si votre tête n'est pas droite, les muscles du cou et du haut du dos sont en tension permanente pour tenter de s'adapter à cette mauvaise position et vous pouvez souffrir de douleurs cervicales ou de maux de tête.

Les bienfaits d'une bonne posture ▸▸

Conserver une bonne posture permet de :

■ Prévenir les maux de tête, ainsi que les douleurs dans le cou, la nuque, le dos et les bras.

■ Effectuer des mouvements plus précis et moins contraignants pour les muscles et les articulations.

■ Réduire les tensions et le stress à la fois physiques et émotionnels.

■ Respirer plus efficacement, ce qui augmente l'apport en oxygène et la vitalité du corps.

■ Donner une impression positive de confiance et d'assurance aux autres.

La tête est certainement la partie de votre corps que vous bougez le plus, que ce soit pour regarder ou pour parler, c'est pourquoi vous devez à tout prix prendre l'habitude de la tenir correctement, même lorsqu'elle est en mouvement.

Prenez de bonnes habitudes Il n'est pas facile d'acquérir de bonnes habitudes posturales, notamment si vous passez beaucoup de temps assis à fixer un point – en travaillant sur un ordinateur ou en parcourant de longs trajets en voiture, par exemple. Avec la fatigue, vous vous affaissez, vous penchez votre tête en avant et vous voûtez votre dos. Le seul moyen de changer ces automatismes consiste à être très vigilant, le temps que votre corps adopte le réflexe de la posture correcte.

Dans les pages suivantes, vous trouverez une multitude de conseils pour adopter la bonne posture au quotidien – au travail comme à la maison.

Éviter les tensions

Lorsque vous faites un effort léger et habituel, par exemple aller
à pied d'un endroit à l'autre ou faire le ménage, vous n'avez pas trop
de mal à penser à votre posture. En revanche, vous êtes moins vigilant
quand vous restez longtemps dans une même position ou effectuez
un travail qui réclame un effort physique inhabituel.

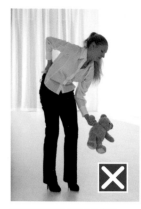

**RAMASSER UN OBJET
SANS RISQUE**
Ramasser un objet au sol,
même léger, peut exercer
une contrainte sur votre
dos si vous n'utilisez pas
la bonne technique. Pensez
toujours à plier les genoux
et à garder le dos droit.

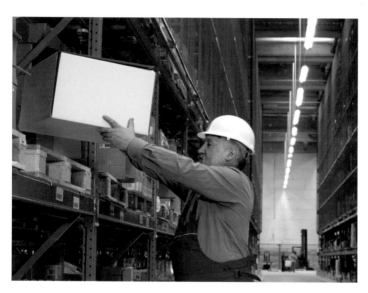

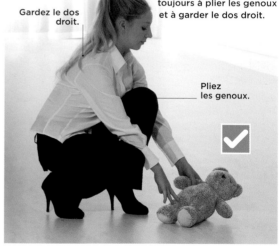

Gardez le dos
droit.

Pliez
les genoux.

**LE DOS À RUDE
ÉPREUVE**
De nombreuses
activités
professionnelles
comportent
des risques
pour le dos, mais
celles qui impliquent
de soulever
et de porter
des charges sont
les plus risquées.

Du travail manuel pénible au travail de bureau en
passant par le métier de serveur et les tâches ménagères quotidiennes, la plupart des activités comportent des risques potentiels pour le dos. Mais, au
travail comme à la maison, vous pouvez limiter ces
risques en gardant à l'esprit trois règles de base :
choisir le matériel adapté, employer la bonne technique et faire des pauses régulières. Les pages qui
suivent vous donnent des recommandations générales à appliquer dans de nombreuses situations.

Se pencher sans risque Quand vous chargez votre lave-
linge, mettez un plat au four ou ramassez simplement un
objet au sol, veillez à plier les genoux et à garder le dos
droit.

SOULEVER DES CHARGES

Soulever une charge en position incorrecte peut être mauvais pour le dos parce que vous demandez à vos muscles dorsaux de fournir des efforts pour lesquels ils ne sont pas adaptés. Alors, lorsque vous soulevez une charge :

- Gardez le dos droit et contractez les muscles des cuisses.
- Si possible, glissez une main sous l'objet et rapprochez-le de vous au maximum. Rappelez-vous qu'un poids soulevé à bout de bras va jusqu'à multiplier par 10 la pression exercée sur la colonne vertébrale.

Soulever un objet lourd Il est tentant de se pencher en avant sans plier les genoux pour saisir et soulever un objet lourd. Mais le risque de se faire mal au dos est bien réel.

La bonne technique est la suivante : debout, avancez légèrement un pied le plus près possible de l'objet à soulever. Si possible, gardez les deux pieds à plat au sol. Pliez les genoux et descendez en gardant le dos droit. Saisissez l'objet et redressez-vous doucement avec la force des cuisses et des jambes, toujours le dos droit. Vous pouvez commencer à vous déplacer seulement lorsque vous avez retrouvé la station verticale.

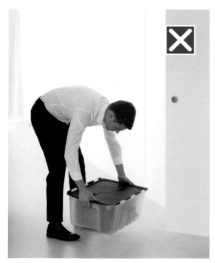

À FAIRE ET À NE PAS FAIRE
La photo ci-dessus montre une position très mauvaise pour le dos : la personne soulève sa charge le dos courbé et les jambes tendues. La bonne position est représentée à droite : la personne fléchit les genoux comme si elle allait s'accroupir et garde le dos droit. Ensuite, elle porte l'objet lourd contre elle pour réduire la pression sur sa colonne vertébrale.

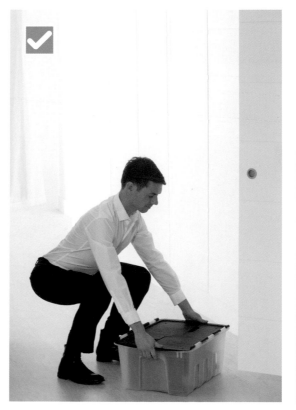

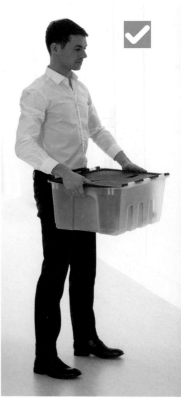

À LA MAISON

Des études montrent que les femmes dont le seul exercice consiste à s'occuper des tâches ménagères sont souvent en aussi bonne condition physique que celles qui fréquentent un club de gym. Probablement parce que faire le ménage implique de se pencher, de s'étirer, de pousser et de tirer. Malheureusement, elles peuvent aussi exercer une pression considérable sur leur dos et favoriser une mauvaise posture. Voici comment éviter de vous faire mal au dos.

Passer l'aspirateur Saisissez la poignée de votre aspirateur le plus haut possible pour éviter de vous pencher. Tenez le manche de l'aspirateur contre vous, ce qui vous incitera à déplacer vos pieds et votre aspirateur au lieu de vous pencher en avant et de tirer sur votre dos.

Surfaces de travail Qu'il s'agisse du plan de travail dans la cuisine ou de la planche à repasser, la hauteur de la surface de travail doit être réglée de manière à vous permettre de garder le dos droit en travaillant.

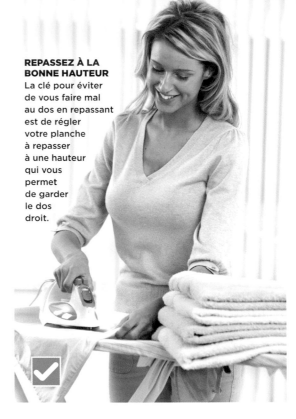

REPASSEZ À LA BONNE HAUTEUR
La clé pour éviter de vous faire mal au dos en repassant est de régler votre planche à repasser à une hauteur qui vous permet de garder le dos droit.

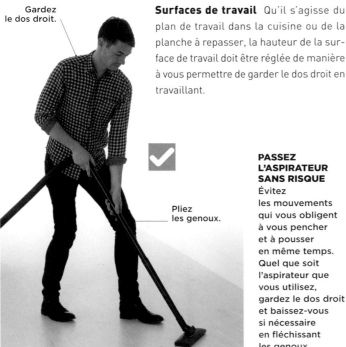

Gardez le dos droit.

Pliez les genoux.

PASSEZ L'ASPIRATEUR SANS RISQUE
Évitez les mouvements qui vous obligent à vous pencher et à pousser en même temps. Quel que soit l'aspirateur que vous utilisez, gardez le dos droit et baissez-vous si nécessaire en fléchissant les genoux.

DANS LE JARDIN

Le jardinage peut exposer votre dos à une multitude de risques, la plupart résultant de contraintes inhabituelles exercées sur les muscles posturaux. Pour éviter ces risques :

- Utilisez toujours des outils qui vous conviennent – vérifiez leur poids et maniez-les avant de les acheter.
- Utilisez une binette, un désherbeur ou une débroussailleuse munis d'un long manche.
- Agenouillez-vous sur un coussin pour faire vos plantations.
- Évitez les mouvements de torsion d'un côté et de l'autre lorsque vous passez la tondeuse.
- Ne bêchez pas plus de 30 minutes sans faire de pause – et échauffez-vous avec quelques exercices pour le bas du dos (voir pages 134-135).

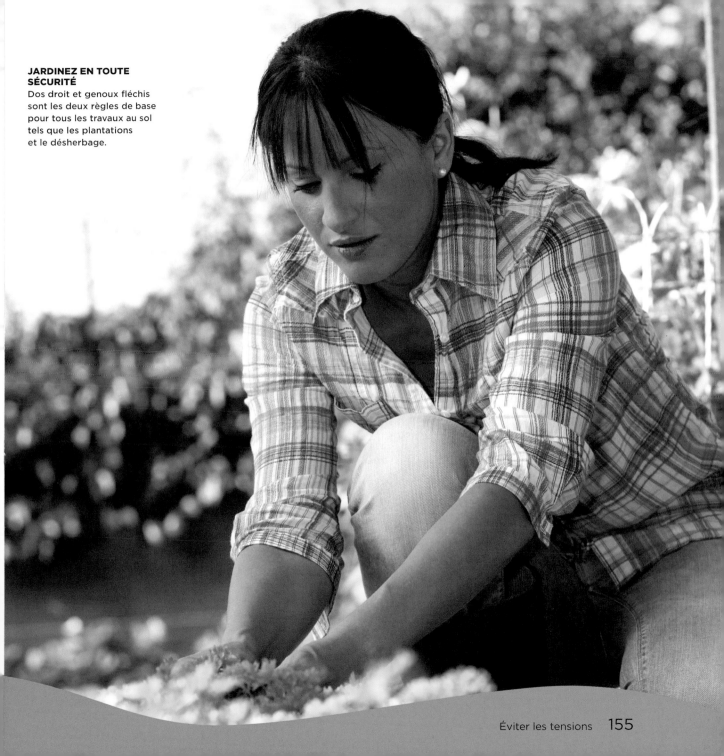

**JARDINEZ EN TOUTE
SÉCURITÉ**
Dos droit et genoux fléchis
sont les deux règles de base
pour tous les travaux au sol
tels que les plantations
et le désherbage.

Allégez-vous

C'est une évidence : un corps qui pèse trop lourd exerce une pression excessive sur les articulations et les fragilise considérablement. Les kilos supplémentaires non seulement aggravent l'usure normale, mais rendent le dos plus vulnérable à d'autres problèmes, comme les élongations ligamentaires et la compression des disques intervertébraux.

Comment le surpoids affecte le dos Les individus en surpoids, et notamment les hommes, ont tendance à stocker leurs kilos en trop dans la région abdominale, ce qui est plus mauvais pour le dos que de les stocker dans les cuisses et les fesses.

De plus, les personnes en surpoids manquent souvent d'abdominaux, et leur colonne vertébrale n'est donc pas soutenue comme elle le devrait. Sans un bon contrôle musculaire, la colonne est beaucoup plus vulnérable à des activités à risque, par exemple soulever et porter des charges. Normalement, lorsqu'ils sont contractés, les abdominaux augmentent la pression dans la cavité abdominale pour permettre à cette dernière de supporter une partie du poids et de soulager d'autant la colonne vertébrale. Le surpoids est mauvais pour le dos à bien des égards :

- Il entraîne une mauvaise posture – une hyperlordose (voir pages 56-57) – qui empêche le poids du corps d'être supporté normalement par les vertèbres et les disques intervertébraux.
- Il favorise une arthrose prématurée (voir pages 58-61) en raison d'une usure accélérée.
- Il écrase les disques intervertébraux qui risquent de glisser vers le canal rachidien – la fameuse « hernie discale » (voir page 29) – et perdent leur capacité à amortir les chocs. En aplatissant ces disques, il réduit également l'espace entre les vertèbres, ce qui exerce une pression sur les facettes articulaires (voir pages 16-17). Le moindre mouvement augmente la friction entre les articulations, qui deviennent enflammées et douloureuses.
- Il accélère l'usure de la colonne vertébrale qui, associée à des abdominaux faibles, rend le dos très vulnérable à des efforts tels que soulever et porter des charges.

Si vous souffrez d'un problème de dos et êtes en surpoids, vous devez absolument maigrir en mangeant mieux et en faisant de l'exercice.

SOYEZ ACTIF
Faire davantage d'exercice est indispensable pour perdre du poids. Mais, avant de vous lancer, demandez un avis médical.

Suis-je en surpoids ? ▸▸

Pour savoir si un individu est en surpoids et dans quelle mesure, les médecins se réfèrent à l'indice de masse corporelle, ou *IMC*. Le calcul de cet indice est basé sur la taille et le poids de l'individu. L'IMC fournit des données utiles pour la plupart des gens, mais peut manquer de pertinence pour ceux qui sont très musclés, mais minces, ou pour ceux qui ont plus de graisse que de muscle. Consultez ce tableau pour savoir d'un coup d'œil si vous avez un poids normal ou si vous devez maigrir.

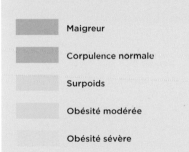

■ Maigreur

■ Corpulence normale

■ Surpoids

■ Obésité modérée

■ Obésité sévère

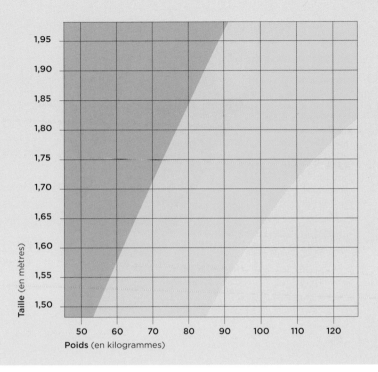

Comment perdre du poids Les régimes à la mode peuvent être efficaces à court terme, mais rarement à long terme. Voici donc quelques conseils pour perdre du poids et éviter de reprendre les kilos perdus :

■ Ne vous fixez pas comme objectif de perdre plus de 1 kg par semaine.

■ Contrôlez vos apports caloriques. Les apports caloriques recommandés vont de 1 600 calories par jour pour une femme sédentaire âgée de plus de 50 ans, et jusqu'à 3 000 calories par jour pour un homme entre 20 et 30 ans qui exerce un métier très physique. Si vous voulez perdre

du poids sans priver votre organisme de l'énergie dont il a besoin pour fonctionner, vous ne devez jamais absorber moins de 1 000 calories (femmes) ou 1 500 calories (hommes) par jour.

■ N'essayez pas les régimes draconiens : l'organisme répond à la privation en ralentissant son métabolisme. Par conséquent, ces régimes peuvent entraîner un état de malnutrition sévère et une perte musculaire considérable.

■ Il est préférable de manger peu et souvent – jusqu'à 4 ou 5 fois par jour – que de faire un ou deux gros repas par jour.

■ Si vous avez des fringales entre les repas, faites remonter votre taux de glycémie en mangeant des glucides complexes (non raffinés), par exemple une tranche de pain complet, plutôt qu'une barre chocolatée.

- Mangez dans des assiettes plus petites – ainsi, vous n'aurez pas l'impression d'avoir diminué vos rations – et évitez le grignotage.

- Surveillez votre poids et votre alimentation en vous pesant quotidiennement et en notant chaque jour ce que vous avez mangé.

- Méfiez-vous des pilules amaigrissantes et des programmes d'amaigrissement « miracle ». Demandez l'avis de votre médecin avant de prendre des produits amincissants, notamment si vous prenez d'autres médicaments.

Faites attention Certains régimes peuvent être aussi dangereux pour la santé que mal se nourrir. Par conséquent :

- Envisagez une perte de poids progressive, et non brutale, pour éviter de priver votre organisme des nutriments essentiels.
- Passez à un régime moins restrictif après avoir atteint votre poids idéal. Si vous avez du mal, consultez votre médecin.
- Si vous avez de sérieuses difficultés à maintenir votre poids de forme, consultez votre médecin. Vous pouvez souffrir d'un problème qui nécessite un traitement médical.

DE COMBIEN DE CALORIES AI-JE BESOIN ?

Les besoins caloriques journaliers dépendent du sexe, de l'âge et, surtout, du niveau d'activité. Pour connaître vos besoins, consultez ce tableau fondé sur les recommandations du 2010 Dietary Guidelines Advisory Committee (un comité d'experts sur l'alimentation).

Apports caloriques journaliers recommandés ▶▶

Âge	Homme			Femme		
	Sédentaire	Moyennement actif	Actif	Sédentaire	Moyennement active	Active
18 ans	2400	2800	3200	1800	2000	2400
19-20 ans	2600	2800	3000	2000	2200	2400
21-25 ans	2400	2800	3000	2000	2200	2400
26-30 ans	2400	2600	3000	1800	2000	2400
31-35 ans	2400	2600	3000	1800	2000	2200
36-40 ans	2400	2600	2800	1800	2000	2200
41-45 ans	2200	2600	2800	1800	2000	2200
46-50 ans	2200	2400	2800	1800	2000	2200
51-55 ans	2200	2400	2800	1600	1800	2200
56-60 ans	2200	2400	2600	1600	1800	2200
61-65 ans	2000	2400	2600	1600	1800	2000
66-70 ans	2000	2200	2600	1600	1800	2000
71-75 ans	2000	2200	2600	1600	1800	2000
Plus de 76 ans	2000	2200	2400	1600	1800	2000

Nourrissez votre dos ▸▸

Un dos en bonne santé n'exige pas d'alimentation spéciale Une alimentation normale, saine et équilibrée, apporte à votre dos les nutriments dont il a besoin. Il lui faut beaucoup de fruits et de légumes frais, des céréales complètes, des produits laitiers pauvres en matières grasses, du poisson et des viandes maigres (ou une source de protéines végétales). L'assiette ci-dessous montre la proportion idéale d'aliments des différents groupes.

Une supplémentation vitaminique est-elle nécessaire? Des suppléments en vitamines et en minéraux sont inutiles à la plupart d'entre nous. Néanmoins, nous sommes nombreux à ne pas avoir suffisamment de calcium et de vitamine D, indispensables à la santé des os, principalement parce que notre exposition à la lumière solaire – vitale pour la production de vitamine D – est insuffisante. Consultez la section sur l'ostéoporose (voir pages 68-71) pour savoir quels suppléments sont recommandés.

Faut-il prendre de la glucosamine et de la chondroïtine? Il est prouvé que, prises séparément ou conjointement, ces substances diminuent les douleurs articulaires en cas d'arthrose (voir pages 58-61). Mais comme elles n'agissent que sur les cartilages, peu présents dans la colonne vertébrale, elles n'ont qu'un effet limité sur la santé du dos. De nombreux médecins vous diront que c'est une dépense inutile.

Et les oméga-3? Plusieurs études à petite échelle ont montré qu'une supplémentation en acides gras oméga-3 (huile de poisson) est aussi efficace que la prise d'AINS (voir pages 205-206) pour soulager les maux de dos, et avec moins d'effets secondaires. Bien sûr, cela reste à confirmer, mais comme les oméga-3 ont d'autres bienfaits, vous pouvez en consommer sans danger.

Demandez toujours conseil à votre médecin avant de changer votre alimentation ou de prendre des suppléments en vitamines, minéraux ou autres nutriments.

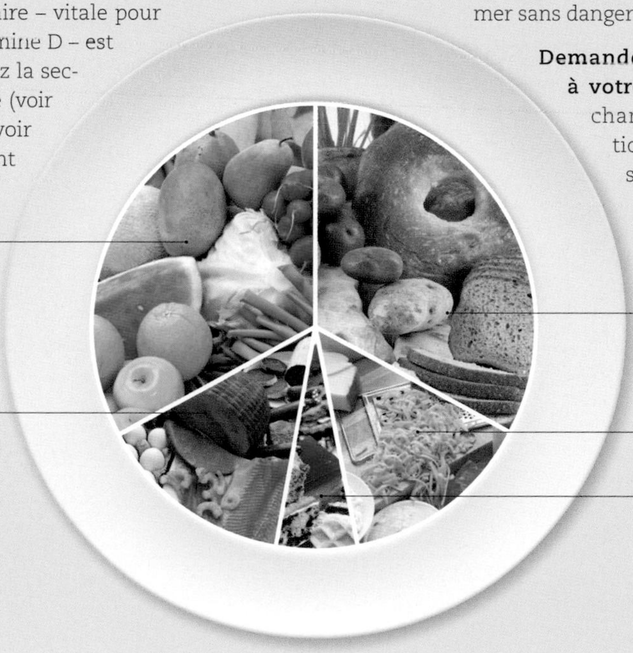

Fruits et légumes (sauf les pommes de terre)

Viande, poisson, œufs, légumineuses et sources de protéines autres que les produits laitiers

Pain, riz, pâtes, pommes de terre et autres aliments riches en glucides

Lait et produits laitiers

Aliments et boissons riches en graisse et/ou en sucre

Détendez-vous

La tension musculaire est l'ennemie du dos. Elle exerce une pression excessive sur la colonne vertébrale, étire à l'excès les ligaments et déforme la posture naturelle du corps, ce qui entraîne des problèmes de dos. Mais, vous pouvez soulager vos tensions musculaires en pratiquant quelques techniques de relaxation simples – qui vous détendront également l'esprit!

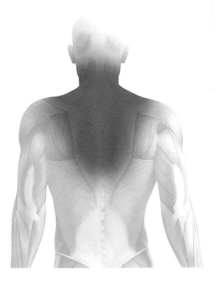

La réponse de lutte ou de fuite Le stress et la détente sont les deux faces d'une même médaille, et sont tous deux nécessaires à la vie. Pour nos ancêtres, réagir le plus rapidement possible à une menace était une question de vie ou de mort. La réponse au stress (voir schéma, page ci-contre) leur permettait de faire face à n'importe

TENSION MUSCULAIRE
Le stress provoque typiquement des tensions dans les muscles du cou et des épaules.

Relaxation du dos en 5 minutes ▸▸

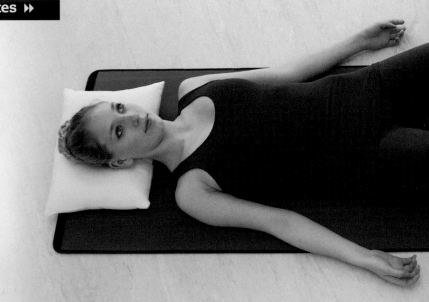

Cette position soulage la pression sur la colonne lombaire et les articulations sacro-iliaques. Pour plus de confort, glissez un rouleau de mousse sous vos genoux ou posez vos jambes sur une chaise.

Respirez profondément tout en vous concentrant sur les zones à détendre – d'abord les pieds, puis les jambes, les cuisses, les fesses et les bras. Dans chaque zone, contractez les muscles, gardez cette contraction quelques secondes, puis relâchez. Puis, montez et baissez les épaules. Pour finir, tournez doucement la tête d'un côté, puis de l'autre. Reposez-vous pendant 15 minutes.

quelle menace et préparait leur corps à réagir rapidement – qu'il s'agisse d'affronter un tigre à dents de sabre ou, plus raisonnablement, de fuir un danger. D'une façon ou d'une autre, le problème était vite résolu, le stress retombait et l'organisme retrouvait son état de détente.

La plupart des menaces de la vie moderne ne peuvent pas être affrontées à l'aide d'une réaction physique. Vous ne pouvez pas vous sauver en courant d'une réunion qui tourne mal, ni frapper votre patron si vous voulez garder votre emploi. Vous ne pouvez pas fuir un embouteillage ou une queue interminable au supermarché, à moins d'accepter d'abandonner votre voiture ou vos courses. Et l'absence de solution claire signifie que nous avons tendance à être tout le temps en état de stress, avec des muscles constamment tendus et prêts à agir sur-le-champ, mais n'agissant jamais. La solution ? Supprimer la réponse au stress de l'organisme à l'aide de techniques de relaxation.

Un réseau de tensions Le dos, le cou et les épaules sont les parties du corps les plus vulnérables aux tensions musculaires en raison du réseau complexe de muscles profonds qui soutiennent la colonne vertébrale (voir pages 18-19) et assurent sa stabilité. Et lorsque ce réseau subit des tensions, il peut en résulter des maux de tête, des douleurs, une fatigue générale et une mauvaise posture (voir pages 148-151).

Tourner son attention vers l'intérieur de soi La technique décrite dans l'encadré ci-dessous à gauche réduit les tensions accumulées dans le dos par une contraction et une détente des groupes musculaires les uns après les autres. L'essence de la relaxation est de tourner son attention vers l'intérieur de soi, ce qui conduit à prendre conscience des tensions présentes dans certains muscles. Cela permet de les relâcher les uns après les autres et de se débarrasser des douleurs et de la fatigue musculaires.

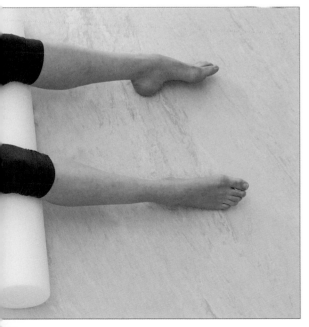

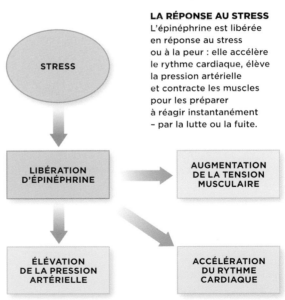

LA RÉPONSE AU STRESS
L'épinéphrine est libérée en réponse au stress ou à la peur : elle accélère le rythme cardiaque, élève la pression artérielle et contracte les muscles pour les préparer à réagir instantanément – par la lutte ou la fuite.

STRESS

LIBÉRATION D'ÉPINÉPHRINE

AUGMENTATION DE LA TENSION MUSCULAIRE

ÉLÉVATION DE LA PRESSION ARTÉRIELLE

ACCÉLÉRATION DU RYTHME CARDIAQUE

Exercices d'assouplissement du dos ▸▸

Rester assis longtemps raccourcit les muscles fléchisseurs
de la hanche (le psoas iliaque et le quadriceps)
et les ischio-jambiers, ce qui exerce une pression supplémentaire
considérable sur le bas du dos. Ces étirements allongent
et assouplissent les muscles, ce qui permet à votre dos d'être
mieux protégé d'éventuelles lésions – par exemple, quand vous
vous penchez pour prendre un objet sur une table basse. Avant
de pratiquer ces exercices, demandez conseil à votre médecin
si vous souffrez du dos et lisez les mises en garde page 10.

Étirement assis des ischio-jambiers

1 Asseyez-vous sur un tapis, les jambes
tendues et les pieds fléchis.

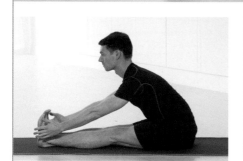

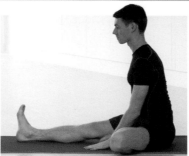

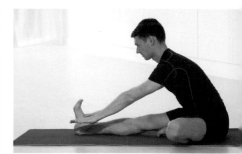

2 Le dos droit, penchez-vous en avant
en étirant votre taille et essayez de
toucher vos pieds avec vos mains. N'allez
pas jusqu'à la douleur. Gardez les jambes
tendues; maintenez 30 secondes
la position, puis relâchez. Répétez 5 fois.

3 Asseyez-vous une jambe tendue
et l'autre repliée – la plante
du pied de la jambe repliée doit
s'appuyer contre l'intérieur
de la cuisse de la jambe tendue.

4 Penchez le buste en avant et tendez
les bras vers le pied de la jambe
tendue. Gardez la position 30 secondes,
puis relâchez. Répétez 5 fois,
puis recommencez en inversant
la position de vos jambes.

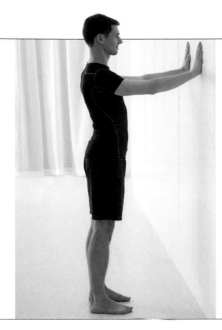

Poussée contre le mur

1 Debout face à un mur, les bras tendus devant vous à hauteur des épaules, écartez vos mains de la largeur des épaules et posez-les contre le mur.

2 Reculez une jambe en essayant de repousser le mur. Gardez le dos droit et les talons au sol. Maintenez la position 30 secondes, relâchez et répétez 5 fois. Recommencez l'exercice avec l'autre jambe.

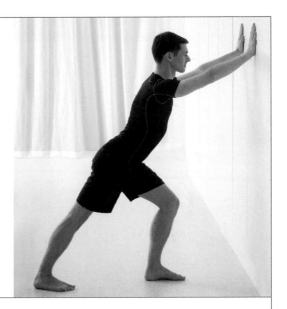

L'équerre

1 Tenez-vous debout les pieds écartés de la largeur des épaules et les genoux légèrement fléchis.

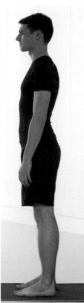

2 En gardant le dos droit et sans fléchir davantage les genoux, penchez-vous en avant jusqu'à ce que votre buste et vos jambes soient à angle droit. N'arrondissez pas le dos.

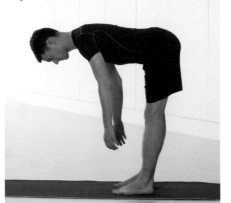

3 Redressez-vous doucement en contractant vos fessiers pour vous aider à garder le dos droit. Répétez 5 fois.

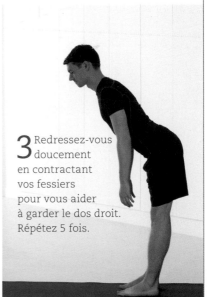

Étirement du quadriceps

1 Tenez-vous debout à un dossier de chaise ou à une table pour éviter de perdre l'équilibre.

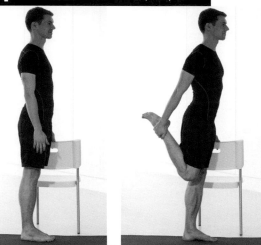

2 Fléchissez un genou derrière vous et saisissez votre pied dans votre main. Puis, essayez de rapprocher votre pied de votre fesse. Gardez la position 30 secondes, relâchez et répétez 5 fois. Recommencez l'exercice en changeant de jambe.

3 Allongez-vous sur le ventre en prenant appui sur vos avant-bras.

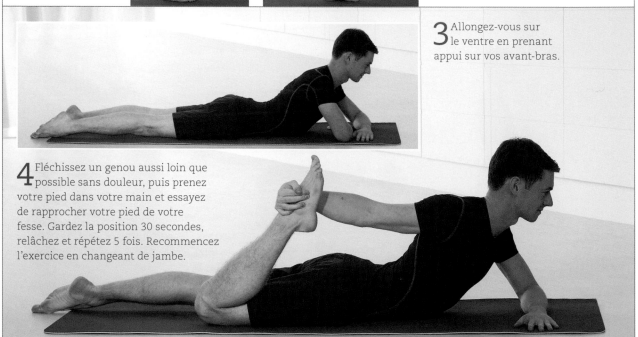

4 Fléchissez un genou aussi loin que possible sans douleur, puis prenez votre pied dans votre main et essayez de rapprocher votre pied de votre fesse. Gardez la position 30 secondes, relâchez et répétez 5 fois. Recommencez l'exercice en changeant de jambe.

Ces exercices sont destinés à renforcer le bas du dos et les muscles abdominaux, ainsi qu'à vous faire prendre conscience de votre posture pour vous permettre de garder un dos en bonne santé. Chaque exercice doit être réalisé avec lenteur et concentration. Avant et pendant les exercices, vérifiez que vos courbures vertébrales sont naturelles et correctes. Demandez conseil à votre médecin avant de vous lancer dans ces exercices si vous souffrez du dos et lisez les mises en garde page 10.

Exercice du verre d'eau

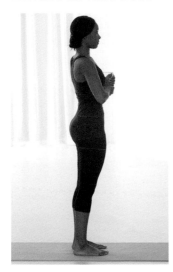
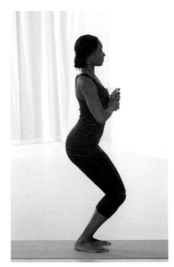

1 Tenez-vous debout les pieds écartés de la largeur des épaules et légèrement ouverts. Avec vos deux mains, tenez contre votre poitrine un verre d'eau à moitié rempli.

2 Fléchissez les genoux et descendez sans décoller les talons, en serrant les fessiers et en regardant devant vous. Gardez le dos droit et la poitrine haute pour ne pas renverser d'eau. Maintenez la position 10 secondes, puis remontez. Répétez 5 fois.

Mains aux genoux

1 Allongez-vous sur le dos, les genoux fléchis à angle droit et les bras le long du corps.

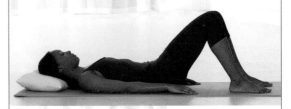

2 Redressez le buste pour venir toucher vos genoux avec vos mains, gardez la position 10 secondes, puis reposez le dos au sol lentement. Répétez 5 fois.

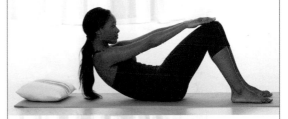

3 Cette fois, décollez le dos pour venir toucher l'extérieur de votre genou gauche avec votre main droite. Gardez la position 10 secondes, puis reposez le dos au sol. Inversez le mouvement. Répétez 5 fois le tout.

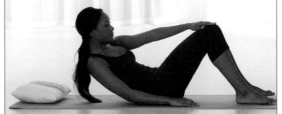

Travail avec un ballon d'exercice

1 Allongez-vous sur un tapis, posez un ballon d'exercice sur votre abdomen et serrez-le entre vos mains et vos genoux.

2 Relâchez le ballon d'une main et du genou opposé – en lâchant cette main derrière la tête et en allongeant la jambe opposée. Gardez la position 10 secondes. Reprenez le ballon, coincez-le de nouveau entre vos mains et vos genoux, et répétez l'exercice en lâchant l'autre main et son genou opposé. Répétez 5 fois le tout.

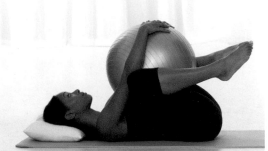
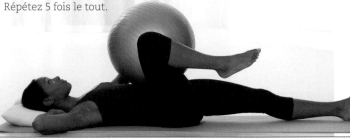

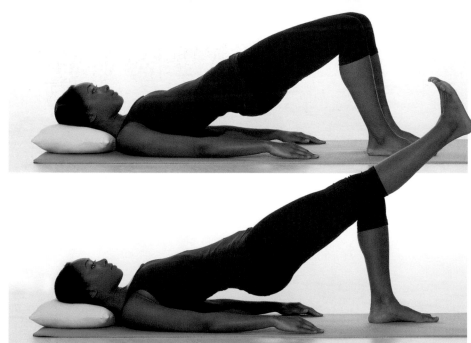

Décollement des fesses

1 Allongez-vous sur le dos, les genoux fléchis à angle droit. Décollez vos fesses du tapis. Dans l'idéal, votre corps doit former une planche bien droite entre les épaules et les genoux.

2 Fesses décollées du tapis, tendez vos jambes l'une après l'autre. Gardez la position 10 secondes. Puis, reposez les fesses sur le tapis. Veillez à ce que le bas de votre dos soit en position neutre (voir page 25). Répétez 5 fois.

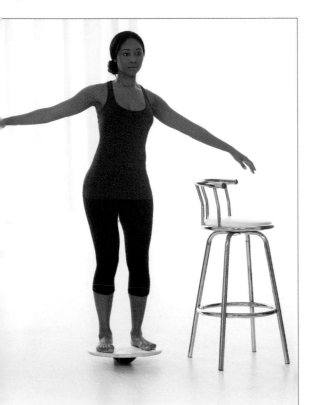

Travail avec une planche d'équilibre

Utilisez une planche d'équilibre (appelée aussi *planche d'oscillation*). Si vous n'en avez pas, commencez avec un coussin bien rembourré, puis deux. Posez la planche d'équilibre près du dossier d'une chaise ou d'une table pour vous tenir si nécessaire. Montez sur la planche, les pieds écartés de la largeur des épaules, et essayez de garder votre équilibre le plus longtemps possible – jusqu'à 5 minutes avec un peu de pratique. Si l'exercice est trop facile, rapprochez vos pieds. Pour accroître la difficulté, restez en équilibre sur un pied, puis sur l'autre.

Exercices de renforcement du dos ▸▸

Les exercices ci-dessous et sur la double page suivante contribuent à renforcer les muscles qui soutiennent votre dos. Des muscles plus forts améliorent votre mobilité et vous protègent des lésions. Avant de pratiquer ces exercices, demandez conseil à votre médecin si vous souffrez du dos et lisez les mises en garde page 10. La traction latérale (ci-dessous) utilise un élastique de fitness. Les bandes élastiques sont des accessoires efficaces qui offrent différents degrés de résistance. Commencez par un élastique qui offre une faible résistance.

Traction latérale

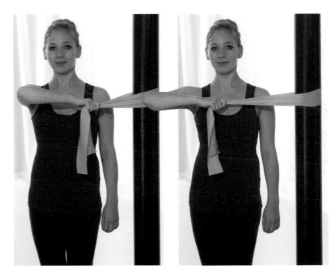

1 Passez un élastique autour d'un poteau ou d'une rampe d'escalier à hauteur de vos épaules. Tenez-vous debout à côté et saisissez les deux bouts de l'élastique avec la main la plus éloignée du montant. Tendez légèrement.

2 Tirez plus en écartant le bras, gardez la position 10 secondes en évitant de tourner le buste, puis relâchez lentement. Répétez 5 fois, puis tournez-vous pour changer de bras. Répétez 5 fois le tout.

La planche

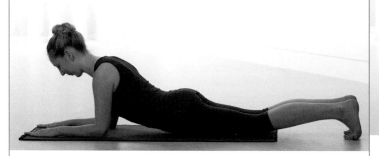

1 Allongez-vous sur le ventre, avant-bras au sol.
Vos bras et vos avant-bras doivent former un angle droit.

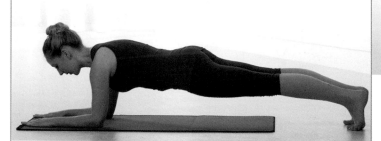

2 Décollez l'ensemble de votre corps du sol en prenant appui
sur vos orteils et vos avant-bras. Veillez à ce que vos jambes
et votre tronc soient alignés. Gardez la position 10 secondes,
puis relâchez lentement. Répétez 5 fois. Si vous avez du mal
à tenir 10 secondes, dites-vous qu'il est préférable de tenir moins
longtemps, mais de faire une planche bien droite.

Le chien tête en bas

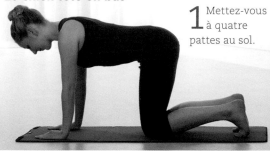

1 Mettez-vous
à quatre
pattes au sol.

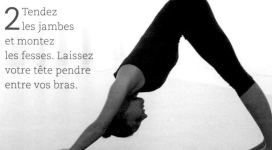

2 Tendez
les jambes
et montez
les fesses. Laissez
votre tête pendre
entre vos bras.

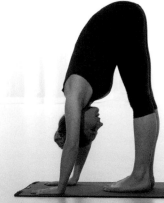

3 Rapprochez
vos pieds
de vos mains.
Puis éloignez
vos mains
de vos pieds
pour revenir
à la position
précédente.
Répétez 5 fois
l'exercice.

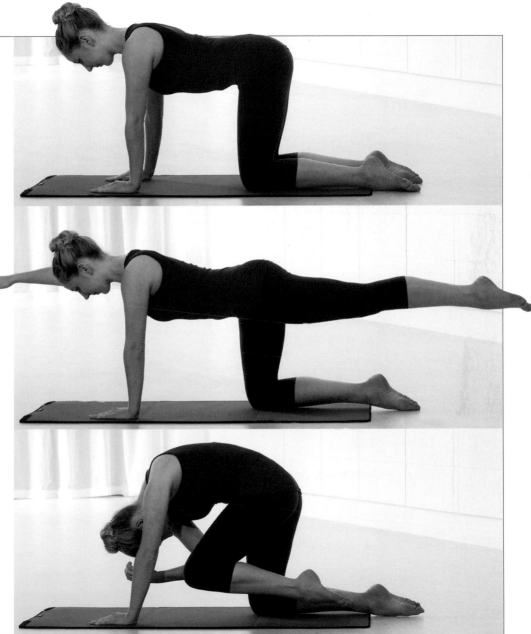

Étirement et enroulement

1 Mettez-vous à quatre pattes au sol, les genoux à l'aplomb des hanches et les mains à l'aplomb des épaules.

2 Décollez la main droite et le genou gauche du sol, puis étirez le bras droit en avant et la jambe gauche en arrière. Gardez la position 10 secondes, puis relâchez.

3 Arrondissez votre dos en ramenant votre bras droit et votre jambe gauche sous votre corps. Répétez de l'autre côté. Répétez 5 fois le tout. Si vous avez du mal à rester en équilibre sur une main et une jambe, ne soulevez pas la main et la jambe opposée simultanément, mais successivement.

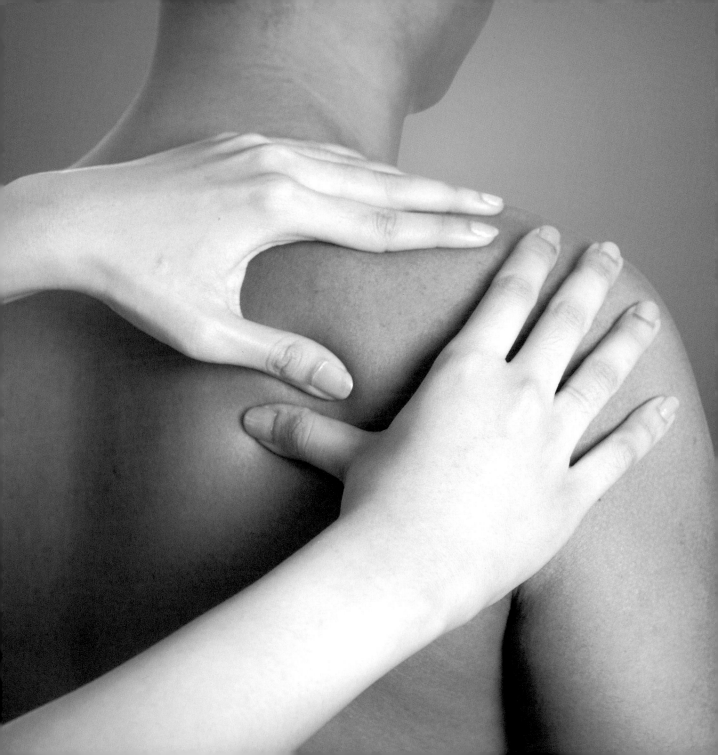

Chapitre 6

Glossaire des traitements

Dans ce chapitre, vous trouverez des descriptions claires des traitements classiques recommandés par les médecins, ainsi que des informations sur les médecines douces les plus répandues. De la kinésithérapie à la chirurgie du dos en passant par la chiropraxie, le massage, l'acupuncture et les médicaments, tous les principes et les risques de chaque type de traitement vous sont expliqués.

Le bon traitement – pour vous

Chaque problème de dos est unique. Et chaque individu aussi. C'est pourquoi, dans la grande majorité des cas, le «bon» traitement n'existe pas. Vous trouverez ici un aperçu des différentes solutions possibles. À vous, aidé de votre médecin, de sélectionner ce qui vous convient le mieux. Voici quelques conseils pour faire votre choix.

Soyez un patient avisé Sauf dans les cas exceptionnels – un accident grave, par exemple – où les décisions sont prises par les secouristes chargés d'administrer les premiers soins, vous devrez faire des choix de traitement. De nombreuses études ont montré que les personnes qui participent aux décisions médicales les concernant directement obtiennent des résultats plus positifs.

Le choix dépend largement de la nature et de la gravité de vos symptômes, de votre âge et de votre état de santé, ainsi que de vos préférences personnelles. Mais, le message à retenir est le suivant : quel que soit le problème de dos dont vous souffrez, informez-vous de façon à pouvoir coopérer avec votre médecin et à déterminer avec lui le traitement qui vous conviendra le mieux.

Et si vous ne vous sentez pas le courage de faire cet effort, demandez à un membre de votre famille ou à un ami proche de vous aider.

Posez des questions Lorsque vous consultez votre médecin pour discuter des différents traitements possibles, n'oubliez pas de poser les questions auxquelles vous souhaitez qu'il réponde.

Le mieux est de noter vos questions par écrit et d'emporter un bloc-notes et un stylo. Et si vous pensez que cela peut vous aider, faites-vous accompagner d'un ami ou d'un proche – un soutien moral et l'écoute d'une tierce personne sont toujours les bienvenus !

Les questions les plus fréquentes sont les suivantes :

- Quel est le nom précis de ce dont je souffre ?
- Quels sont les différents traitements possibles ?
- Quelles sont leurs chances de réussite ?
- Quels sont les effets secondaires ou les risques potentiels ?
- Quand puis-je compter aller mieux ?
- Que puis-je faire tout seul pour me soulager ?

Pesez le pour et le contre Dans la plupart des cas, votre médecin aura une idée assez claire du meilleur traitement à vous proposer. Mais, de votre côté, vous devrez peser le pour et le contre de sa proposition, et notamment tenir compte des effets secondaires possibles. Et s'il s'agit d'une chirurgie, vous devrez évaluer le rapport entre les bénéfices et les risques. Il est toujours bon de prendre un deuxième avis.

Demandez à votre médecin qu'il vous oriente vers un spécialiste Votre médecin va certainement vous envoyer chez un spécialiste. Mais si vous pensez qu'un avis supplémentaire peut vous aider, n'hésitez pas à lui demander une autre adresse de spécialiste. Si vous êtes adepte des médecines douces et pensez qu'elles pourraient être adaptées à votre cas, demandez à votre médecin s'il connaît un praticien qualifié.

UNE DÉCISION CONJOINTE
Votre médecin et vous devez travailler en partenariat pour trouver le traitement qui vous conviendra le mieux. Veillez à poser les questions – et à obtenir les réponses – dont vous avez besoin pour prendre votre décision.

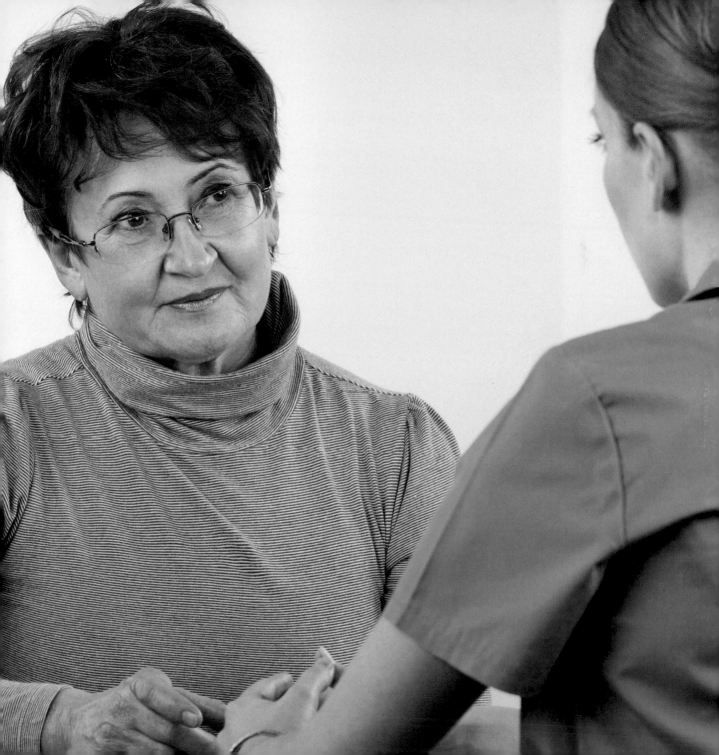

Solutions

Dans ce chapitre, vous allez trouver des descriptions des principaux traitements disponibles et le tableau ci-dessous va vous donner un aperçu de ce qui pourrait marcher pour vous. Bien sûr, d'autres facteurs sont à prendre en compte, alors suivez les conseils de votre médecin.

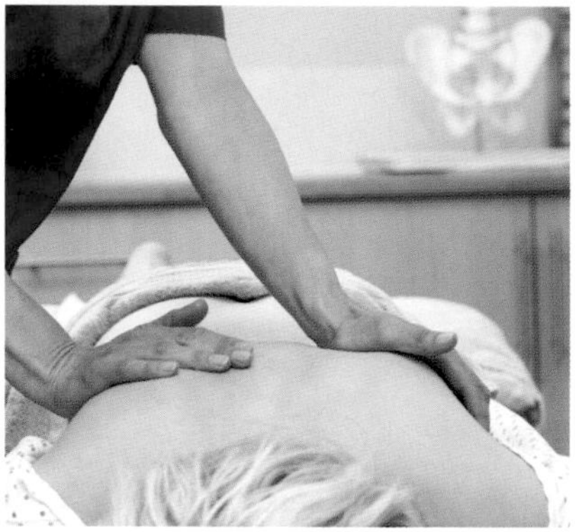

LÉGENDES
●●● Traitement, ou thérapie, le plus fréquemment prescrit
●● Autre traitement ou thérapie possible
● Traitement ou thérapie susceptible d'apporter des bienfaits ou de soulager des symptômes

TYPE DE PROBLÈME ↓ TRAITEMENT/THÉRAPIE →	Kinésithérapie	Ostéopathie	Chiropraxie	Massage
Problèmes de posture	●●●			●●
Défauts de courbure de la colonne vertébrale	●●	●●	●●	●●
Arthrose	●●●			●●
Polyarthrite rhumatoïde	●●			●●
Spondylarthrite ankylosante	●●●			
Ostéoporose	●●●			
Lésions des tissus mous au niveau cervical	●●●	●●●	●●	●●●
Problèmes radiculaires au niveau cervical ou thoracique	●●●	●●	●●	
Syndrome du défilé thoracique	●●●	●●	●●	
Lésions et inflammation des muscles des épaules	●●●	●●	●●	●●
Élongations et déchirures ligamentaires	●●●	●●	●●	●●●
Rééducation post-traumatique (y compris après une fracture)	●●●	●●	●●	
Lésions des tissus mous aux niveaux thoracique et lombaire	●●●	●●●	●●●	●●●
Dégénérescence des disques intervertébraux	●●●	●●	●●	
Sténose du canal lombaire	●●●			
Sciatique	●●●	●●	●●	
Problèmes aux articulations sacro-iliaques	●●●	●●●	●●●	●
Syndrome du piriforme	●●●	●●●	●●	●
Grossesse	●●●	●●●		●

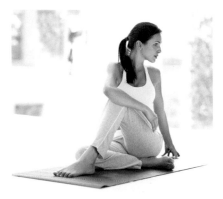
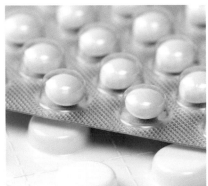
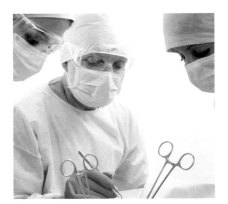

Technique Alexander	Méthode Pilates	Yoga	Acupuncture	Shiatsu	TENS	Médicaments	Chirurgie
●●●	●●●	●●●					
●●	●	●					●●●
		●●	●●			●●●	●●
			●		●	●●●	●●
●	●●	●●				●●●	●●
	●●	●●				●●●	
●●	●	●	●	●	●	●●●	
			●	●	●	●●●	●
●●					●	●●●	
	●	●	●	●	●	●●●	
						●●●	●
					●	●●●	●●●
●●●	●●	●●	●●	●	●●	●●●	
					●	●●●	●●
						●●●	●●●
			●	●	●	●●●	●●
●●	●●	●●	●		●●	●●●	
	●	●	●	●	●	●●	
●●	●●	●●	●	●		●	

Kinésithérapie

La kinésithérapie constitue souvent le meilleur traitement pour un large éventail de problèmes de dos qui engendrent des douleurs et limitent les mouvements. Pratiquée par un kinésithérapeute, elle traite toutes les anomalies ou lésions physiques qui empêchent le corps de fonctionner de manière optimale à l'aide d'un programme personnalisé d'exercices thérapeutiques et d'autres techniques.

De quoi s'agit-il ? Les kinésithérapeutes exercent dans des environnements variés – hôpitaux, cliniques, écoles, entreprises et complexes sportifs, entre autres. Sachez qu'il est parfaitement possible d'aller consulter un kiné sans prescription médicale.

Le kiné va étudier votre dossier médical, les résultats de vos examens médicaux (si vous en avez) et le rapport de votre médecin traitant, avant de procéder lui-même à un examen physique approfondi. Dans le cadre de son examen, il va vous demander d'effectuer différents mouvements pour évaluer votre état. Ensuite, il va établir un programme de traitement personnalisé en suivant un protocole défini. S'il s'agit d'un kinésithérapeute qui travaille dans le domaine de l'orthopédie – c'est-à-dire qui traite les affections du dos et propose des programmes de rééducation fonctionnelle –, son programme va comprendre des exercices, une éducation posturale (voir pages 148-151), des conseils généraux liés au mode de vie (par exemple, comment soulever une charge, voir pages 152-153) et des techniques de relaxation (voir pages 162-163).

La première séance, qui inclut l'entretien et l'évaluation initiaux, dure au moins 1 heure ; les autres séances durent entre 45 minutes et 1 heure. Portez des vêtements amples et confortables pour ne pas être gêné dans vos mouvements.

Le programme Le kinésithérapeute va vous expliquer votre problème, ce qu'il peut faire et en quoi consiste le traitement. En général, celui-ci comprend tout ou partie des éléments suivants :

Exercices Il existe trois grands types d'exercices : *actifs*, *passifs* et *isométriques*. Les exercices actifs, ceux que vous pratiquez vous-même, sont le plus fréquemment utilisés, surtout si vous souffrez du dos. Ils respectent une progression. Vous les réaliserez d'abord sous la surveillance de votre kiné, puis régulièrement chez vous. Dans les exer-

Associations ▸▸

Si tous les traitements cités et décrits dans cet ouvrage ont leur intérêt propre, ils ont un objectif commun : celui de supprimer ou de soulager la douleur, de traiter son ou ses origines et d'éviter qu'elle ne réapparaisse.

C'est pourquoi dans la pratique, il est courant d'avoir recours à plusieurs de ces traitements en parallèle ou dans une suite logique.

Généralement, on entreprend une action immédiate sur la douleur par le massage thérapeutique, les AINS, l'acupuncture, l'ostéopathie, puis la kinésithérapie pour stabiliser et rétablir la bonne posture ; enfin la méthode Pilates ou la reprise d'une activité sportive évite la récidive.

cices passifs, c'est le kinésithérapeute qui manipule vos articulations pour réduire le gonflement, soulager les tensions et améliorer la mobilité. Quant aux exercices isométriques, où l'articulation reste immobile, ils sont utilisés si tout mouvement engendre une douleur ou un spasme musculaire, ou pour entretenir la force musculaire. Le kinésithérapeute va vous demander de contracter le muscle en question sans bouger, de maintenir la contraction, puis de relâcher.

La *méthode McKenzie*, beaucoup moins répandue en France que dans les pays anglo-saxons, peut également être utilisée. Robin McKenzie, kinésithérapeute en Nouvelle-Zélande dans les années 1960, a observé que lorsque la colonne vertébrale est en extension, une douleur du membre supérieur migre vers le cou et une douleur du membre inférieur vers le bas du dos : c'est ce qu'il a appelé le *phénomène de centralisation de la douleur*. Les exercices de McKenzie visent donc à allonger la colonne et à centraliser la douleur (un exercice de ce type est présenté page 138). L'avantage, c'est qu'une fois que votre kiné vous a prescrit un programme d'exercices, vous pouvez gérer seul votre problème de dos et reprendre vos activités habituelles. Cette méthode ne peut pas être employée s'il n'y a pas possibilité de centralisation de la douleur ou si vous souffrez d'une sténose du canal lombaire (voir page 116) ou d'arthrose (voir pages 58-61).

Mobilisations et manipulations Les mobilisations sont des mouvements de pression douce et répétée effectués par le kiné pour rétablir la mobilité articulaire, assouplir les articulations et soulager les contractures musculaires. Les manipulations sont des mouvements plus en force pour corriger l'alignement de la colonne. Il existe deux types de manipulation et de mobilisation du rachis :

- **Mobilisations de Maitland** Geoffrey Maitland, un kinésithérapeute australien, a développé un système de mobilisations passives (le patient ne fait rien) répandu

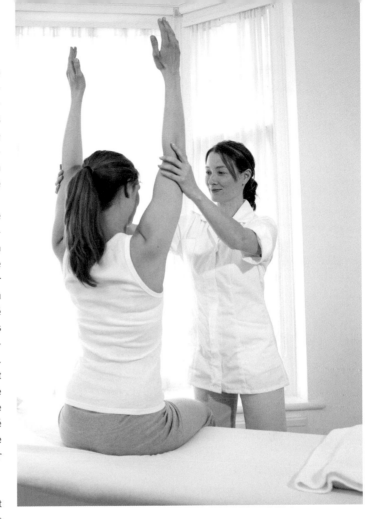

aujourd'hui dans le monde entier. Il s'agit d'une thérapie manuelle visant à rétablir toute la mobilité articulaire. La technique est utilisée sur les articulations synoviales et cartilagineuses (voir pages 14-15). Le patient doit être soigneusement évalué avant d'être traité et le programme doit être

ÉVALUATION INITIALE
Votre kiné va vérifier l'amplitude de vos mouvements et votre alignement postural pour établir un programme d'exercices personnalisé.

La rééducation

Tous les kinésithérapeutes affirment que la rééducation fonctionnelle et le retour au travail font partie du traitement. Ils travaillent souvent avec des médecins pour élaborer un programme de rééducation personnalisé et détaillé – comprenant exercices physiques et autres traitements.

personnalisé en fonction des informations recueillies par le kiné.

■ **Mobilisations de Mulligan** Brian Mulligan, un kinésithérapeute néozélandais, s'est inspiré des mobilisations de Maitland pour développer le concept des mobilisations vertébrales appelées *SNAGS* – glissements apophysaires naturels soutenus. La méthode Mulligan est peu connue en France. Il s'agit d'une mobilisation passive d'une articulation avec mouvement actif simultané du patient. Après avoir répété le mouvement, votre kiné vous demande de le réaliser seul pour voir si votre amplitude articulaire a augmenté sans provoquer de douleur.

Application de froid En général, les packs de glace sont la première chose qu'un kinésithérapeute utilise. L'application de froid pourra réduire les inflammations locales, mais également les gonflements, les contusions et la douleur.

Chaleur La chaleur, en augmentant l'afflux de sang dans une zone donnée, peut soulager la douleur, ainsi que les spasmes et les raideurs musculaires. Le kinésithérapeute peut appliquer de la chaleur sur les tissus affectés par différents moyens : des lampes chauffantes, des compresses chaudes ou des sprays chauffants augmentent la température des tissus superficiels de façon à diminuer les tensions musculaires. Par ailleurs, la diathermie à micro-ondes et à ondes courtes échauffe les tissus profonds à l'aide d'ondes électromagnétiques, mais l'efficacité de ce traitement n'a à ce jour pas encore été prouvée scientifiquement.

Thérapie par ultrasons Une machine à ultrasons émet des ondes sonores à haute fréquence qui sont inaudibles pour l'oreille humaine. Ces ondes – totalement indolores – pénètrent dans la peau et contribuent à combattre l'inflammation locale, à détendre les muscles et à soulager la douleur.

Hydrothérapie L'hydrothérapie consiste à effectuer un programme d'exercices dans une piscine chauffée, sous la surveillance d'un kinésithérapeute. L'eau porte et soutient le corps, ce qui soulage la pression sur les articulations. Ceci convient donc tout particulièrement au traitement des douleurs lombaires – sans le soutien de l'eau, les exercices seraient trop douloureux pour le patient.

Prêt pour le supplice du chevalet? ▸▸

La traction, très appréciée à l'époque romaine, est utilisée depuis des siècles pour soulager les douleurs de cou et de dos. Elle étire la colonne vertébrale, mais lorsqu'elle était employée comme instrument de torture au Moyen Âge, elle la disloquait complètement. La technique utilisant une table de traction, appelée *thérapie de décompression neurovertébrale*, est pratiquée essentiellement par les chiropraticiens (voir pages 184-185).

En étirant la colonne, la traction mécanique soulage la pression sur les articulations vertébrales, les disques intervertébraux, les nerfs et les tissus mous voisins. Toutefois, elle ne convient pas à tout le monde. Les personnes atteintes d'ostéoporose, de tumeurs, d'infections, de troubles artériels ou cardiaques, de hernies hiatales ou de hernies inguinales entre autres, de même que les femmes enceintes, ne doivent pas subir de tractions.

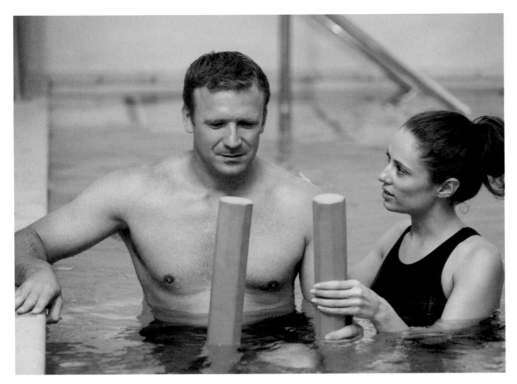

L'eau offre une certaine résistance, ce qui permet de renforcer ses muscles sans utiliser de poids pour lester les bras ou les jambes. Les patients constatent presque unanimement une amélioration de leur force musculaire et de leur endurance, mais également de leur équilibre et de leur coordination ; ils prennent mieux conscience de leur posture, ce qui leur permet de la corriger avec plus de précision. Sans oublier la chaleur de l'eau (de 29 à 33°) qui, en soulageant la douleur et en dilatant les vaisseaux sanguins, améliore notablement la circulation, détend les muscles et augmente la souplesse des articulations vertébrales. L'eau salée est souvent utilisée pour l'hydrothérapie parce qu'elle permet au corps de mieux flotter et, selon certains praticiens, elle aurait un effet antidouleur.

Le métier de kinésithérapeute »

Pour pouvoir exercer leur métier, les kinésithérapeutes doivent être titulaires du diplôme d'État de masseur-kinésithérapeute. Les études durent au minimum trois ans après le bac. L'admission dans les écoles de kiné se fait par concours d'entrée ou par l'intermédiaire de la première année de médecine.

Les kinésithérapeutes ont ensuite la possibilité de se spécialiser en sport ou en thalassothérapie, par exemple. Ceux qui suivent des études de médecine peuvent se spécialiser en kinésithérapie respiratoire, pédiatrique, cardiaque, neurologique ou orthopédique. Veillez à choisir un praticien diplômé et qualifié.

Ostéopathie

Comme les praticiens de nombreuses thérapies alternatives, les ostéopathes sont convaincus que toutes les parties du corps sont interconnectées. Bien que formés à de nombreux aspects de la médecine (anatomie, biologie, biomécanique, physiologie, etc.), ils utilisent souvent les manipulations dans leur traitement.

Les ostéopathes sont profondément convaincus que le corps humain est capable de s'autoréguler et de s'autoguérir, s'efforçant de s'adapter et de se maintenir dans un état d'équilibre appelé *homéostasie*. Ils sont également persuadés que le stress, des lésions, une mauvaise alimentation ou d'autres facteurs peuvent perturber cet équilibre et entraîner l'apparition de la maladie.

Tout est interconnecté Selon les ostéopathes, les défauts d'alignement du système musculosquelettique peuvent venir entraver le fonctionnement optimal de tous les autres systèmes. La *dysfonction* est un concept-clé de la discipline. Par exemple, si vous vous faites mal au niveau lombaire, vous pouvez être gêné pour vous tenir debout et vous sentir raide. Du coup, vous adoptez une station verticale incorrecte. Mais, même une fois la lésion guérie, vous pouvez continuer à vous tenir mal, notamment lorsque vous êtes stressé ou très fatigué. Un ostéopathe va donc évaluer votre posture, vos mouvements et votre respiration à la recherche d'une dysfonction.

Résoudre le problème L'ostéopathe vous donne des conseils pour adopter un meilleur style de vie et, surtout, utilise des techniques manuelles de diagnostic et de traitement appelées *traitement manipulatif ostéopathique* (TMO) qui peuvent inclure :

- **Une manipulation des tissus mous** Également appelée *relâchement myofascial*, cette manipulation est une forme de massage qui soulage tensions et raideurs, détend les muscles et améliore la circulation sanguine. Il s'agit d'étirer muscles, tendons, ligaments et articulations et d'exercer des pressions – superficielles ou en profondeur, lentes ou rapides – sur les tissus mous.
- **Des techniques de mobilisation articulaire** Elles sont destinées à augmenter l'amplitude des mouvements articulaires. L'ostéopathe mobilise les articulations sans dépasser les limites physiologiques pour étirer les muscles, les ligaments et d'autres tissus mous raidis et raccourcis. Les mouvements sont souvent rythmiques.
- **Des tractions manuelles** Il s'agit d'écarter légèrement deux surfaces articulaires pour détendre les capsules articulaires et les ligaments, ainsi que les muscles et les tendons voisins. L'ostéopathe peut imprimer un petit mouvement de ressort sur certaines articulations de faible amplitude physiologique, telles les articulations

Vers une reconnaissance officielle »

L'ostéopathie a été mise au point à la fin du XIXe siècle par Andrew Taylor Still, un ingénieur et médecin américain. En France, le titre d'ostéopathe n'a été reconnu qu'en 2002 et les conditions d'exercice ont été clarifiées en 2007. La formation pour obtenir un DO (diplôme en ostéopathie) est accessible après le bac et s'étend sur 6 années. Pour les médecins et autres professionnels de la santé, il existe une formation complémentaire qui permet d'acquérir le DO.

Une pratique controversée ▶▶

Un certain nombre d'études ont montré que les *traitements manipulatifs ostéopathiques* (TMO) permettent de traiter les douleurs lombaires. Certains médecins (non ostéopathes) reconnaissent l'utilité de ces traitements, notamment pour empêcher les lombalgies aiguës de devenir chroniques (voir page 37), mais d'autres sont persuadés que les TMO ne peuvent pas agir sur d'autres systèmes que celui qui est à l'origine du problème.

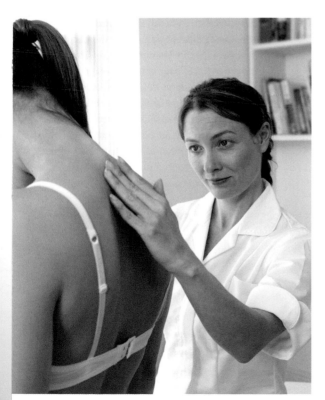

EXAMEN DU PATIENT
L'ostéopathe examine attentivement l'alignement vertébral du patient avant de décider si un traitement manipulatif ostéopathique (TMO) peut lui convenir.

vertébrales ou sacro-iliaques, pour augmenter leur mobilité et étirer les ligaments.

■ **Des manipulations vertébrales de faible amplitude et de haute vélocité** Ces techniques dites de *thrust* sont probablement les TMO les plus connues. L'ostéopathe mobilise doucement une articulation jusqu'à la limite de son jeu physiologique habituel, puis exerce une poussée vers le bas, rapide et de faible amplitude. Ce mouvement porte brièvement l'articulation au-delà de ses limites physiologiques et peut s'accompagner d'un bruit de craquement provoqué par l'éclatement des petites bulles d'air logées dans le liquide synovial (voir page 16). Ces manipulations peuvent être désagréables sur le moment, mais elles sont rarement douloureuses.

■ **Des techniques myotensives** Elles sont utilisées à la fois pour le diagnostic et le traitement. Le patient exerce un mouvement (contraction musculaire) contre une résistance déterminée par l'ostéopathe. Dès que le praticien sent la limite du mouvement, le patient relâche son effort (relâchement musculaire). Ce jeu de *contracter-relâcher* est répété plusieurs fois. Ces techniques sont particulièrement utiles lorsque des méthodes plus vigoureuses, telles les manipulations vertébrales, sont plutôt déconseillées, par exemple chez les personnes fragiles ou âgées.

Comment maintenir votre équilibre ? ▶▶

Vous pouvez apprendre à maintenir l'homéostasie ostéopathique en veillant à :

■ Conserver une bonne posture.

■ Faire de l'exercice.

■ Vous relaxer suffisamment.

■ Avoir une alimentation saine et équilibrée.

Technique Alexander

La technique Alexander vise à aider l'individu à se défaire de mauvaises habitudes de comportement postural bien enracinées, et à les remplacer par le mouvement naturel et correct de la petite enfance. Les jeunes enfants se tiennent et se meuvent avec aisance, grâce et assurance, contrairement aux adultes qui ont souvent perdu cette capacité à la suite d'une position assise prolongée, de mauvaises techniques pour soulever et porter des charges, une posture incorrecte, des douleurs ou du stress.

UN AJUSTEMENT MINUTIEUX
L'enseignant de la technique Alexander va procéder à un ajustement minutieux et répété de votre posture jusqu'à ce que la posture correcte vous semble « normale ».

Selon Frederick Matthias Alexander, l'inventeur de la technique Alexander, la relation entre la tête, le cou et le dos gouverne l'ensemble des mécanismes de l'organisme. Il a appelé cette relation la *commande primaire* (ou le *contrôle primaire*). Si celle-ci est libre, aisée et équilibrée, les muscles posturaux (voir page 149) – ceux qui nous permettent de nous tenir debout – travaillent sans effort ni tension, permettant aux muscles phasiques – ceux que nous activons pour effectuer un mouvement volontaire – de mobiliser librement les articulations. En revanche, si cette relation est défectueuse, les muscles posturaux deviennent tendus et les muscles phasiques doivent faire des efforts supplémentaires pour assurer le mouvement. Résultat : avec les temps, le corps perd sa fluidité et sa souplesse. Nous prenons de mauvaises habitudes posturales – ce que les enseignants de la technique Alexander appellent *schémas de mauvais usage de soi* – et finissons par trouver « normaux » et corrects nos postures ou nos mouvements incorrects, attribuant à d'autres causes notre perte de souplesse et nos douleurs.

Les enseignants de la technique Alexander travaillent à restaurer la longueur, la coordination et la souplesse de la colonne vertébrale et de la tête – la « commande primaire » – et à rétablir une relation correcte entre les deux, en position immobile ou en mouvement.

La relation tête-cou-dos La raison pour laquelle la tête et le cou perdent si facilement leur posture correcte est anatomique. Le crâne repose sur l'articulation occipito-atloïdienne, située à l'extrémité supérieure de la colonne vertébrale, mais son centre de gravité n'est pas dans l'alignement du rachis – il est situé beaucoup plus en avant, approximativement au centre d'une ligne reliant le haut de l'oreille et la pommette.

Nos muscles du cou sont donc toujours légèrement contractés (sauf quand nous sommes allongés) pour lutter contre la force de gravité et maintenir l'équilibre délicat

Les bienfaits de l'Alexander ▸▸

La technique Alexander ne traite pas des affections spécifiques, mais vous apprend à relâcher vos tensions musculaires engendrées par une posture habituelle incorrecte et des mouvements inutiles, et à réapprendre à utiliser correctement votre corps.

Ses bienfaits incluent :

- Une plus grande liberté de mouvement.
- Une amélioration de la coordination et de l'équilibre.
- Une énergie et un dynamisme accrus.
- Une plus grande détente de l'ensemble du corps.

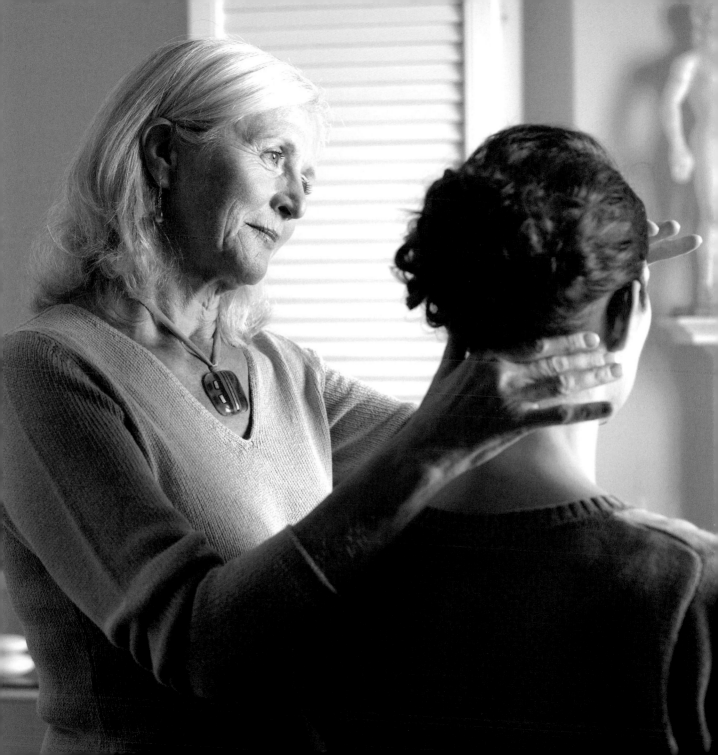

Du «bon usage de soi» au quotidien ➤➤

La technique Alexander a été inventée à la fin du XIXe siècle par Frederick Matthias Alexander (1869-1955). Cet acteur australien spécialisé dans le répertoire shakespearien souffrait souvent de problèmes de voix (enrouement, aphonie) dont les médecins ignoraient la cause. En s'observant, il a remarqué qu'il tenait sa tête de «manière non naturelle» en parlant et en marchant. Après avoir corrigé sa posture, ses problèmes de voix ont disparu. Plus tard, il a décidé de se consacrer au développement d'une technique capable de corriger des habitudes de «mauvais usage de soi» et de promouvoir une posture et des mouvements de «bon usage de soi». Trois ans après sa mort, ses successeurs ont fondé la Society of Teachers of the Alexander Technique (STAT) à Londres. Aujourd'hui, les enseignants de la technique Alexander dans le monde entier ont suivi une formation de trois ans dans une école agréée par la STAT ou une association nationale affiliée.

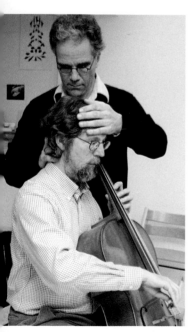

qui permet à la tête de rester correctement positionnée.

Malheureusement, les muscles du cou sont souvent trop contractés, pour des raisons aussi bien psychologiques que posturales, et tendent à maintenir la tête vers l'arrière et vers le bas.

Ce défaut de posture courant entraîne une réaction en chaîne : il affecte les muscles posturaux de l'ensemble du dos,

AMÉLIORER LES PERFORMANCES
La technique Alexander est très appréciée des musiciens et d'autres artistes sujets aux tensions dans le dos provoquées par des mouvements répétitifs. L'ajustement postural permet de prévenir les douleurs et les raideurs chroniques.

comprime les vertèbres et modifie l'alignement normal de la colonne. Il en résulte souvent divers problèmes de dos, notamment des nerfs coincés, des douleurs et une restriction des mouvements. La position de la tête inhibe également sa fonction de «commande primaire», qui est d'amorcer et de diriger le mouvement.

Trois principes majeurs Les enseignants de la technique Alexander travaillent selon trois principes majeurs ou *instructions*, et il peut falloir beaucoup de temps et de pratique pour que ces instructions deviennent une seconde nature. Ils vous apprennent à «penser» chaque instruction. Par exemple, au lieu d'effectuer un mouvement pour redresser la tête et l'incliner légèrement en avant, vous devez d'abord vous représenter mentalement ce mouvement, ce qui va aider vos muscles du cou à s'allonger et à se détendre ; puis la force de gravité va induire ce mouvement sans qu'aucun ordre direct n'ait été transmis aux muscles.

- La première instruction, et la plus importante, est de *permettre au cou d'être libre*, c'est-à-dire de relâcher les muscles du cou. La plupart des individus ont un excès de tension, physique ou émotionnelle, dans leurs muscles cervicaux. Pour savoir si vous êtes concerné, massez le muscle qui descend de votre cou jusqu'à votre épaule : s'il est raide ou douloureux, c'est que vos muscles cervicaux sont trop tendus et raccourcis.
- La deuxième instruction est d'allonger le cou et de *laisser la tête se redresser et s'incliner en avant* – comme si vous alliez acquiescer d'un signe de tête.
- La troisième instruction est d'élargir le dos et d'étirer l'ensemble de la colonne vertébrale. Cela diminue les tensions dans les muscles du dos et du tronc, allonge le torse et facilite la respiration abdominale.

Rectification de la posture Les enseignants de la technique Alexander donnent des indications verbales et tactiles pour aider leurs élèves à passer correctement d'une position à l'autre, leur demandant de répéter les mouvements jusqu'à ce qu'ils « sentent » la bonne posture et puissent la maintenir.

Avec la pratique, les élèves prennent conscience de l'alignement correct entre la tête, le cou et le dos. L'enseignant observe tout particulièrement :

- L'inclinaison de votre cou et comment il est soutenu. L'enseignant exerce souvent des pressions légères pour vous empêcher d'incliner la tête en arrière.
- La façon dont vous passez de la position assise à la station debout. Il est important de maintenir le bon alignement du cou et de la colonne au cours du mouvement. L'enseignant vous apprend à prendre conscience de la manière dont vous effectuez cette transition.
- Votre posture en station verticale. Il vous encourage à adopter une posture équilibrée avant de commencer à marcher.
- La façon dont vous passez de la station verticale immobile à la marche. Avec ses mains, il empêche votre tête de s'incliner en avant et votre menton de s'abaisser pendant l'exécution du mouvement.

Est-ce pour vous ? ▸▸

Consultez votre médecin pour savoir si la technique Alexander pourrait soulager vos problèmes de dos. En général, cette technique jouit d'une bonne réputation auprès des professionnels de la santé, même si elle est encore peu connue en France. Vérifiez que l'enseignant que vous choisissez possède un certificat d'enseignement. Vous trouverez tous les renseignements nécessaires sur le site de l'Association française des professeurs de la technique Alexander (APTA) : www.techniquealexander.info.

Défauts courants ▸▸

La technique Alexander identifie un certain nombre de défauts de posture et de mouvement courants qui peuvent finir par engendrer des tensions dans le dos et vous rendre plus vulnérable aux lésions :

- L'ensemble de votre corps est avachi.
- L'une de vos épaules est plus haute que l'autre.
- L'un de vos bras est plus en avant que l'autre.
- Vos épaules sont contractées en permanence.
- Votre tête part en avant lorsque vous marchez.
- Vos genoux sont tendus avec rigidité en station debout.
- Vos genoux sont en dehors ou croisés en position assise.
- Votre tête part trop en arrière et votre dos se courbe lorsque vous vous asseyez.
- En position assise, vos pieds ne touchent pas le sol ou sont fléchis sous la chaise et seuls les orteils sont au contact du sol.

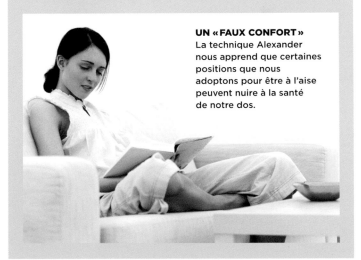

UN « FAUX CONFORT »
La technique Alexander nous apprend que certaines positions que nous adoptons pour être à l'aise peuvent nuire à la santé de notre dos.

Méthode Pilates

Le Pilates est une thérapie pour le corps et l'esprit dont les exercices physiques visent à développer la force du centre du corps – pas seulement les abdominaux, mais aussi les muscles stabilisateurs profonds du cou et des épaules, de la colonne vertébrale et du bassin –, ainsi qu'à faire travailler l'ensemble du corps. Ses exercices à faible impact tonifient les muscles, augmentent la souplesse et le contrôle, et améliorent la posture.

Qui était Pilates ? ▸▸

Joseph Hubertus Pilates (1880-1967) était un enfant chétif souffrant d'asthme et de rachitisme. Il a réussi à surmonter ses problèmes et à devenir un gymnaste, un artiste de cirque et un athlète accompli en développant une thérapie pour le corps et l'esprit fondée sur l'entraînement physique et la rééducation qu'il a appelée *contrôlogie*. Après la mort de cet Allemand à l'âge de 87 ans, la contrôlogie a été rebaptisée *méthode Pilates*.

La méthode Pilates est une thérapie par l'exercice physique, douce et sans danger, qui convient à la plupart des personnes, indépendamment de leur âge et de leur condition physique.

Elle contribue à prévenir les douleurs du cou et du dos et à soulager celles qui sont déjà installées ; ses exercices aident à prévenir

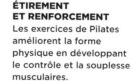

ÉTIREMENT ET RENFORCEMENT
Les exercices de Pilates améliorent la forme physique en développant le contrôle et la souplesse musculaires.

l'ostéoporose (voir pages 68-71) et peuvent soulager certaines affections comme l'arthrose (voir pages 58-61), la spondylarthrite ankylosante (voir pages 66-67) et des défauts de courbure de la colonne vertébrale (voir pages 52-57).

Enfin, le Pilates peut être pratiqué en toute sécurité pendant la grossesse et après l'accouchement (à condition d'avoir un professeur de Pilates spécialement formé). Néanmoins, il est préférable de demander conseil à votre médecin si vous êtes enceinte.

Principes de base Les six principes de base de la méthode Pilates sont les suivants :

- **Concentration** Chaque exercice doit être réalisé avec une concentration maximale, non seulement sur le mouvement, mais sur le corps tout entier.
- **Contrôle** Chaque mouvement doit être effectué avec précision, grâce et contrôle.
- **Centrage** Les exercices de Pilates commencent par un *engagement* (activation) des muscles du centre du corps.
- **Fluidité du mouvement** Les mouvements doivent être effectués avec fluidité du centre vers les extrémités (les membres) et doivent s'enchaîner avec fluidité.
- **Précision** Chaque exercice doit être réalisé correctement avec une économie de mouvement. Il est plus important de faire correctement un exercice que d'enchaîner les exercices n'importe comment et à toute vitesse.

■ **Respiration correcte et contrôlée** Il est indispensable d'inspirer aussi profondément que possible pour bien oxygéner le sang. Une expiration forcée pour vider complètement les poumons, suivie d'une inspiration thoracique profonde pour ouvrir la cage thoracique au maximum, assure une oxygénation optimale.

Bienfaits pour le dos Les déséquilibres musculaires – par exemple des muscles abdominaux plus faibles que les muscles du dos –, des muscles posturaux insuffisamment développés, un manque de souplesse ou un bassin instable nuisent à la santé du dos. La méthode Pilates renforce le centre du corps en augmentant la tonicité et la souplesse du tronc et des muscles pelviens qui soutiennent et stabilisent la colonne vertébrale. C'est pourquoi elle permet de remédier à ces problèmes et réduit considérablement le risque de lésions musculaires, tendineuses et ligamentaires, au quotidien.

Les mauvaises postures sont également responsables de nombreux problèmes de dos, car elles exercent une pression sur des parties de la colonne qui ne sont pas faites pour les supporter, ce qui accroît le phénomène d'usure, ainsi que le risque d'inflammation des facettes articulaires et de détérioration des disques intervertébraux.

Le Pilates vous apprend à bien vous tenir, que vous soyez immobile ou en mouvement, par des *alignements*. Une posture correcte et symétrique ainsi qu'une colonne vertébrale bien alignée diminuent l'usure issue de pressions inégales sur les articulations et les disques intervertébraux.

Différentes méthodes On distingue la méthode Pilates authentique et la méthode contemporaine. Le Pilates authentique enseigne les exercices dans un ordre invariable, fidèle aux principes de Joseph Pilates, avec l'aide d'appareils qu'il avait lui-même conçus.

Des enseignants contemporains ont réactualisé la méthode à la lumière d'une meilleure compréhension des systèmes de l'organisme. Ils divisent l'enseignement en différentes parties et en plusieurs niveaux – débutant, intermédiaire et avancé. Les cours de Pilates sont nombreux, depuis ceux dispensés dans des studios luxueux dotés des équipements les plus modernes jusqu'à ceux organisés dans des salles communales ne disposant que de tapis rudimentaires et de ballons d'exercice.

Une fois que vous connaissez les principes et les exercices de la méthode Pilates, vous pouvez pratiquer chez vous avec l'aide des nombreux livres et DVD que vous trouverez dans le commerce. Et pourquoi ne pas tester les exercices pour le bas du dos proposés sur la double page suivante ?

Qui peut enseigner le Pilates ? ▶▶

La méthode Pilates n'est pas encadrée par un organisme de contrôle. Chacun peut donc donner des cours de Pilates, qu'il soit correctement formé ou non. Vu la popularité croissante de cette méthode auprès du grand public, mais aussi des kinés et des professionnels de la remise en forme, les enseignants se multiplient sans que leur compétence soit garantie. En réaction, des associations regroupant des enseignants correctement formés se sont créées dans un certain nombre de pays. En France, il existe des centres de formation (www.leaderfit.com et www.pilatesfrance.com) qui délivrent un diplôme garantissant les compétences de l'enseignant.

Comment commencer ? Le meilleur moyen de vous familiariser avec le Pilates est de vous inscrire à un cours donné par un enseignant accrédité ou diplômé. La série d'exercices pour débutants s'adresse en priorité aux personnes souffrant de problèmes de dos.

Si vous souffrez d'une affection particulière, demandez conseil à votre médecin avant de vous inscrire à un cours de Pilates. Informez l'enseignant de vos problèmes de santé pour lui permettre d'adapter les exercices à vos besoins. Et si vous faites de la rééducation chez un kinésithérapeute, demandez-lui de contacter votre professeur de Pilates pour le mettre au courant des objectifs de votre programme de rééducation.

Exercices Pilates pour le bas du dos ▸▸

Ces exercices contribuent à corriger les déséquilibres musculaires du bas du dos par des étirements et un renforcement des muscles affaiblis. La philosophie Pilates souligne l'importance d'engager à la fois le corps et l'esprit : concentrez-vous totalement sur ce que vous êtes en train de faire et effectuez des mouvements lents, précis et contrôlés. Répétez chaque exercice jusqu'à 5 fois. Attention : n'essayez pas ces exercices si vous souffrez d'un problème particulier – d'une brachialgie ou d'une sciatique, par exemple –, sauf s'ils vous ont été conseillés par votre médecin ou votre kiné, et lisez les mises en garde page 10.

Étirement en avant
Augmente la mobilité et la souplesse du bas du dos.

1 Assis au sol, tenez-vous bien droit, mais en respectant les courbures naturelles de la colonne vertébrale. Tendez vos jambes. Écartez les pieds de la largeur des épaules, orteils pointés vers le plafond. Levez les bras à hauteur des épaules.

2 Inspirez. Puis, en expirant lentement et en contractant vos abdominaux, étirez-vous en avant, les bras tendus. Votre corps forme un U. Comptez jusqu'à 5. Inspirez, puis expirez lentement en revenant à la position initiale. Répétez 5 fois l'exercice.

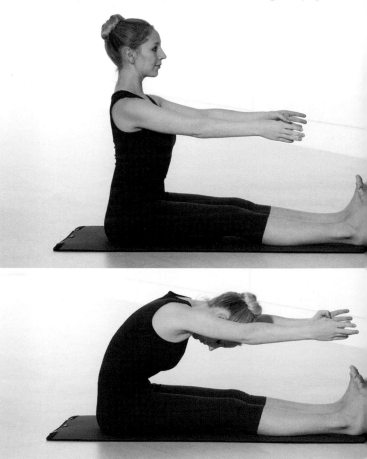

Étirement des ischio-jambiers
Soulage les tensions dans le bas du dos.

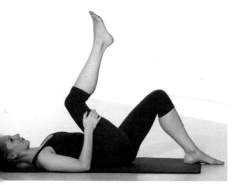 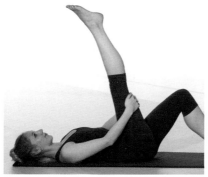 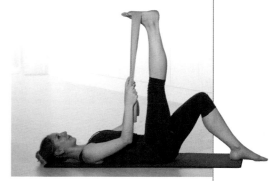

1 Allongez-vous sur le dos, les genoux fléchis à 90 degrés et les pieds écartés de la largeur des épaules. Levez la jambe gauche en soutenant votre cuisse avec vos mains si nécessaire.

2 Inspirez, puis, en expirant lentement et en contractant vos abdominaux, tendez la jambe à la verticale. Comptez jusqu'à 5, puis répétez avec l'autre jambe. Recommencez 5 fois l'exercice.

Variante Vous pouvez juger plus confortable de passer une ceinture ou un élastique de fitness autour du pied pour lever et tendre la jambe vers le plafond.

La flèche
Renforce les muscles du bas du dos.

1 Allongez-vous à plat ventre. (Posez votre front sur une serviette pliée si c'est plus confortable.) Allongez les bras le long du corps, paumes vers le plafond.

2 Inspirez. Puis, en expirant lentement et en contractant les abdominaux, décollez les bras à l'horizontale et levez légèrement la tête, le menton et les épaules. Veillez à garder le cou et le dos alignés. Maintenez la position le temps de compter jusqu'à 5.

3 Inspirez en reposant lentement les bras et le front au sol. Recommencez 5 fois l'exercice.

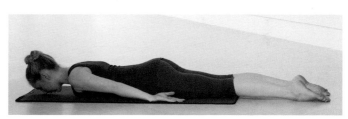
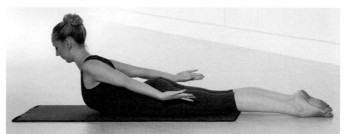

Yoga

Le yoga réunit des adeptes de plus en plus nombreux : on estime à plus de 1 million le nombre de pratiquants réguliers en France, en grande majorité des femmes. Et ce sont souvent les médecins qui recommandent la pratique du yoga à leurs patients. C'est dire si le yoga a acquis ses lettres de noblesse.

Le yoga existe depuis au moins 5 000 ans, mais sa popularité en Occident est relativement récente. S'il réunit autant d'adeptes, c'est parce qu'il possède une double efficacité : sur le plan physique, il développe la souplesse, étire et renforce les muscles, et mobilise les articulations ; sur le plan mental, il détend l'esprit. Ce qui fait de lui une thérapie de choix pour prévenir la plupart des problèmes de dos et en traiter certains, dont une mauvaise posture (voir pages 148-151), les douleurs chroniques, l'arthrose (voir pages 58-61) et – d'après des études récentes – la polyarthrite rhumatoïde (voir pages 62-65).

Il existe de nombreux yogas, plus ou moins spirituels. Toutefois, il faut savoir que les exercices physiques de yoga n'ont rien à voir avec la religion et ne s'opposent à aucune tradition religieuse. La forme de yoga la plus populaire est le *hatha-yoga*, qui associe postures (*âsanas*), mouvements physiques et techniques respiratoires. Ces exercices respiratoires visent à remplir et à vider les poumons à fond à l'aide d'inspirations et d'expirations rythmiques contrôlées par le diaphragme. Le hatha-yoga permet également de développer la force et la souplesse des muscles du dos.

Le seul inconvénient du yoga, c'est qu'il doit être appris, puis pratiqué régulièrement pour vous apporter tous ses bienfaits. Après avoir suivi des cours, vous pouvez mettre en pratique ce que vous avez assimilé à la maison, mais garder le contact avec votre professeur est indispensable si vous voulez continuer à progresser. Un certain nombre de postures et de mouvements sont très bons pour augmenter la force et la souplesse de la colonne vertébrale et donc prévenir les maux de dos. Mais, là encore, il est préférable qu'un professeur de yoga qualifié vous apprenne à les réaliser en toute sécurité.

Le yoga marche-t-il ? Il semblerait que oui. Un certain nombre d'études à petite échelle ont été menées aux États-Unis pour évaluer l'efficacité de cette discipline dans la prévention et le soulagement des douleurs de dos chroniques. Les résultats sont encourageants, mais restent à prouver scientifiquement. Une étude récente réalisée par l'Université de York au Royaume-Uni a montré que les individus qui souffrent de maux de dos et pratiquent le yoga en complément d'un traitement médical classique constatent une amélioration plus sensible que ceux qui s'en tiennent à la médecine classique.

Est-il sans danger ? Même si le yoga est sans danger pour la plupart des gens, il est raisonnable de prendre certaines précautions. Ne pratiquez pas cette discipline si vous êtes enceinte, certaines postures pouvant comporter des risques, mais continuez les exercices respiratoires et la méditation si elle fait partie de votre pratique habituelle. Certains enseignants spécialisés dans le yoga prénatal peuvent vous conseiller et vous permettre de pratiquer le yoga sans danger.

De même, le yoga est déconseillé aux enfants parce que leur corps n'est pas suffisamment développé pour gérer les tensions liées à certaines postures, et que cette pratique risque de nuire à leur croissance. En revanche, ils peuvent pratiquer les techniques respiratoires.

Consultez votre médecin avant de vous lancer dans le yoga si vous souffrez d'un problème de dos. En effet, certaines postures peuvent les aggraver, et même dangereusement. Si vous obtenez le feu vert de votre médecin, informez votre professeur de yoga de la nature exacte de votre problème. Il faut garder à l'esprit qu'il existe toujours un risque de lésion lorsqu'on pratique le yoga. The American Academy of Orthopaedic Surgeons (AAOS) dit à propos du yoga : « Les activités apparemment sans danger peuvent engendrer des froissements musculaires, des déchirures ligamentaires ou des lésions plus graves si elles ne sont pas pratiquées correctement [...]. Les bienfaits du yoga sont supérieurs aux risques physiques potentiels, à condition de faire preuve de prudence et de pratiquer les exercices avec modération, en fonction de votre degré de souplesse. » D'où l'importance d'avoir un professeur qualifié et expérimenté.

Trouver un enseignant La plupart des centres de remise en forme proposent des cours de yoga. Mais vous pouvez vous adresser à la Fédération nationale des enseignants de yoga (FNEY) qui agrée un certain nombre d'écoles de formation au niveau national et régional – les Écoles françaises de yoga – et fédère de nombreux enseignants. Vous trouverez des informations sur les sites www.efy.asso.fr (l'École française de yoga de Paris) et www.lemondeduyoga.org. Vous pouvez également vous adresser à la Fédération française de hatha-yoga (FFHY) et consulter leur site www.ff-hatha-yoga.com.

POSTURE DE L'ENFANT
Cet étirement en douceur
est l'une des nombreuses
postures de yoga
qui peuvent contribuer
à soulager les maux de dos.

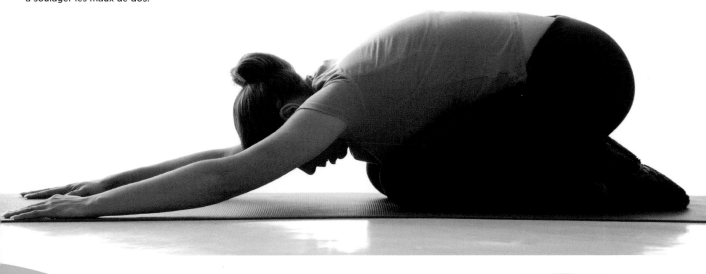

Acupuncture

Depuis des milliers d'années, les Chinois et les Japonais font confiance à l'acupuncture pour préserver leur santé et soigner leurs maladies. Cette technique suscite un intérêt croissant en Occident et, bien que de nombreux médecins n'y voient que du charlatanisme, la plupart des études semblent soutenir l'idée que l'acupuncture peut se révéler efficace dans le traitement des problèmes de dos.

Les Américains ont entendu parler de l'acupuncture pour la première fois en 1972 lors de la visite révolutionnaire du président Nixon en Chine : ils ont entendu dire que James Reston, le reporter qui l'accompagnait, avait été anesthésié par acupuncture avant d'être opéré. En réalité, il avait subi une anesthésie classique, puis avait simplement été traité par l'acupuncture pour soulager ses crampes postopératoires. Mais, même erronée, l'information avait circulé et, aujourd'hui, l'acupuncture est une thérapie largement répandue.

Comment fonctionne-t-elle ? Pivot de la médecine traditionnelle chinoise, l'acupuncture a été décrite pour la première fois au IIe siècle av. J.-C. À l'époque, des aiguilles en pierre et en os – elles sont en fil d'acier inoxydable aujourd'hui – étaient utilisées pour tester une série de points (les fameux *points d'acupuncture*) répartis à travers le corps. Selon la théorie de l'acupuncture, ces points sont situés sur des trajets appelés *méridiens*, qui sont empruntés par l'énergie vitale, le *chi* ou *qi*. La maladie résulte d'une perturbation de la circulation naturelle de l'énergie vitale. La présence d'aiguilles dans ces points est censée redistribuer et normaliser la circulation de l'énergie et, par conséquent, guérir ou, du moins, soulager les symptômes de la maladie.

Beaucoup de personnes sont attirées par les thérapies anciennes qu'elles considèrent comme plus « naturelles » que l'approche occidentale actuelle fondée sur les médicaments ou la chirurgie. Mais il n'existe encore aucune preuve scientifique de l'existence du chi ou des points d'acupuncture. Cela dit, il semble exister des points trigger (voir page 187) assez semblables aux points d'acupuncture et dotés de propriétés électriques spécifiques, mais ils sont rarement situés aux mêmes endroits que les points d'acupuncture traditionnels.

Est-elle efficace ? Oui et non. De nombreux médecins pensent que l'acupuncture peut être efficace pour soulager la douleur, mais pas pour traiter une maladie. The American College of Physicians et The American Pain Society ont conclu, en 2008, que les cliniciens devaient considérer l'acupuncture comme une technique parmi d'autres et complémentaire à d'autres méthodes plus conventionnelles. Même si certains médecins et kinésithérapeutes pratiquent l'acupuncture, ils sont nombreux à ne pas reconnaître son efficacité.

Et il faut rappeler que l'acupuncture n'est pas sans danger. Dans le cadre d'une étude allemande portant sur près de 300 000 patients, 8,6 % d'entre eux ont rapporté des effets secondaires tels que saignements et contusions. Certains ont également signalé des lésions causées par des aiguilles plantées trop près des reins, voire carrément dans les reins. Sans compter que de nombreux patients jugent l'acupuncture extrêmement douloureuse. Qu'en conclure ? Si vous pensez que cette technique peut résoudre vos problèmes de dos et si vous avez trouvé un praticien qualifié et expérimenté en qui vous avez toute confiance, allez-y.

Choisir un praticien En France, l'acupuncture est reconnue par l'Académie de médecine depuis 1950 et peut être pratiquée légalement par les docteurs en médecine. Mais certains acupuncteurs ne sont pas médecins.

Pour obtenir les coordonnées d'un médecin acupuncteur dans votre région, vous pouvez vous adresser à l'Association des acupuncteurs du Québec ou consulter son site : www.acupuncture-quebec.com.

Comment se déroule la consultation ? Le contenu de la consultation va dépendre du système de croyances de votre acupuncteur. Les adeptes de l'acupuncture traditionnelle et de la médecine traditionnelle chinoise vont examiner minutieusement votre visage et votre langue, écouter votre respiration, sentir l'odeur de votre corps, vous interroger sur votre état de santé général et vos fonctions physiologiques, chercher des points de tension dans votre corps et contrôler vos 12 pouls chinois.

Les médecins acupuncteurs n'ont pas cette approche, en général. Après avoir posé leur diagnostic, ils vont utiliser l'acupuncture essentiellement pour soulager la douleur.

Des précautions indispensables Si vous consultez un acupuncteur, vérifiez qu'il utilise des aiguilles stériles, de préférence jetables. Les aiguilles qui ne sont pas stérilisées après chaque utilisation peuvent provoquer des infections graves.

PIQUER AVEC DES AIGUILLES
Après avoir évalué vos symptômes, l'acupuncteur va piquer certains points de votre corps avec des aiguilles très fines pour vous soulager.

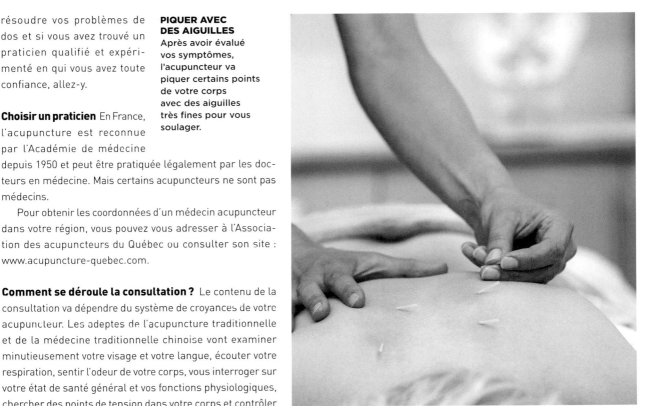

Phytothérapie ▸▸

Certains acupuncteurs prescrivent des plantes. Or, les plantes sont des substances chimiquement actives. Si vous prenez des médicaments et si vous avez le moindre doute, demandez conseil à votre médecin traitant pour éviter d'éventuelles interactions médicamenteuses.

Shiatsu

Inspiré du massage thérapeutique appelé *anmo* et pratiqué dans la Chine ancienne, le shiatsu actuel (*shi* signifie «doigts», et *atsu*, «pression») a été développé au Japon par Tamai Tempaku en 1919. Certes, il est fondé sur des techniques traditionnelles, mais il constitue l'une des plus modernes thérapies axées sur la circulation de l'énergie vitale.

Le shiatsu mis au point par Tempaku associait le concept de l'*anmo* à celui du qi, l'équivalent japonais du chi chinois (voir page 198), pour désigner l'énergie vitale. Plus tard, trois de ses étudiants ont développé différentes formes de shiatsu qui se sont répandues en Occident : le shiatsu Zen, le shiatsu Namikosho et le shiatsu Tsubo.

Le *shiatsu Zen* est le style de shiatsu le plus pratiqué en Occident. Il repose sur un système diagnostique complexe, mais utilise globalement les mêmes points de pression que l'acupuncture (voir pages 198-199) et les mêmes méridiens. Son but est de rétablir et rééquilibrer l'énergie vitale.

Le *shiatsu Namikosho* s'intéresse moins à l'énergie vitale et aux méridiens, et privilégie les techniques de frottement et de pression du massage thérapeutique traditionnel. De plus, il tient compte des approches occidentales de l'anatomie, de la physiologie et de la neurologie.

Quant au *shiatsu Tsubo*, il se situe entre les deux autres styles de shiatsu. Également appelé «thérapie Tsubo» – *tsubo* signifie «point de pression» en japonais –, il est fondé sur la stimulation des tsubos par le massage, des aiguilles non invasives, des appareils électriques et l'application de chaleur.

De nombreux praticiens en shiatsu utilisent également des techniques de guérison telles que la visualisation de la transmission de l'énergie curative dans l'organisme du patient, des techniques issues de la kinésithérapie occidentale comme les rotations passives et les étirements, et des massages du corps dans son entier.

Le shiatsu est-il efficace ? Il peut l'être, mais son efficacité n'est pas prouvée scientifiquement – une étude à grande échelle réalisée en 2007 et commandée par la Shiatsu Society au Royaume-Uni a tiré la conclusion suivante : «Il n'existe pas de preuves suffisantes, à la fois quantitatives et qualitatives, de l'efficacité du shiatsu.» L'existence physique du qi, des méridiens et des tsubos n'a pas non plus été prouvée scientifiquement. Néanmoins, de nombreuses personnes ont rapporté une amélioration de leurs symptômes liés à des problèmes musculaires et articulaires après une séance de shiatsu, ainsi qu'un sentiment de bien-être et de détente.

En général, le shiatsu est sans aucun danger s'il est pratiqué par un shiatsushi expérimenté, mais demandez l'avis de votre médecin traitant si vous suivez un traitement médical. Évitez également le shiatsu pendant la grossesse, parce que la stimulation de certaines zones peut affecter l'utérus.

Trouver un praticien Le praticien en shiatsu que vous choisissez dépend largement du système vers lequel vous porte votre sensibilité. Il existe aussi un grand nombre de sous-systèmes, chacun doté de ses propres pratiques de diagnostic et de traitement. Alors renseignez-vous sur la méthode suivie par votre praticien et demandez-lui des détails sur le type de diagnostic et de traitement qu'il propose avant de vous décider.

Pour trouver un praticien qualifié et compétent, vous pouvez vous adresser à la Fédération française de shiatsu traditionnel (FFST) ou consulter son site www.ffst.fr. Fondée en 1994, la FFST a pour vocation de défendre et de promouvoir le shiatsu, son enseignement et sa pratique. Les praticiens en shiatsu affiliés à la FFST ont reçu une formation théorique et pratique répartie au moins sur trois ans d'études réalisées dans des écoles agréées par la FFST. Ils ont signé un code de Déontologie et s'engagent à le respecter.

Diagnostic et traitement Les informations que vous trouverez ici concernent principalement le shiatsu Zen, le plus courant.

Pendant la séance de shiatsu, vous gardez vos vêtements – veillez à ce qu'ils soient amples et légers pour ne pas gêner les mouvements. Vous êtes traité au sol, sur un futon ou un matelas peu épais. D'abord, le praticien évalue l'état général de votre énergie vitale, vous interroge sur vos antécédents médicaux et procède à un examen global en observant, en écoutant et en respirant l'odeur de votre corps.

Mais son outil de diagnostic fondamental est le toucher. Les shiatsushi partent du principe que plusieurs zones du corps forment une carte de l'ensemble du corps et qu'ils peuvent être informés sur l'état du qi dans un organe donné en palpant la partie de la carte qui lui correspond. Dans le cadre de problèmes de dos, la carte la plus importante est celle des points *yu* situés le long de la colonne, même si la carte des points *hara* de l'abdomen joue également un rôle non négligeable. Par la palpation, le praticien évalue l'état de souplesse ou de dureté des points de la carte qui l'intéresse, ce qui le renseigne sur l'équilibre énergétique de différents organes et structures. Il peut aussi prendre le pouls – il existe des positions pour chaque méridien. Puis le traitement commence, bien que le diagnostic se poursuive tout au long de la séance en fonction de vos réactions.

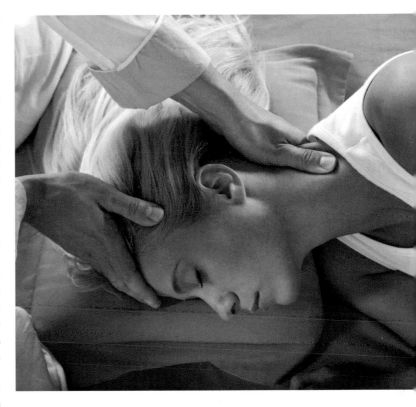

Le praticien masse les méridiens à l'aide de diverses techniques, mais il peut aussi mobiliser et étirer les muscles et les articulations de l'ensemble du corps – comme un kinésithérapeute (voir pages 178-181) – et appliquer des techniques de pression profondes. Tout au long de la séance, il va essayer de vous transmettre l'énergie curative et de stimuler votre propre capacité d'autoguérison.

TOUCHER DIAGNOSTIQUE
Le praticien en shiatsu commence par vous toucher pour diagnostiquer votre problème selon la théorie du shiatsu, puis le traite par des pressions, des massages et des manipulations.

TENS

Depuis son apparition il y a une trentaine d'années, la neurostimulation électrique transcutanée (désignée par son acronyme TENS) est devenue un traitement assez répandu, en particulier pour combattre les maux de dos. Bien qu'il vise uniquement à réduire l'intensité de la douleur et ne s'attaque pas à sa cause, ce soulagement peut parfois contribuer à résoudre des problèmes tels que spasmes et déséquilibres musculaires.

La TENS utilise le courant électrique pour stimuler les nerfs. Elle ne doit pas être confondue avec l'électrostimulation musculaire (ESM) qui, comme son nom l'indique, est destinée à stimuler l'activité musculaire, bien que la TENS et l'ESM soient parfois associées au sein d'un même appareil.

Sur quelle théorie repose-t-elle ? La TENS repose sur la théorie du portillon (voir aussi pages 34-35) élaborée pour la première fois en 1965. Cette théorie n'a jamais été prouvée scientifiquement, mais elle est jugée convaincante par la plupart des scientifiques.

Elle peut être décrite ainsi : la sensation douloureuse est transmise au cerveau de deux manières différentes. La douleur aiguë est transmise par de grosses fibres nerveuses myélinisées (les fibres-A), à une vitesse de 9 m par seconde ; la douleur chronique est transmise par de petites fibres nerveuses non myélinisées (les fibres-C), à une vitesse de 90 cm par seconde. Les récepteurs de la douleur fonctionnent selon le système du tout ou rien. Lorsqu'ils sont stimulés au-delà d'un certain seuil, ils envoient un message de douleur au cerveau ; si la stimulation reste en dessous de ce seuil, aucun signal n'est envoyé.

Si la douleur varie en intensité, ce n'est pas parce que les signaux sont plus forts ou plus faibles, mais en raison de leur différence de nombre et de fréquence. Et même si un signal de douleur a été envoyé, il peut ne pas atteindre le cerveau, parce qu'il existe trois « portillons » entre les récepteurs de la douleur et le cerveau. Le premier portillon est dans la moelle épinière et ne peut supporter qu'un trafic limité. Si un trop grand nombre de signaux tente de passer à travers, la priorité est donnée aux fibres-A, les plus rapides, et les signaux qui circulent le long des fibres-C, les plus lentes, ne peuvent tout simplement pas passer.

Une fois que les signaux de douleur aiguë se sont apaisés, les messages portés par les fibres-C peuvent de nouveau passer. La moelle épinière renferme aussi des voies de transmission nerveuse capables de fermer le portillon et d'éliminer toute douleur. C'est un mécanisme de survie qui permet parfois à un soldat de continuer le combat alors qu'il est gravement blessé.

Les deux autres portillons de la douleur, situés dans le cerveau, fonctionnent selon un principe différent. Ils utilisent les analgésiques naturels de l'organisme, des substances chimiques appelées *endorphines*, pour réduire ou bloquer la réception des signaux douloureux dans le cerveau.

Comment fonctionne-t-elle ? La TENS stimule les fibres-C de manière à bloquer les fibres-A qui réagissent à une douleur aiguë ; elle peut aussi accroître l'activité du nerf inhibiteur au portillon de la moelle épinière ; et, à basse fréquence, elle peut augmenter la production d'endorphines dans le cerveau, l'antidouleur naturel de l'organisme.

Comment utiliser la TENS ? Il est difficile de parler d'une utilisation générale de la TENS parce que les appareils des différents fabricants possèdent des commandes et comportent des recommandations différentes.

Toutefois, les neurostimulateurs ont tous en commun deux électrodes, généralement autoadhésives. L'une des électrodes doit être placée sur le muscle le plus proche de la douleur. La seconde plus près de la colonne vertébrale, mais pas directement dessus, si la douleur est localisée dans le dos, l'épaule ou la hanche. Les électrodes ne doivent pas être en contact.

Pour commencer, utilisez la TENS pendant une vingtaine de minutes, trois ou quatre fois par jour. Une fois que vous aurez pris l'habitude, vous pourrez aller jusqu'à des séances de 30 minutes aussi souvent que vous le souhaitez, mais à condition de faire des pauses régulières. N'utilisez pas la TENS dans votre lit la nuit.

Efficace ou non ? ▸▸

Les preuves scientifiques de l'efficacité de la TENS sur les douleurs de dos sont peu nombreuses et les témoignages anecdotiques dominent. Une étude menée en 2007 par la Cochrane Collaboration, un grand centre de recherche international, affirmait : «Jusqu'ici, les preuves apportées par un petit nombre d'essais cliniques avec placebo ne permettent pas de recommander l'usage de la TENS dans le traitement habituel des douleurs lombaires.»

Bien sûr, cela ne veut pas dire que la TENS soit toujours inefficace, mais simplement que son efficacité dans la majorité des cas n'a pas été prouvée de façon concluante. Et puisque des milliers d'individus témoignent des bienfaits de la TENS – soit parce que le fait d'y croire leur apporte de réels bienfaits, soit parce que cette technique a bel et bien un effet thérapeutique – vous pouvez toujours la tester.

Précautions d'usage Un neurostimulateur doit toujours être utilisé avec précaution et en suivant les instructions du fabricant. N'utilisez jamais un appareil de TENS :

- Sur une peau lésée.
- Sur votre crâne.
- Près de vos yeux.
- Près de votre bouche.
- Sur le devant ou les côtés du cou.
- À l'intérieur du corps.
- Dans la zone d'une tumeur.
- De l'avant vers l'arrière de la poitrine ou vice-versa.
- Sur des enfants.
- En dormant.

N'utilisez pas de neurostimulateur sans l'avis de votre médecin dans les cas suivants :

- Vous êtes enceinte.
- Vous souffrez d'épilepsie.
- Vous souffrez d'une maladie cardiaque.
- Vous portez un stimulateur cardiaque.
- Votre douleur est d'origine inconnue.

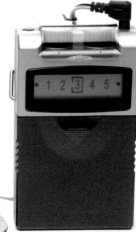

APPAREIL DE TENS
L'appareil de TENS, appelé neurostimulateur, est généralement constitué d'un boîtier de commande auquel sont reliées deux électrodes autoadhésives.

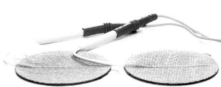

Traitements médicamenteux

Un très grand nombre de traitements médicamenteux sont utilisés pour traiter les problèmes de dos, qu'ils soient prescrits par un médecin ou achetés sans ordonnance. Mais, dans les deux cas, beaucoup peuvent avoir de graves effets secondaires et certains engendrer même une forte dépendance. Alors, ne les prenez que sur le conseil de votre médecin.

Dans les pages qui suivent, vous trouverez une description des principaux médicaments utilisés dans le traitement des problèmes de dos. Ils sont regroupés en fonction de leur emploi (groupes de médicaments), puis de la dénomination commune internationale de leur principe actif suivie des noms des spécialités pharmaceutiques (en italique et entre parenthèses). Étant donné que chaque individu a un dossier et des antécédents médicaux, et qu'il peut exister des interactions entre certains médicaments ou remèdes à base de plantes, ces pages ne sont qu'un aperçu des médicaments vendus sans ordonnance susceptibles de vous soulager, et de ceux les plus couramment prescrits par les médecins. Si vous suivez déjà un traitement médicamenteux, demandez conseil à votre médecin avant de prendre des médicaments en vente libre. Et lisez toujours la notice, notamment la posologie.

Sachez également que certains médicaments vendus sans ordonnance ont plusieurs principes actifs – par exemple, le paracétamol est souvent associé à d'autres principes actifs, ce qui signifie que si vous prenez parallèlement d'autres médicaments qui en contiennent, vous risquez un surdosage. Lisez toujours la liste des principes actifs sur l'emballage ou la notice. Et ne consommez pas d'alcool avec vos médicaments. Si vous pensez être enceinte, parlez-en à votre médecin ou à votre pharmacien.

ANALGÉSIQUES

Paracétamol Ces analgésiques en vente libre, généralement considérés comme un groupe à part entière, sont couramment employés pour soulager la douleur, qu'elle soit causée par des problèmes de dos en général ou des problèmes musculaires et articulaires. Certaines spécialités ont une présentation réservée aux enfants. Vous devez respecter scrupuleusement la posologie recommandée

APPRENEZ À CONNAÎTRE LES MÉDICAMENTS
Participez plus activement à votre traitement en vous renseignant sur les médicaments qui vous sont prescrits.

Antalgiques topiques

Certains baumes qui contiennent de la capsaïcine (*Dolpic*), le composant actif du piment rouge, ou du salicylate de méthyle et du menthol (*baume Bengué*), sont couramment utilisés pour soulager les douleurs de dos. Les spécialités à base de capsaïcine contrarient l'action de la *substance P*, une substance chimique qui contribue à transmettre les signaux douloureux au cerveau. Des études ont montré que ces antalgiques topiques étaient efficaces, mais souvent au bout d'une ou deux semaines d'application. Les spécialités à base de salicylate de méthyle et de menthol ont un effet plus immédiat : elles procurent d'abord une sensation de froid, puis de chaud, sur la peau et les tissus sous-jacents.

Les réactions allergiques à ces baumes sont rares, mais elles existent et réclament une consultation médicale d'urgence. Veillez à ne jamais appliquer ces spécialités sur une peau lésée et à éviter tout contact avec les yeux.

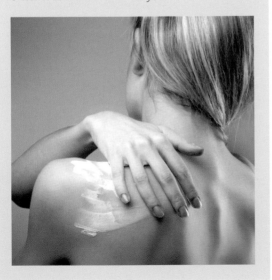

par votre médecin, un surdosage pouvant provoquer des troubles hépatiques graves.

AINS (ANTI-INFLAMMATOIRES NON STÉROÏDIENS)

Ces médicaments inhibent la synthèse des prostaglandines, des substances hormonales produites en réponse à une affection et provoquant douleur, gonflement, inflammation et fièvre. Les prostaglandines sensibilisent également les terminaisons nerveuses et augmentent donc la perception de la douleur.

Les AINS ont une action à la fois analgésique et anti-inflammatoire, et sont employés pour traiter les maux de tête, les douleurs générales des muscles, des ligaments et des articulations, ainsi que l'arthrose (voir pages 58-61), la polyarthrite rhumatoïde (voir pages 62-65) et la spondylarthrite ankylosante (voir pages 66-67). Les principaux effets indésirables sont des troubles gastro-intestinaux et des saignements du tube digestif.

Prenez toujours ces médicaments pendant le repas pour éviter les douleurs gastriques. Les AINS ne doivent pas être pris avec un traitement anticoagulant en cours, notamment à base de warfarine. Ils doivent être utilisés avec précaution en cas d'affection cardiovasculaire et évités pendant la grossesse.

■ **Aspirine** Employée principalement pour son action analgésique, elle diminue également l'inflammation et le gonflement. Si vous prenez quotidiennement de l'aspirine pour prévenir un risque cardiovasculaire, il est préférable de ne pas prendre d'autres AINS. Certaines personnes sont allergiques à l'aspirine et doivent donc se méfier des nombreuses spécialités qui en contiennent. L'aspirine peut également provoquer des douleurs gastriques, ainsi que des hémorragies et des ulcères gastro-intestinaux. L'aspirine est déconseillée aux enfants de moins de 16 ans sans avis médical en raison d'un risque minime (0,08 cas pour 100 000 enfants)

Opioïdes : attention au risque de dépendance ▸▸

Aux États-Unis, on assiste à une augmentation du nombre de prescriptions d'antalgiques dérivés de la codéine et appartenant donc au groupe des opioïdes. De plus, ces médicaments sont de plus en plus répandus sur le marché noir. Le problème, c'est qu'un usage prolongé à dose élevée de ces médicaments expose à un risque de dépendance et qu'une overdose peut être extrêmement dangereuse. Par conséquent, évaluez soigneusement les risques avant de prendre ces antalgiques, avec ou sans surveillance médicale.

de survenue d'un syndrome de Reye, une maladie rare mais potentiellement mortelle.

- **Ibuprofène** Utilisé à faibles doses pour traiter les douleurs modérées (maux de tête, douleurs dentaires), et à doses plus élevées contre la douleur et l'inflammation des muscles et des articulations, ainsi que des maladies inflammatoires telle la polyarthrite rhumatoïde.
- **Naproxène** Utilisé notamment pour traiter l'arthrose, la polyarthrite rhumatoïde, la spondylarthrite ankylosante et les problèmes musculosquelettiques.
- **Diclofénac** L'un des AINS les plus puissants, il est à libération prolongée et ne peut être pris qu'une fois par jour. Il est particulièrement recommandé dans le traitement des douleurs chroniques, notamment celles de l'arthrose, de la polyarthrite rhumatoïde et de la spondylarthrite ankylosante. Comme avec tous les AINS, il existe un risque de troubles gastro-intestinaux et d'hémorragies. Le diclofénac est également disponible en gel pour application locale.
- **Célécoxib** Le célécoxib est l'un des AINS les plus récents, de la famille des coxib (inhibiteurs sélectifs de la cyclo-oxygénase-2), il comporte un risque moindre d'hémorragies digestives.

Analgésiques opioïdes Ces médicaments, dérivés de l'opium, sont employés pour soulager les douleurs modérées à sévères. Ils apportent un soulagement rapide en empêchant les signaux douloureux d'atteindre le cerveau. Les opioïdes agissent également sur la zone cérébrale responsable de la sensation de plaisir, d'où un sentiment d'euphorie et de bien-être. Il est donc facile d'en abuser. Or, ils peuvent créer une dépendance à long terme. Respectez toujours la posologie recommandée et ne les associez jamais à l'alcool. Les effets indésirables les plus courants des analgésiques opioïdes sont les troubles gastro-intestinaux et la constipation.

- **Codéine** C'est l'opiacé le plus utilisé, il soulage la douleur et produit un effet légèrement sédatif. La codéine est souvent associée au paracétamol dans des spécialités telles que *Paracétamol-codéine*, *Dafalgan codéine* ou *Codoliprane*.
- **Dihydrocodéine** Ce médicament susceptible de créer une forte dépendance est un dérivé de la codéine. Il est souvent associé au paracétamol.
- **Oxycodone** Un analgésique opiacé à libération prolongée dérivé de la thébaïne et souvent associé au paracétamol. Son usage prolongé peut créer une forte dépendance.
- **Tramadol** Utilisé pour traiter la douleur modérée à sévère, ce médicament n'est pas un opioïde, mais il agit de façon similaire. Même si sa prise crée une dépendance moins forte que les vrais opioïdes, soyez vigilant car un usage prolongé peut engendrer une dépendance bien réelle.

MYORELAXANTS

Ces médicaments non seulement contribuent à détendre les muscles, mais exercent une action sédative. Les plus répandus sont les suivants :

- **Méthocarbamol** Ce myorelaxant agit sur le système nerveux central. Il est indiqué pour les spasmes musculaires douloureux.

- **Diazépam** Indiqué pour lutter contre les spasmes musculaires modérés à sévères, le diazépam est également un tranquillisant. Par conséquent, évitez-le si vous souffrez ou avez souffert de dépression. La consommation d'alcool est à éviter pendant le traitement (majoration de l'effet sédatif). En raison du risque de dépendance, le diazépam ne doit pas être pris pendant plus de deux semaines.

ANTI-INFLAMMATOIRES

Les médicaments anti-inflammatoires luttent contre l'inflammation (rougeur et gonflement des tissus). On distingue deux groupes : les anti-inflammatoires non stéroïdiens (AINS) et les corticoïdes.

AINS Utilisés pour leur action analgésique (voir pages 205-206), ces médicaments réduisent également l'inflammation dans des maladies telles que l'arthrose, la polyarthrite rhumatoïde et la spondylarthrite ankylosante.

Corticoïdes Pris par voie orale, ces puissants anti-inflammatoires peuvent être efficaces en cas de lombalgies sévères ou de radiculalgies. En général, le traitement dure une ou deux semaines. Un usage prolongé peut provoquer des effets indésirables, dont de l'ostéoporose, une prise de poids et des ulcères gastriques.

- **Méthylprednisolone** Ce corticoïde est généralement prescrit pour lutter contre la polyarthrite rhumatoïde diagnostiquée depuis moins de deux ans.

ARAL

Les *antirhumatismaux à action lente*, également appelés antirhumatismaux de fond, agissent en ralentissant l'évolution de la polyarthrite rhumatoïde, la spondylarthrite ankylosante et d'autres types d'arthrites. Ils contribuent à soulager les symptômes et ralentissent la dégénérescence articulaire.

- **Méthotrexate** Il s'agit du traitement de première ligne le plus répandu et le plus efficace pour les polyarthrites rhumatoïdes actives et sévères et autres pathologies assimilées. Malheureusement, le méthotrexate a de nombreux effets indésirables, notamment sur la fonction hépatique. Par conséquent, ne le prenez que sur prescription médicale et respectez scrupuleusement la posologie. Des examens sanguins réguliers sont nécessaires durant le traitement.

- **Sulfasalazine** Ce médicament est destiné au traitement de fond de la polyarthrite rhumatoïde et, dans certains cas, dans celui de la spondylarthrite ankylosante. Ses effets indésirables éventuels incluent nausées, vomissements, perte d'appétit, maux de tête et éruptions cutanées. Les urines peuvent également devenir orangées, mais c'est sans gravité. Enfin, la sulfasalazine peut diminuer l'absorption de l'acide folique et majorer les effets indésirables du méthotrexate (voir ci-dessus).

- **Hydroxychloroquine** On a découvert par hasard l'efficacité d'antipaludiques comme l'hydroxychloroquine dans le traitement de la polyarthrite rhumatoïde : des patients ayant pris ce médicament contre le paludisme ont rapporté une amélioration de leur mobilité articulaire. Ces médicaments agissent sur le système immunitaire, mais on ignore comment et pourquoi ils améliorent les affections rhumatismales. Des contrôles réguliers de la formule sanguine sont nécessaires, car l'hydroxychloroquine peut diminuer le nombre des globules blancs dans le sang.

- **Léflunomide** Ce médicament contribue à soulager l'inflammation, ainsi que les douleurs et raideurs articulaires liées à la polyarthrite rhumatoïde, en perturbant le fonctionnement des cellules à l'origine du processus inflammatoire. Des contrôles réguliers de la formule sanguine et de la fonction hépatique sont nécessaires durant le traitement. Le léflunomide pouvant comporter un risque de malformation du fœtus, ne le prenez pas si vous êtes enceinte ou susceptible de l'être.

■ **Aurothiomalate de sodium** Ce sel d'or réduit l'inflammation dans les articulations par un mode d'action qui reste à ce jour inconnu. Il peut être administré par injection – la forme galénique la plus efficace pour traiter la polyarthrite rhumatoïde (voir page 64) –, ou bien sous forme de comprimés.

Inhibiteurs du facteur de nécrose tumorale (inhibiteurs du TNF) Ce groupe de médicaments « biologiques » assez récent est utilisé pour traiter la polyarthrite rhumatoïde et des affections apparentées.

Les inhibiteurs du TNF reproduisent des substances produites naturellement par le système immunitaire pour réduire l'inflammation. Ils sont prescrits dans les polyarthrites rhumatoïdes modérées à sévères ne répondant pas aux ARAL, bien qu'ils puissent être pris en association avec ces derniers. En général, c'est le patient qui s'administre lui-même des injections dans la cuisse ou l'abdomen. Le risque majeur des inhibiteurs du TNF est une vulnérabilité accrue aux infections, notamment à la tuberculose.

NEUROLEPTIQUES

Ces médicaments traitent les névralgies comme la sciatique (voir pages 118-119) et la brachialgie (voir pages 82-85). Malheureusement, il faut souvent procéder par tâtonnements pour trouver le bon remède ou une association médicamenteuse efficace.

Antidépresseurs tricycliques Des principes actifs tels que l'amitriptyline soulagent les névralgies en activant des neurotransmetteurs de la moelle épinière qui stoppent la transmission des signaux douloureux. Mais, il arrive régulièrement que les antidépresseurs tricycliques n'agissent sur la douleur qu'au bout de plusieurs semaines.

Antiépileptiques Certains antiépileptiques comme la gabapentine et la prégabaline peuvent se révéler extrêmement efficaces dans le traitement des névralgies. Malheureusement, la gabapentine peut susciter des pensées suicidaires, alors alertez votre entourage et avertissez immédiatement votre médecin si vous vous sentez déprimé ou en proie à des envies suicidaires. Sachez également qu'un arrêt brutal du traitement peut déclencher de nouvelles crises.

STIMULANTS DE LA FORMATION OSSEUSE

Ce groupe comprend des médicaments utilisés pour améliorer la densité et la résistance osseuses chez les sujets atteints d'ostéoporose et d'affections similaires. La plupart de ces médicaments reproduisent l'action des œstrogènes sur les os, ce qui protège la masse osseuse, mais ont des effets indésirables – ils peuvent, en particulier, favoriser différents types de cancer.

Modulateurs sélectifs des récepteurs œstrogéniques (SERM) Il s'agit d'un groupe de médicaments relativement nouveaux sur le marché, qui agit sur les récepteurs des œstrogènes.

■ **Tamoxifène** C'est le plus connu et le plus ancien des SERM. Il est principalement utilisé dans le traitement du cancer du sein, mais il a aussi des effets bénéfiques sur la masse osseuse.
■ **Raloxifène** Prescrit pour traiter l'ostéoporose chez les femmes ménopausées et certains hommes, ce médicament réduit la perte osseuse d'environ 35 % et augmente la densité osseuse d'environ 3 % dans les vertèbres. Cela permet de diminuer l'incidence des fractures vertébrales de 40 à 50 % sans pour autant favoriser le cancer du sein ou des maladies cardiaques. Toutefois, le raloxifène accroît le risque d'attaque cérébrale.

Inhibiteur du ligand du RANK Appartenant à la famille des inhibiteurs du TNF (voir page ci-contre), ce type de médicament a des effets bénéfiques sur la densité osseuse.

■ **Dénosumab** Ce médicament est administré sous forme de six injections mensuelles à des femmes ménopausées qui n'ont pas réagi aux autres traitements de l'ostéoporose. Il agit en réduisant la dégradation de l'os et en augmentant sa résistance et sa densité. Les effets indésirables possibles du dénosumab sont des éruptions cutanées, des douleurs articulaires, des fourmillements dans les doigts et les orteils et des spasmes musculaires.

Traitement hormonal substitutif (THS) Le traitement hormonal substitutif, destiné à traiter les symptômes de la ménopause, procure aux femmes les œstrogènes et la progestérone qui leur manquent. Il peut aussi ralentir la perte osseuse, ce qui réduit le risque d'ostéoporose. Toutefois, le THS accroît le risque de cancer du sein, d'attaque cérébrale et de thrombose, d'où la nécessité d'éviter une prise prolongée. Parlez-en à votre médecin.

RÉGULATEURS DU MÉTABOLISME OSSEUX

Ces médicaments régulent la réabsorption osseuse et maintiennent l'équilibre calcique, ce qui leur permet de renforcer la densité osseuse.

Biophosphonates L'acide alendronique et le risédronate peuvent réduire le risque de fracture des vertèbres, de la hanche et du poignet de 40 à 50 % en inhibant l'action des cellules qui dégradent l'os. Bien que les biophosphonates puissent provoquer des nausées et des irritations gastriques, leurs effets indésirables sont, en général, peu nombreux. Toutefois, un usage prolongé peut être associé à des fractures du fémur et des affections graves de la mâchoire.

Calcitonine Ce médicament réduit, faiblement, le risque de fractures vertébrales. Il est peu prescrit parce qu'il peut provoquer des troubles gastriques et des bouffées de chaleur. Mais il peut soulager la douleur à la suite d'une fracture osseuse.

Hormone parathyroïdienne (PTH) Une prise de cette hormone sous sa forme synthétique agit davantage en stimulant la croissance osseuse qu'en ralentissant la perte osseuse ; elle peut augmenter la densité osseuse jusqu'à 5 %. Elle réduit également le risque de fracture vertébrale de 65 %.

■ **Tériparatide** Cette hormone synthétique est administrée par injection pour traiter l'ostéoporose chez les femmes ménopausées et les hommes présentant un risque élevé de fracture. Parmi ses effets indésirables possibles : troubles cardiaques, douleurs, maux de tête, nausées et insomnies.

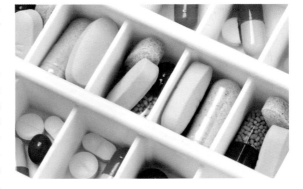

UNE BONNE ORGANISATION
Si vous devez prendre plusieurs médicaments ou si vous êtes parfois étourdi, un pilulier semainier doté de compartiments pour chaque jour de la semaine peut vous être très utile pour vous éviter d'oublier une prise ou de la doubler par inadvertance.

Chirurgie

De nombreuses techniques chirurgicales sont disponibles, dont la fusion spinale (soudure des vertèbres), la chirurgie par décompression vertébrale (qui réduit la pression exercée sur la moelle épinière et les nerfs) et même le remplacement d'un disque intervertébral dégénéré par un disque artificiel.

Quelle que soit l'option chirurgicale que vous envisagez, gardez à l'esprit qu'en raison de ses risques et de son coût financier, la chirurgie n'est utilisée que si d'autres traitements non invasifs ont échoué ou se révèlent inadaptés (par exemple, en cas de tumeur). De plus, un problème anatomique spécifique doit avoir été préalablement diagnostiqué par les techniques d'imagerie médicale.

La chirurgie de la colonne vertébrale peut être difficile à comprendre en raison du jargon que les chirurgiens emploient pour décrire leurs diverses procédures. Dans les pages qui suivent, vous trouverez une définition et une description des techniques les plus couramment utilisées. La plupart visent à réduire la pression exercée sur la moelle épinière et les racines nerveuses (voir pages 82 et 116) à l'origine de douleurs, d'une faiblesse, de fourmillements, d'engourdissements et d'une mobilité restreinte. Le chirurgien choisit sa technique en fonction de la partie de la vertèbre (ou des vertèbres) qui comprime le tissu nerveux – la moelle épinière ou les nerfs rachidiens , de votre état de santé général et de la nature exacte de votre affection.

Techniques d'injection Il existe deux techniques d'injection : la vertébroplastie et la cyphoplastie, toutes deux destinées à stabiliser la colonne vertébrale. Ce sont les options chirurgicales les moins invasives.

■ **Vertébroplastie** Utilisée pour traiter les fractures vertébrales par compression, souvent engendrées par

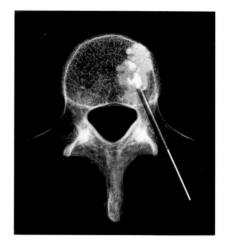

LA VERTÉBROPLASTIE EN ACTION
Ce scanner montre le ciment de consolidation osseuse en train d'être injecté dans une vertèbre atteinte d'ostéoporose.

l'ostéoporose (voir page 68). Guidé par les techniques d'imagerie médicale, le chirurgien injecte du ciment acrylique dans l'os fracturé.

■ **Cyphoplastie par ballonnets** Il s'agit d'abord de réduire la fracture grâce à deux ballonnets gonflés au sein même de l'os fracturé, puis d'injecter du ciment acrylique pour remplir le vide créé. Cette technique peut parfois rétablir la taille d'origine de la vertèbre.

Discectomie La discectomie consiste à pratiquer l'ablation d'une partie d'un disque intervertébral – en général une hernie discale – qui comprime les racines nerveuses situées à ce niveau. Elle est réalisée sous anesthésie générale. Une discectomie sous endoscopie est appelée *microdiscectomie*.

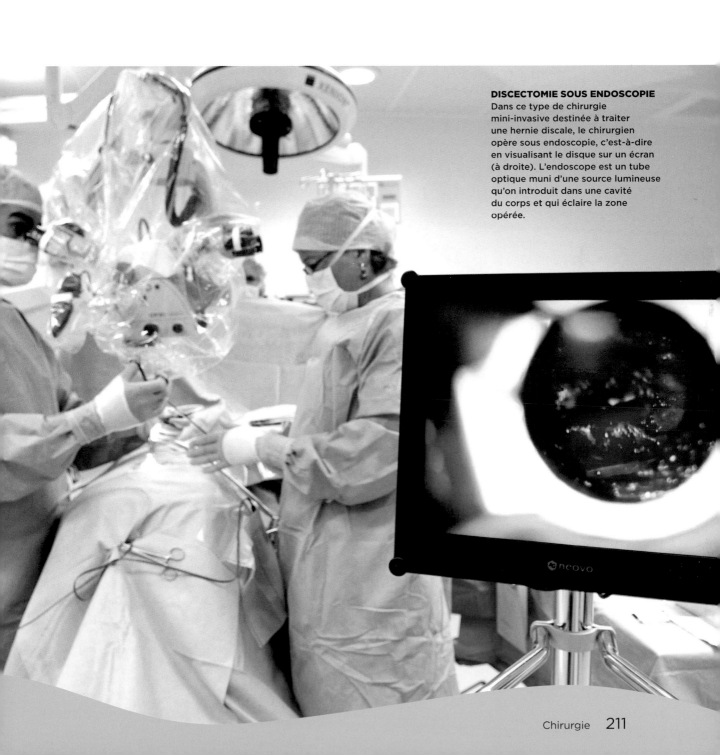

DISCECTOMIE SOUS ENDOSCOPIE
Dans ce type de chirurgie
mini-invasive destinée à traiter
une hernie discale, le chirurgien
opère sous endoscopie, c'est-à-dire
en visualisant le disque sur un écran
(à droite). L'endoscope est un tube
optique muni d'une source lumineuse
qu'on introduit dans une cavité
du corps et qui éclaire la zone
opérée.

Connaître les risques ▸▸

Tout acte chirurgical comporte un risque, et la chirurgie du dos ne fait pas exception à la règle. L'anesthésie engendre parfois de graves effets secondaires tels que des infections postopératoires, des hémorragies et des troubles neurologiques. La thrombose veineuse profonde – la formation d'un caillot de sang dans une veine profonde de la jambe, souvent due à l'immobilisation et pouvant se compliquer d'une embolie pulmonaire – est un risque à considérer mais qui, en général, peut être évité par l'évaluation de l'état du patient avant l'opération. Sans compter que même si l'opération semble avoir réussi, elle peut ne pas soulager la douleur du patient ou ne pas améliorer sa mobilité. Par conséquent, posez toujours des questions sur les risques de l'opération qu'on vous propose, renseignez-vous sur les compétences et le taux de réussite de votre chirurgien avant de prendre votre décision.

Laminectomie et laminotomie Une vertèbre possède deux lames osseuses partant de chaque côté des apophyses épineuses (les « bosses » que vous sentez sur votre colonne vertébrale, voir page 14) et formant l'arc vertébral. En cas de sténose du canal lombaire (voir pages 116-117) et de spondylolisthésis (voir page 93), ces lames compriment la moelle épinière ou les racines nerveuses. La laminectomie consiste à enlever une lame ou les deux lames pour libérer les zones comprimées. Dans la laminotomie, le chirurgien n'enlève qu'une partie de la lame ou des lames. S'il se révèle nécessaire de procéder à la résection d'une partie de l'os assez volumineuse, une fusion spinale (voir ci-après) peut aussi être réalisée.

Foraminectomie et foraminotomie Lorsqu'une facette articulaire (voir page 17) subit une dégénérescence liée à l'âge, à une lésion ou à une maladie, elle peut comprimer un nerf rachidien (voir page 82 et pages 116-117) à l'endroit où celui-ci sort du canal rachidien, à travers le foramen ou trou de conjugaison. La foraminotomie consiste à « ronger » une petite quantité d'os et à éliminer toute excroissance osseuse pour ouvrir le foramen et réduire la pression. Dans le cadre d'une foraminectomie, le chirurgien procède à la résection d'une partie plus importante de la vertèbre et, en général, à une fusion spinale (voir ci-dessous).

Fusion spinale Également appelée chirurgie par stabilisation vertébrale, la fusion spinale traite la dégénérescence des disques intervertébraux, la sténose du canal lombaire (voir pages 116-117), la scoliose (voir pages 54-55) et parfois la cyphose (voir pages 52-53).

Le but est d'empêcher tout mouvement entre les vertèbres en les soudant et, par conséquent, de réduire la douleur. Le chirurgien insère un greffon osseux entre les vertèbres. Puis, à l'aide d'implants en titane vissés dans les vertèbres, il les fusionne pour les stabiliser jusqu'à ce qu'une nouvelle croissance osseuse consolide définitivement la fusion.

La fusion spinale s'adresse surtout aux patients qui sont prêts à entreprendre une rééducation souvent difficile dans le cadre de séances de kinésithérapie (voir pages 178-181) pouvant durer entre six mois et un an. Bien qu'ils soient nombreux – un tiers, selon les estimations – à ne pas retrouver une mobilité totale, la plupart rapportent un soulagement de leurs symptômes et une amélioration de leur qualité de vie.

Remplacement total de disque Bien qu'elles soient controversées, de nombreuses prothèses discales ont été mises au point et utilisées au cours des dernières décennies. Selon des études européennes, le remplacement total d'un disque par une prothèse réussit dans 70 à 80 % des cas, mais uniquement si le chirurgien est parfaitement compétent et si les patients sont sélectionnés avec soin. Par exemple, les individus atteints d'ostéoporose (voir pages 68-71) ou d'autres maladies osseuses, les personnes obèses, les fumeurs et les patients atteints d'une tumeur ou d'une infection au niveau des vertèbres ou de

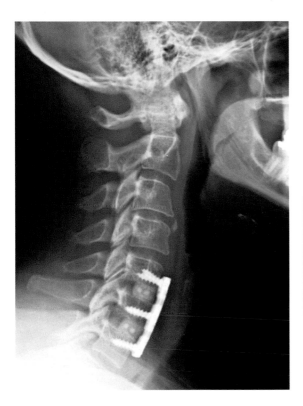

Les ondes au service du dos ▸▸

Les ondes radio sont utilisées depuis de nombreuses années pour traiter les douleurs de dos. Au début, on employait la technique de dénervation par radiofréquence pour réduire la douleur liée aux radiculalgies. Les nerfs étant sectionnés, ils ne pouvaient plus transmettre les signaux douloureux au cerveau. Mais, du coup, ils ne pouvaient plus transmettre aucun signal aux muscles. Ensuite, on a utilisé la radiofréquence pulsée qui se contentait d'« assommer » les nerfs sans les détruire. Malheureusement, le traitement devait être répété tous les deux ans environ pour éviter que la douleur revienne.

Un nouveau traitement appelé *chirurgie par ultrasons guidés par résonance magnétique* a été mis au point. Les facettes articulaires et les nerfs sont bombardés d'ondes ultrasoniques hautement concentrées. La technique est encore peu répandue, mais les patients traités ont rapporté une réduction de leur douleur de 62 % et une diminution de leur handicap de 55 %. D'autres essais sont nécessaires à une meilleure évaluation de l'efficacité de ce traitement.

malformations vertébrales ne sont pas de bons candidats à la prothèse discale. En revanche, pour ceux jugés aptes à subir un remplacement total de disque, certains spécialistes pensent que cette technique est une alternative à la fusion spinale. Un programme de rééducation intensif élaboré par un kinésithérapeute (voir pages 178-181) est indispensable après l'opération pour permettre au patient de retrouver toute sa mobilité.

Si des études à long terme valident la procédure, la chirurgie de remplacement total de disque pourra devenir une opération de routine. Il semble que cette technique soit au moins aussi efficace que la fusion spinale pour soulager la douleur et retrouver la mobilité vertébrale.

Soignez-vous par vous-même

Pour les problèmes de dos mineurs qui disparaissent en une ou deux semaines, il est possible d'agir soi-même en prenant des mesures visant à réduire la douleur, à accélérer la guérison et à prévenir les récidives. Bien sûr, s'il s'agit d'une lésion grave, il faut immédiatement appeler une ambulance et rester totalement immobile.

Il existe quatre grands traitements pour soulager soi-même ses problèmes de dos : la glace, les médicaments, la chaleur et les exercices d'étirement. Les autres techniques à pratiquer seul incluent la relaxation (voir pages 162-163), le massage (voir pages 186-187) et l'apprentissage d'une posture correcte (voir pages 148-151).

La règle est d'or : si votre douleur, apparemment liée à un problème mineur, dure plus de deux semaines, si elle s'aggrave ou si vous craignez qu'elle cache quelque chose de plus grave, consultez sans tarder votre médecin.

Glace Placez une vessie de glace à l'endroit de la lésion du tissu mou (muscle, ligament ou tenson) dès que possible. Laissez-la en place 20 minutes maximum, puis enlevez-la pendant 20 minutes. Répétez cette alternance durant plusieurs heures. L'application de glace possède de nombreuses vertus : elle réduit l'inflammation, engourdit les tissus endoloris, ralentit la transmission des signaux douloureux jusqu'au cerveau et diminue les lésions tissulaires. Ne placez jamais de glace à même la peau, car vous risquez de graves lésions. Si vous n'avez pas de vessie de glace, utilisez des glaçons ou un sac de petits pois surgelés enveloppés dans un torchon, une serviette ou un gant de toilette.

Médicaments Les médicaments anti-inflammatoires vendus sans ordonnance (voir *AINS*, pages 205-206) tels que l'ibuprofène et d'autres analgésiques comme le paracétamol soulagent efficacement. Mais veillez à ne pas dépasser la posologie recommandée et ne les prenez pas plus de quelques jours sans avis médical. N'oubliez pas que tous les médicaments peuvent avoir des effets indésirables et interagir entre eux. Si vous prenez d'autres médicaments, demandez conseil à votre médecin avant de vous lancer dans l'automédication.

Chaleur Au bout de 24 heures, appliquez en alternance glace et chaleur à l'endroit de la lésion ; au bout de 48 heures, appliquez uniquement de la chaleur. Vous pouvez utiliser un coussin électrique chauffant acheté en pharmacie, une bouillotte (dotée d'un revêtement en tissu, ou enveloppez-la dans une serviette) ou un patch chauffant autoadhésif à base d'oxyde de fer. La chaleur active la circulation sanguine, améliorant le transport de l'oxygène et des nutriments jusqu'à la zone atteinte. Elle stimule les terminaisons nerveuses pour réduire le nombre et l'intensité des signaux douloureux envoyés au cerveau. Et elle détend les muscles.

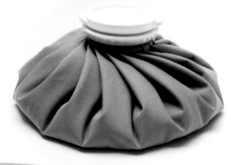

VESSIE DE GLACE
La vessie de glace est un moyen commode d'appliquer de la glace sur l'endroit douloureux.

Exercices d'étirement Commencez par des exercices d'étirement général dès que possible, sans aller jusqu'à la douleur. Sélectionnez des exercices parmi ceux proposés dans ce livre, qu'ils soient destinés aux lésions du cou et des épaules (voir pages 96-101) ou aux lésions du milieu et du bas du dos (voir pages 134-135). Pratiquez-les deux fois par jour et, une fois que vos problèmes de dos auront disparu, intégrez-les dans vos activités quotidiennes pour prévenir toute récidive.

Ceintures orthopédiques Porter une ceinture orthopédique peut parfois apporter un certain confort et un sentiment de sécurité après une blessure musculaire ou ligamentaire. Certaines peuvent même protéger les fractures au cours du processus de guérison. La plupart des médecins déconseillent le port permanent d'une ceinture orthopédique, et leur port tout court une fois la lésion guérie. En effet, vous risquez de devenir psychologiquement dépendant et de développer une peur injustifiée d'une nouvelle blessure lorsque vous ne la portez pas, ce qui peut vous empêcher de guérir complètement. Demandez à votre médecin ou à votre kinésithérapeute le type de soutien orthopédique le plus adapté à votre cas. Voici les appareils qui existent sur le marché :

- **Minerve** Une minerve rigide peut améliorer la stabilité du cou dans des situations à risque, par exemple si vous voyagez. Une minerve souple n'offre pas un soutien efficace en cas de lésion cervicale, mais vous pouvez trouver confortable d'en porter une pendant quelques jours, en veillant à l'enlever et à la remettre régulièrement.
- **Ceinture sacro-iliaque** Ce type de ceinture se porte en dessous de la taille et apporte un soutien aux personnes souffrant de douleurs dans le bas du dos, les fesses ou les articulations sacro-iliaques (voir pages 124-127). Une ceinture sacro-iliaque est particulièrement utile si vous devez effectuer des torsions et des rotations du buste dans le cadre de vos activités quotidiennes – des tâches ménagères, par exemple.

- **Ceinture lombaire** Cette ceinture est conçue pour aider les muscles à soutenir la colonne lombaire. Elle est particulièrement utile si vous souffrez d'un problème lombaire, mais devez continuer à soulever et à porter des charges dans le cadre de votre activité.

Bourrelet lombaire Si vous êtes sujet aux douleurs lombaires, vous pouvez doter votre siège de bureau ou de voiture d'un bourrelet lombaire réglable. Certains sièges automobiles possèdent même des bourrelets lombaires intégrés. Ces dispositifs contribuent à maintenir la courbure naturelle de la colonne lombaire.

Ne gardez pas le lit ▸▸

Il fut une époque où les médecins conseillaient à leurs patients souffrant du dos de garder le lit. Mais ce n'est plus le cas actuellement. En effet, rester alité plus de 48 heures semble, au contraire, ralentir la guérison, même en cas de douleur sévère. Alors restez debout et continuez, autant que possible, à mener une vie normale.

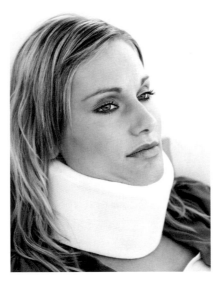

EMPLOI DE LA MINERVE
Une minerve souple peut apporter un confort bienvenu dans les jours qui suivent une lésion cervicale. Mais ne la portez pas trop longtemps, car vous risquez de ressentir une raideur encore plus marquée dans le cou.

Contacts utiles

Si vous souffrez de problèmes de dos, vous trouverez sur cette double page les adresses et les sites Internet d'organismes et d'associations qui pourront vous être utiles. Mais parlez-en d'abord avec votre médecin de famille: il connaît vos antécédents et votre dossier médical, et sera le mieux placé pour vous conseiller et traiter votre problème. Par conséquent, consultez ces sites en complément du diagnostic de votre médecin et du traitement qu'il vous propose.

KINÉSITHÉRAPIE

Fédération des kinésiologues du Québec

Université de Montréal
Département de Kinésiologie
Case Postale 6128, succ. Centre-ville
Montréal, Québec H3C 3J7
514-343-2471
kinesiologue.com/public.php

**Clinique de kinésiologie
(centre de formation de kinésiologues)**

Université de Montréal
CEPSUM
2100, boul. Édouard-Montpetit, bureau 205
Montréal, Québec H3C 3J7
514-343-6256
www.kinesio.umontreal.ca/accueil_clinique.htm

**Syndicat professionnel des kinésithérapeutes
du Québec**

514-990-6658
www.cpmdq.com/htm/synkinesitherapie.htm

Répertoire des kinésithérapeutes du Québec
www.indexsante.ca/Kinesitherapeutes/

OSTÉOPATHIE

Collège canadien de la médecine ostéopathique
http://osteopathie.cpmdq.com

Associations des ostéopathes du Québec (ADOQ)

3875, rue Saint-Urbain, local 601
Montréal (Québec) H2W 1V1
514-770-5043
www.osteopathiecanada.ca/index.htm

La société des ostéopathes du Québec (SOQ)

1123, rue Rachel Est
Montréal, Québec H2J 2J6
514-524-6560
www.soq-osteopathes.ca

**Académie d'ostéopathie de Montréal
(centre de formation d'ostéopathes)**

910, rue Bélanger Est, bureau 207
Montréal, Québec H2S 3P4
514-272-2323
www.aomtl.ca

**Collège d'ostéopathie du Québec à Montréal (COQM)
(centre de formation d'ostéopathes)**

5200 de la Savane, suite 220
Ville Mont-Royal, Québec H4P 2M8
www.coqm.qc.ca/index.html

**Collège d'études ostéopathiques
(centre de formation d'ostéopathes)**

2015, rue Drummond, 5e étage
Montréal, Québec H3G 1W7
514-342-2816
www.osteopathie-canada.ca

**Centre ostéopathique du Québec
(centre de formation d'ostéopathes)**

2210, boul. Henri-Bourassa, bureau 103
Montréal, Québec H2B 1T3
514-384-1271
www.coq.org

CHIROPRAXIE

L'ordre des chiropraticiens du Québec

7950, boul. Métropolitain Est
Montréal, Québec H1K 1A1
514-355-8540
www.ordredeschiropraticiens.qc.ca/index.php

TECHNIQUE ALEXANDER

**Société canadienne des professeurs de la technique
F. M. Alexander (CanSTAT)**

53, Bowden Street
Toronto, Ontario M4K 2X3
877-598-8879
*www.canstat.ca/why-study-alexander-technique-french.
html*

MÉTHODE PILATES

**Centre Ann McMillan Pilates
(centre de formation d'enseignants Pilates)**

1224, Sainte-Catherine Ouest
Montréal, Québec
514-735-9506
www.ampilates.com/fr/

YOGA

Fédération francophone de yoga

1-877-566-2276
www.federationyoga.qc.ca

Répertoire des professeurs de yoga à Montréal

www.yogamontreal.com/french/teachers.html

ACUPUNCTURE

Association des acupuncteurs du Québec

1453, Beaubien Est, suite 203
Montréal, Québec H2G 3C6
514-982-6567
www.acupuncture-quebec.com/index.html

Répertoire des acupuncteurs à Montréal

www.indexsante.ca/Acupuncteurs/Montreal/

SHIATSU

Fédération québécoise des massothérapeutes

4428, boul. Saint-Laurent, bureau 400
Montréal, Québec H2W 1Z5
514-597-0505
www.fqm.qc.ca
(Répertoire des membres pratiquant le shiatsu, information
sur la formation et présentation de la technique)

**Mon Réseau Plus – Association professionnelle
des massothérapeutes spécialisés du Québec**

2285, rue Saint-Pierre
Drummondville, Québec J2C 5A7
1-800-461-1312
www.monreseauplus.com/accueil-842-fr.html
(Répertoire des membres pratiquant le shiatsu, information
sur la formation et présentation de la technique)

Index

A

abcès épidural 30
abdominaux, muscles 19, 115, 144, 145
absorptiométrie biphotonique
    voir ostéodensitométrie
accident 29, 116
    vasculaire médullaire 48, 50
acromion 90
actions répétitives 27, 33
activité 7, 60-61, 145-147
    professionnelle 32-33, 152
acupuncture 92, 173, 198-199
afférents, nerfs 21
agents antirésorption 70
AINS (anti-inflammatoires non stéroïdiens)
    205-206, 207
ajustement (chiropraxie) 185
Alexander
    Frederick Matthias 188, 190
    technique 188-191
alignement, problèmes d' 48
alimentation 159-160, 161
analgésie 37
analgésiques 204-205
anatomie 13, 14-21
antalgiques
    opioïdes 206
    topiques (pommade Dolpic, baume
      Bengué) 205
antidépresseurs tricycliques 208
antioxydants 63, 64
aponévroses 19, 111, 186
apophyses épineuses (vertèbres) 14, 16,
    17

apports caloriques 160
ARAL (antirhumatismaux à action lente)
    64, 65, 207-208
arthrite rhumatoïde 17, 30, 47, 48, 53,
    62-65, 125
arthrose 25, 30, 41, 48, 53, 58-61, 83, 104
articulation 7, 13
    coxo-fémorale 15
    inter-apophysaire postérieure 15
    sacro-iliaque 15, 104, 124-127, 140
    scapulo-humérale 15, 88
    synoviale 15, 16, 17
    zygapophysaire 15
âsanas 196
aspirine 67, 205
assouplissement du dos,
    exercices 164-166
atlas 74
attaque 74
aurothiomalate de sodium 208
auto-immune, maladie 30, 48, 62,
    66
automédication 214-215
automobile, conduite 32-33, 80,
    157
avion 53
avis médical 38, 39, 40, 41, 75
axis 74

B

badminton 147
bassin 15, 102, 108
biomécanique 22-23
biophosphonates 209

blessures 13, 29, 104, 107, 110
    cervicales 94-95
    levage de charges 38
    que faire en cas de 38
    torsion 38
bombement discal 116
bosse de la douairière 52, 53, 68
brachialgie 37, 38
bras 15, 37, 38, 71, 89
«burners» 94-95
bursite 89, 90

C

calcitonine 70, 209
calcium 68, 69
capital osseux 69, 70
capsule articulaire 16, 62
capsulite 89
carré des lombes 108, 114-115
cartilage 61
ceintures orthopédiques (minerves,
    ceintures sacro-iliaques, ceintures
    lombaires) 53, 55, 56, 85, 122, 215
Célécoxib 206
centre de gravité 108
céphalée de tension 78-79
cervicales, vertèbres 14, 74, 94
cervicalgie post-traumatique
    voir coup du lapin
cervicaux, nerfs 21, 74
chaise 57
chaleur, application de 77, 85, 89, 91, 95,
    119, 214
chi 184, 198, 200

Crédits photographiques

L'auteur, Jenny Sutcliffe, remercie les personnes suivantes pour leur aide et leurs conseils avisés : Justin Elliot de l'American Physical Therapy Association ; Tom Perryman pour ses conseils à propos de la biomécanique et des exercices. Des remerciements tout particuliers à Nigel, sans qui ce livre n'aurait pu être écrit.

Merci aussi à l'American Academy of Orthopaedic Surgeons pour la citation de la page 83.

c = au centre
h = en haut
b = en bas
g = à gauche
d = à droite

2c Shutterstock/angelo gilardelli 6c Shutterstock/Monkey Business Images 8hg Shutterstock/forestpath 9b Shutterstock/Christina Richards 11c Shutterstock/Yuri Arcurs 12c Shutterstock/Andresr 16bg Amanda Williams 16bd Amanda Williams 17bg Amanda Williams 17bd Shutterstock/Guryanov Andrey Vladimirovich 19hd Amanda Williams 20bg Amanda Williams 22hd Shutterstock/meunierd 24b Barnaby Hewlett 26bg Shutterstock/Jiri Miklo 27hd Shutterstock/auremar 28c Shutterstock/Flashon Studio 31c Shutterstock/wavebreakmedia ltd 33hd Shutterstock/Kzenon 36bg Shutterstock/Yuri Arcurs 37d iStockphoto/Pali Rao 39bd Shutterstock/StockLite 40b Shutterstock/Yuri Arcurs 42bg Shutterstock/Monkey Business Images 44hg Shutterstock/luchschen 44hd Shutterstock/jannoon028 45hd Shutterstock/Monkey Business Images 45hd Shutterstock/Christina Richards 46c Shutterstock/lev dolgachov 49c Shutterstock/Yuri Arcurs 50bg Shutterstock/Monkey Business Images 51tr Shutterstock/Stanislav Komogorov 52hd iStockphoto/Red_Frog 52bc iStockphoto/Red_Frog 54bg iStockphoto/Red_Frog 56bg iStockphoto/Red_Frog 58cd Amanda Williams 59bd Shutterstock/Kitch Bain 60bc Shutterstock/StockLite 61bd Getty Images/Dorling Kindersley 62cd Amanda Williams 63hg Schermuly Design Co./Hugh Schermuly 63bd Shutterstock/michaeljung 64bc Shutterstock/Juri 65cd Shutterstock/prism68 66hd iStockphoto/Red_Frog 68hd Science Photo Library/Susumu Nishinaga 68cd Getty Images/Alan Boyde 72c Shutterstock/T Anderson 75c Shutterstock/Diego Cervo 77hd Shutterstock/Diego Cervo 79b Shutterstock/IMAGENFX 81h Shutterstock/prochasson frederic 83h Shutterstock/Alexander Raths 84c Shutterstock/Apple's Eyes Studio 85hd Shutterstock/Lisa F. Young 93c Shutterstock/Yuri Arcurs 95b Shutterstock/Monkey Business Images 102c Shutterstock/grafvision 105c Shutterstock/Vasily Smirnov 106bg Shutterstock/Randall Reed 106bd Shutterstock/Randall Reed 107bd Shutterstock/Zai Aragon 108g Shutterstock/Randall Reed 108hd Shutterstock/Randall Reed 109d Shutterstock/stefanolunardi 111bc Shutterstock/Gorilla 114cg Shutterstock/Dmitriy Shironosov 117hc Shutterstock/Adam Gregor 119hd Shutterstock/iofoto 120bg Shutterstock/Randall Reed 121hc Shutterstock/Groomee 123bd Shutterstock/Henrik Winther Andersen 125bd Shutterstock/StockLite 126cd Shutterstock/Monkey Business Images 127hd Shutterstock /Alexander Raths 128hd Shutterstock/marema 130bg Shutterstock/PHB.cz (Richard Semik) 131hd Shutterstock/claires 131cd Shutterstock/claires 133bd Getty Images/Kirk Mastin 142c Shutterstock/Yuri Arcurs 144c Shutterstock/Korionov 145hd Shutterstock/Kzenon 146bg Shutterstock/Warren Goldswain 147hd Shutterstock/Monkey Business Images 152cg Shutterstock/Marcin Balcerzak 154hd Shutterstock/Kurhan 155cd Shutterstock/auremar 157bd Shutterstock/Martin Novak 158cd Shutterstock/wavebreakmedia ltd 161hg Shutterstock/Denis Pepin 161hd Shutterstock/Karen Struthers 161bg Shutterstock/Morgan Lane Photography 161bc Shutterstock/Tina Rencelj 161bd Shutterstock/Morgan Lane Photography 162hd Shutterstock/marema 172c Shutterstock/Juriah Mosin 175c Shutterstock/NotarYES 176hd Shutterstock/Monkey Business Images 177hg Shutterstock/Yuri Arcurs 177hc Shutterstock/Borys Shevchuk 177hd Shutterstock/Konstantin Chagin 179hd Getty Images/Dougal Waters 181hg Shutterstock/Monkey Business Images 183bg Shutterstock/Monkey Business Images 185b Shutterstock/wavebreakmedia ltd 189c Getty Images/John Howard 190bg Science Photo Library/Horacio Sormani 191bd Shutterstock/Yuri Arcurs 192bg iStockphoto/kristian sekulic 197hc Shutterstock/iofoto 198cd Shutterstock/Monkey Business Images 201hd iStockphoto/Aifos 203bd Shutterstock/Rob Byron 204cd Shutterstock/isak55 205bg Shutterstock/olly 209bd Shutterstock/Martin Lízal 210hd Science Photo Library/Zephyr 211c Science Photo Library/Arno Massee 213hg Shutterstock/Anthony Ricci 214bg Shutterstock/liveostockimages 215bd Shutterstock/wavebreakmedia ltd

Illustrations des pages 16, 17, 19, 20, 58, 62 :
© Amanda Williams

Schermuly Design Co remercie les personnes suivantes pour l'avoir aidé à réaliser ce livre : Lindsay Kaubi (relecture); Helen Snaith (index); et les modèles Daisy Brodskis, Chenade Laroy John, Andrew McGonigle, et Annameka Porter-Sinclair.